Artemisia Annua and Moxa Therapy
for Clinical and Community Application

青蒿艾疗临床论治

钟日升 潘华峰 编著

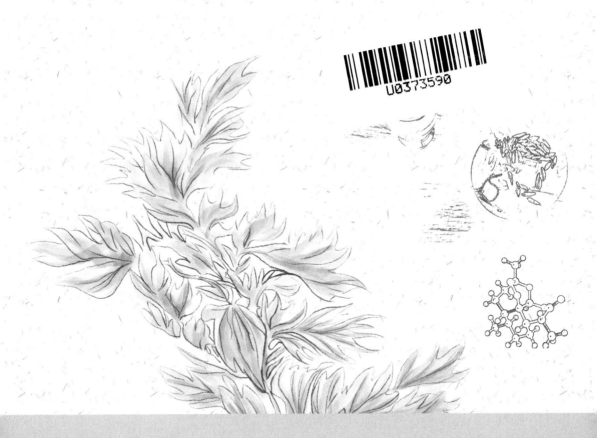

中山大学出版社
·广州·

版权所有　翻印必究

图书在版编目（CIP）数据

青蒿艾疗临床论治/钟日升，潘华峰编著. —广州：中山大学出版社，2022.7

ISBN 978-7-306-07493-5

Ⅰ.①青…　Ⅱ.①钟…②潘…　Ⅲ.①青蒿—基本知识②艾灸—基本知识　Ⅳ.①R282.71②R245.81

中国版本图书馆 CIP 数据核字（2022）第 052092 号

Qinghao Ailiao Linchuang Lunzhi

出 版 人：	王天琪
策划编辑：	金继伟
责任编辑：	杨文泉
封面设计：	林绵华
责任校对：	王延红
责任技编：	靳晓虹
出版发行：	中山大学出版社
电　　话：	编辑部 020-84110283，84113349，84111997，84110779，84110776
	发行部 020-84111998，84111981，84111160
地　　址：	广州市新港西路 135 号
邮　　编：	510275　　传　真：020-84036565
网　　址：	http://www.zsup.com.cn　E-mail：zdcbs@mail.sysu.edu.cn
印 刷 者：	佛山市浩文彩色印刷有限公司
规　　格：	787mm×1092mm　1/16　15.5 印张　276 千字
版次印次：	2022 年 7 月第 1 版　2022 年 7 月第 1 次印刷
定　　价：	68.00 元

如发现本书因印装质量影响阅读，请与出版社发行部联系调换

青蒿传承助抗疟，
薪火燃艾疗世间。
李国桥

（李国桥教授于2022年5月为此书题字）

项目支持：

教育部国际中文教育重点项目

广州中医药大学一流学科/高水平大学建设专项

广州市哲学社会科学发展"十三五"规划 2020 年度一般课题项目

编 委 会

主　　编：钟日升　潘华峰
副 主 编：程　宾　冯丽玲　郑嘉怡
编　　委：李嘉丽　李思怡　段　芸　何　维　鲁　刚
　　　　　张　丹　郭卫中
参编人员：罗敏怡　周荻书　李新龙　肖碧娟　张　喜
　　　　　宋书雅　邹丽娟　倪家慧　田　雯　荆纯祥
　　　　　曹丹丹　张晓雯　李秋月　严　艳　任金玲
　　　　　赵莹曦　周恒立　耿　雪　李宛泽　樊湘珍
特别鸣谢：李万军　王稳刚

序

  青蒿素是中国送给世界的礼物，为全世界消除疟疾贡献了中国力量。青蒿治疗疟疾可谓历史悠久。早在东晋，葛洪在游历、行医过程中总结岭南民众利用青蒿与疾病做斗争的经验，在《肘后备急方》中明确记载青蒿治寒热诸疟。其后，各医家对"青蒿抗疟"从理论研究到实践探索多有传承创新。1967年，我国政府为研究抗疟特效药，启动"523"任务①。当年7月，我接到学校通知去上海延安饭店参加关于"523"任务的会议。会议传达了中央关于支援越南抗美战争而组织全国军民大协作，从各个学科专业开展抗疟研究的指示。其中，交给我们的任务是：组建广州中医学院（即广州中医药大学前身）针刺治疗疟疾研究组。也是因为这次会议，我开始了对疟疾和青蒿素至今50多年的研究。在研究过程中，我发现患者对于症状及治疗效果的描述不够准确，反馈不及时，这样会大大影响医者对疾病发展过程的掌握，延长疾病规律的探索时间，不利于治疗方法的调整与把控。我认为在重大疾病面前，以医者的角度才能准确地记录疾病，了解其发展规律，于是我毫不犹豫地选择"以身试疟"。看着病人的血液注入我的体内，我成为自己的实验对象。在感染期间，我感受着身体不适的一切变化，记录数据，最终寻找到疟原虫的发育规律，并在自身尝试针灸和中药治疗，至今我仍庆幸当时的这个决定。而这些数据后来

---

  ① "523"任务：20世纪60年代，随着美国—越南战争的不断升级，交战双方投入的兵力不断增加。由于该地区抗药性恶性疟较严重，病死率高，给军队带来严重的非战斗减员。应越南领导人的请求，根据毛泽东主席和周恩来总理指示，解决疟疾问题被列为一项紧急援外战备任务。国家科学技术委员会和中国人民解放军总后勤部于1967年5月23日在北京召开有关部委、军队总部直属和有关省、自治区、直辖市和军区等单位负责人参加的"疟疾防治药物研究工作"协作会议，以开会日期为代号，将这项紧急军事项目简称为"523任务"或"523项目"，组成领导小组和办事机构（523办公室），组织全国军民科研单位大协作，开展抗药性恶性疟防治药物的研究。

成了我们对抗疟疾、摸索治疗方案的宝贵临床资料，增强了我们青蒿抗疟的信心，为日后青蒿抗疟及抗疟药物临床试验的开展奠定了基础。

1967年至今的55年间，广州中医药大学青蒿抗疟团队一直奋战在抗疟一线，从国内到国际抗疟，一路走来创下一个又一个奇迹。1975年，我们在海南推广青蒿素鼻饲救治脑型疟方案，促使青蒿素治疗普通恶性疟疾、间日疟的研究在南方各省份展开。在开展下乡医疗、组织义诊的同时，我们也希望青蒿素在国际上得到推广，用到实处。1982年8月，中国关于青蒿素的科学研究成果（《甲氟喹与青蒿素的抗疟作用》）首次在西方著名医学杂志《柳叶刀》的头版发表，为提升中国青蒿素研究的国际学术影响力奠定了良好基础。基于临床应用，我主持研发的系列青蒿素类复方：双氢青蒿素哌伯喹复方（CV-8）1997年在越南注册生产，成为越南免费使用的抗疟一线治疗药；双氢青蒿素磷酸哌喹片（Artekin 2003）、青蒿素哌喹片（Artequick 2006）均在中国注册生产。双氢青蒿素磷酸哌喹片于2010年被世界卫生组织载入《疟疾治疗指南》第二版。我们的青蒿素复方为一些东南亚国家，如越南、柬埔寨、缅甸，以及一些非洲国家，如科摩罗、圣多美和普林西比民主共和国等的抗疟贡献了中国力量和中国智慧。我们不断优化改进，研制出多款青蒿素复方新药，创新地提出了"全民服药、群防群治、灭疟求本"的中国特色的疟疾治疗方案。在大家的努力下，青蒿逐渐成为中医药一张闪亮的名片，也是中医药走向世界的一个金字招牌。

中医药是一个伟大的宝库，我们应当努力深入挖掘，只有一代代中医人传承精华、守正创新，致力于中医药的现代化、科学化研究，方能促进中医药与时俱进，焕发新活力。实践证明，中医药在疟疾、严重急性呼吸综合征（SARS）、新型冠状病毒肺炎等恶性传染病的防治中有独特优势。走进新时代，中医人应坚定文化自信，以更高的热情投入中医药的传承与创新中，而在此过程中科普和宣传就显得尤为重要。

该书编写团队一直希望讲好中医的故事，讲好青蒿的故事，助力中医药走向世界。而广州中医药大学抗疟团队近年整理出一些新的关于青蒿研究方面的材料，也希望借本书出版之契机，从"青蒿+中医传统治疗+科学研究"的多维视角将青蒿最前沿的科学研究与临床应用融合成最新成果展示给读者，让大家更加了解青蒿的背景、研究意义及其应用价值。

　　青蒿与艾疗是中医药宝库中的瑰宝,也是中医药文化的重要名片,让国人与世界人民了解并学会应用它们是推动中医药走向世界的重要源动力之一。此书系统阐述青蒿艾疗的发展历史、基础研究及临床运用,结构清晰明了,内容由浅入深,具有较好的学术、临床及应用价值。

　　愿青蒿艾疗护佑健康,中医之火生生不息,欣以为序。

广州中医药大学首席教授

李国桥

2022 年 5 月

前　言

2021年6月30日世界卫生组织发布公报，正式宣告中国获得世界卫生组织"消除疟疾认证"。自20世纪40年代至2017年，中国疟疾感染病例由3000万例降至0例，是一项了不起的壮举。提取青蒿素是人类征服疟疾进程中的重要一步，是中国传统医药献给世界的一份礼物。过去的20余年间，青蒿素联合疗法在全球疟疾流行地区被广泛使用。据世界卫生组织不完全统计，青蒿素在全世界已挽救数百万人的生命，每年治疗患者上亿人。中医药战胜疟疾，给世界带来了信心，更带来了智慧和经验。

习近平总书记强调，我们要推动构建人类命运共同体、人类卫生健康共同体，推动共建"一带一路"高质量发展，以中国的新发展为世界提供新机遇。中医药是我国独特的卫生资源、潜力巨大的经济资源、优秀的文化资源和重要的生态资源，也是我国具有原创优势的科技资源和具有自主知识产权的重要领域，蕴含着巨大的创新潜力，自古以来便是我国重要的文化与外交名片。中国人民对中药的探索经历了几千年的历史，对中草药和中医药学进行了深入探索、研究和总结，使得中成药在世界上得到了广泛的认同与应用。青蒿素的发现和应用离不开传统中医智慧的指导作用，历代名医名家贡献的智慧尽管已历时久远，仍然对现代医学产生着重要影响。如今，中国已经战胜疟疾，并积极致力于让世界人民共享这一中国智慧。构建人类卫生健康共同体，中国一直在路上。

早在2500多年前，我国的古籍中便有"青蒿"这味中草药的记载，当时虽已在临床使用，但并未引起世人的广泛关注。直到青蒿素诞生并应用于抗疟取得突破性成就，挽救了数百万人的生命，青蒿这一药物才逐渐被世人所熟知。而青蒿素的发现得益于岭南医家葛洪《肘后备急方》的启示，广东是青蒿素抗疟的临床应用之源，也是青蒿抗疟方案走向世界的起点。从青蒿素的发现，到青蒿素衍生物的研制，再到青蒿素类药物复方的临床应用，皆是源于中医药、受中医典籍启示、应用现代科技知识、融合多学科和行业的系统创新工程,凝聚着中国科学家的艰辛和智慧,是中医药对人类健康事业做出的巨大贡献。

艾与艾灸,早在公元550年便已传至周边国家,是我国中医药文化的又一重要名片,在海外备受推崇。据史料记载,岭南医家鲍姑是我国第一位从事艾灸的女医家,是中国古代四大女名医之一。她常用岭南盛产的红脚艾施灸治病,救人无数,因此,岭南红脚艾,又称"鲍姑艾"或"神艾"。岭南自古被视为瘴疠之地,气候湿热,幸有红脚艾得南方天地至阳之气,除邪避毒,芬香化湿,温阳通络,其逐渐成为岭南百姓的生活常用品。据广州《三元宫历史大略记》碑石文字记载:"南海越秀山右有鲍姑井,犹存,其井名虬龙井,有赘艾,籍井泉及红艾活人无算。"艾草如今已广泛应用于日常生活、保健、美容等方面,具有广阔的应用前景。

抗疟神药青蒿素与除邪避毒的红脚艾就诞生于中华大地南端的岭南地区。中华大地幅员辽阔,在不同地域特色下,催生了形态各异的中医学地域流派;岭南地区独特的自然气候环境造就了岭南人民特有的生活习俗和体质特点;再加上当地丰富的医药资源和长久以来的医疗实践积累,形成了博大精深、源远流长的岭南医术和独树一帜的岭南中医药文化。国医大师邓铁涛教授作为岭南医学研究的倡导者曾提出:中医药文化,发源于黄河流域,发展于长江流域,要复兴于珠江流域。岭南地区地处中华大地南端,采中原之精粹,纳四海之新风,形成了极具地域特征的岭南中医药文化,青蒿及艾草均是岭南中医药的重要代表。本书以岭南为起点,以青蒿及艾草的临床应用为主要内容,介绍中医药文化知识,让传统中医古籍融入现代生活,让中医药健康智慧、健康理念和知识方法生动起来,将岭南中医药文化推向世界,向世界阐释"中国方案""中国主张""中国智慧",推介更多具有中国特色、体现中国精神、蕴藏中国智慧的优秀文化。

目 录

第一章 青蒿与艾疗溯源 ·········· 1
  第一节 青蒿的起源 ·········· 1
    一、青蒿的沿革 ·········· 2
    二、蒿家族的"名角" ·········· 5
    三、青蒿的早期医疗探索 ·········· 9
  第二节 艾疗的起源 ·········· 11
    一、艾疗的沿革 ·········· 12
    二、艾家族的"名角" ·········· 15
    三、艾疗的早期医疗探索 ·········· 22
  第三节 对岭南青蒿艾疗的认识 ·········· 23
    一、岭南地理气候特点与温病的关系 ·········· 23
    二、岭南医家诊疗特色 ·········· 26
    三、青蒿艾疗性味功用与温病的关系 ·········· 29

第二章 青蒿的临床应用 ·········· 32
  第一节 中医对青蒿的认识 ·········· 32
    一、青蒿外治法 ·········· 32
    二、青蒿内治法 ·········· 34
  第二节 青蒿的临证防治 ·········· 38
    一、青蒿在温病发热中的应用 ·········· 39
    二、青蒿在系统性红斑狼疮中的应用 ·········· 50
    三、青蒿在肿瘤治疗中的应用 ·········· 53
  第三节 青蒿的抗疟应用 ·········· 57
    一、中医对疟疾的认识与防治 ·········· 58
    二、青蒿在疟疾治疗中的中医临床应用 ·········· 61
    三、青蒿联合针灸抗击疟疾的应用 ·········· 68

第四节　青蒿在传染病中的应用 …………………………………… 69
　　一、青蒿防治新型冠状病毒肺炎 ……………………………… 70
　　二、青蒿防治登革热 …………………………………………… 77
　　三、青蒿防治手足口病 ………………………………………… 80
第五节　岭南青蒿应用 ……………………………………………… 84
　　一、岭南中医防疫经验 ………………………………………… 84
　　二、岭南湿热气候与青蒿特色用法 …………………………… 85

第三章　艾疗的临床应用 ……………………………………………… 90
第一节　中医对艾疗的认识 ………………………………………… 90
　　一、艾疗外治法 ………………………………………………… 91
　　二、艾疗内治法 ………………………………………………… 94
第二节　艾疗的临证防治 …………………………………………… 96
　　一、艾疗在内科疾病中的应用 ………………………………… 97
　　二、艾疗在妇科疾病中的应用 ………………………………… 100
　　三、艾疗在慢性疾病中的应用 ………………………………… 104
第三节　艾疗在传染病中的应用 …………………………………… 114
　　一、艾疗防治新型冠状病毒肺炎 ……………………………… 114
　　二、艾疗防治甲型H1N1流感 ………………………………… 118
　　三、艾疗防治手足口病 ………………………………………… 120
　　四、艾疗防治登革热 …………………………………………… 123
第四节　岭南艾疗特色 ……………………………………………… 125
　　一、岭南艾疗的应用状况 ……………………………………… 125
　　二、艾疗在岭南地区的特色用法 ……………………………… 127

第四章　生活中的艾青 ………………………………………………… 134
第一节　生活中的青蒿 ……………………………………………… 134
　　一、青蒿佩香 …………………………………………………… 134
　　二、青蒿食疗 …………………………………………………… 137
　　三、青蒿熏洗 …………………………………………………… 138
　　四、青蒿产品 …………………………………………………… 139
第二节　生活中的艾叶 ……………………………………………… 139
　　一、艾灸 ………………………………………………………… 140
　　二、艾叶烟熏 …………………………………………………… 153

三、艾叶熏洗 ·· 155
　　四、艾叶食疗 ·· 157
　　五、艾叶佩香 ·· 160
　　六、艾叶产品 ·· 161
第三节　艾青文创 ·· 164
　　一、艾青日用品 ·· 164
　　二、艾叶扎染 ·· 166

第五章　青蒿艾疗走向世界 ·································· 168
第一节　青蒿的现代研究与应用价值 ···················· 168
　　一、青蒿的现代研究 ···································· 169
　　二、青蒿全球抗疟方案 ································· 179
　　三、青蒿走向世界 ······································· 190
第二节　艾疗的研究与应用价值 ·························· 196
　　一、艾疗走出国门 ······································· 197
　　二、海外艾疗应用 ······································· 198
第三节　海外中医药传播 ··································· 201
　　一、中医药多途径对外传播 ·························· 201
　　二、海外中医药传播现状 ····························· 210
　　三、开启海外中医药传播新征程 ··················· 214

展望 ·· 219
参考文献 ·· 221

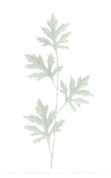

第一章 青蒿与艾疗溯源

> 青蒿，一味有着久远历史的中药材，在古代便得到了广泛应用，又在现代科技的支持下继续发挥巨大的价值。2015年诺贝尔奖颁奖典礼上，中国科学家屠呦呦因发现青蒿素治疗疟疾的新方法荣获诺贝尔生理学或医学奖。这是中国科学家在中国本土进行科学研究首次获诺贝尔自然科学奖，是中国医学界迄今为止获得的最高奖项，是中医药成果获得的最高奖项。而艾作为"草中钻石"，是家喻户晓的一味中草药，中华民族对艾可谓是物尽其用了，除了药用、食用、辟邪、佩戴、驱蚊以外，艾灸疗法作为一种中医特有的疗法，已广泛地被国民所认识与熟悉。
>
> 不论是青蒿还是艾疗，在中医药中的应用都已经有很长的历史。

第一节 青蒿的起源

青蒿（见图1-1）的生长地界非常广泛，不仅在中国全境分布，在亚洲的温带、寒带和亚热带地区，甚至欧洲，都能见到青蒿的身影，可见其强大的环境适应能力。接下来，我们将仔细挖掘青蒿的起源，介绍其在历史中发挥的重要作用。

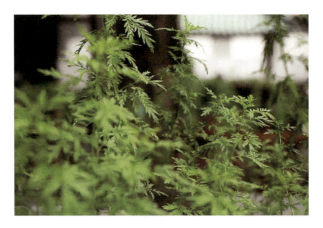

图1-1 青蒿

一、青蒿的沿革

（一）春秋之前文学作品中的"青蒿"

早在2500多年前，在诗歌作品就可见"青蒿"的踪迹，如《诗经·小雅·鹿鸣》中有"呦呦鹿鸣，食野之蒿。我有嘉宾，德音孔昭"，《诗经·小雅·蓼莪》中也有"蓼蓼者莪，匪莪伊蒿。哀哀父母，生我劬劳"。此处的"蒿"是否特指本文所说的"青蒿"尚有待考证，但野生"蒿草"分布之广泛，从古籍的描述中可见一斑。

（二）汉朝时期首载青蒿治疾之说

关于青蒿可入药这一功能，目前最早的文字记载见于马王堆三号汉墓出土的帛书《五十二病方》，其被用于治疗牝痔。"［牝］痔，以煮青蒿大把二，……青蒿者，荆名曰'萩'。"《病方》注云："青蒿，见《神农本草经》。《尔雅·释草》：'萧，萩。'郭璞注'即蒿'。这里是说荆楚地方称青蒿为萩。"

而在马王堆汉墓未出土《五十二病方》前，后世公认本草书的源头是西汉末年至东汉初年的《神农本草经》，该书提到了"青蒿"之名，将青蒿作为草蒿的别名进行记载："草蒿：一名青蒿，一名方溃。"

（三）魏晋南北朝时期青蒿抗疟之效始现

最早记载青蒿具有抗疟功能的医书，要数东晋葛洪所著的《肘后备急方》。葛洪在《肘后备急方·治寒热诸疟方第十六》中记载治寒热诸疟方："青蒿一握。以水二升渍，绞取汁。尽服之。"

南北朝时期陶弘景所撰《名医别录》和《本草经集注》中记载的青蒿抗疟功效基本与《神农本草经》中相同："草蒿：味苦，寒，无毒。主疥瘙痂痒，恶疮，杀虱，留热在骨节间，明目。一名青蒿，一名方溃。生川泽。"

（四）唐宋时期青蒿药食两用之功初见

唐代苏敬主纂的《新修本草》（又名《唐本草》）中记载的内容，前半部分与《神农本草经》中记载的"草蒿：味苦，寒，无毒，主疥瘙……"相同，后半部分为："草蒿处处有之，即今青蒿，人亦取杂香菜食之。此蒿生挪敷金疮，大止血，生肉，止疼痛良。"这不仅说明了青蒿可作为药物治疗疾病，还可作为食物果腹充饥。

此外，宋代王怀隐等所撰《太平圣惠方》记载的青蒿散与宋朝太医院《圣济总录》中记载的青蒿汤，均有关于青蒿用于食疗的记录。宋代唐慎微所撰《重修政和经史证类备用本草》中记载："食疗（本草）云：青蒿，寒，益气长发，能轻身补中，不老明目，煞风毒。捣敷疮上，止血生肉。最早春便生，色白者是。自然香醋淹为菹，益人。治骨蒸，以小便渍一两宿，干，末为丸，甚去热劳。"宋代寇宗奭所撰《本草衍义》中同样记载了青蒿具有药食两用的功效"草蒿：今青蒿也，在处有之，得春最早，人剔以为蔬，根赤叶香"。这说明在此时期，青蒿在民间是可作为蔬菜食用的。

（五）元明时期青蒿入药及治疗方式增多

实际上，菊科蒿属植物很多可以食用，在明朝相关文献中也可找到相关记载。明代朱橚所撰的《救荒本草》中就记载茼蒿、野艾蒿、米蒿、紫香蒿、铁杆蒿、白蒿、野茼蒿、拂娘蒿等可食。明代李时珍所撰《本草纲目》中记载青蒿："'呦呦鹿鸣，食野之蒿'，即此蒿也……青蒿春生苗，叶极细，可食……干者炙作饮香尤佳。"这也说明青蒿常被人食用。此外，青蒿曾在历史上某一段时间使用过一些别名。李时珍在《本草纲目》中列举了青蒿的别名，如"草蒿、方溃、蒿、犹蒿、香蒿"等；同时记载了"青蒿"和"黄花蒿"，其性味和主治病症的介绍与历代本草记载的青蒿一致："（气味）苦，寒，无毒。（主治）疥瘙痂痒，恶疮……疟疾寒热，等……"。故后世多以此为参考，将"青蒿"作为现今的通用名称。如缪希雍所撰的《神农本草经疏》记载："草蒿青蒿也，禀天地芬烈之气以生，故其味苦，其气寒而芬芳，其性无毒……故独宜于血虚有热之人，以其不犯胃气故尔。是以蓐劳虚热，非此不除矣。"陈嘉谟所撰《本草蒙筌》记载："草蒿即青蒿。味苦，气寒……开胃明目，辟邪杀虫。"

在元代以前，青蒿入药多以汤剂为主，而后入药方式逐渐增加，如元代朱震亨所撰《丹溪心法》记载的截疟青蒿丸便是中药常用的丸剂。到了明代，记录青蒿的本草著作数量逐渐增多，朱橚所撰《普济方》中记载的青蒿散则为散剂。

（六）清朝时期青蒿药食日益丰富

清代及其以后著作记载的青蒿内容大致与以前的本草典籍相同。清代陈士铎所撰《本草新编》记载："青蒿，味苦，气寒，无毒……专解骨蒸劳热，尤能泻暑热之火，愈风瘙痒，止虚烦盗汗。"清代黄宫绣所撰《本草求真》记载："青蒿（专入肝肾三焦）。性禀芬芳……以疗阴火伏留骨节，故凡骨蒸劳热。及风毒热黄。久疟久痢。瘙痒恶疮。鬼气尸疰等症。当须服此。"清代吴鞠通所撰《温病条辨》记载的青蒿鳖甲汤，以治疗温病后期阴虚邪伏所致的病症为主，是后世经典中医方剂之一。

清代汪昂所撰《本草备要》中记载了用青蒿与白面、赤豆、杏仁、苍耳、红蓼制作神曲，用于化痰、消食。而清代顾仲所撰的《养小录》记载："茵陈蒿，即青蒿。春采，和面作饼炊食。"此间所讲到底是"青蒿"还是"茵陈蒿"虽无从考证，但有学者认为，新发嫩叶，青蒿与茵陈蒿难以区别，很可能是这两种蒿混用而造成的。但由此可见，青蒿药食使用范围日益广泛及丰富。

（七）现代研究明确青蒿的作用

1999年，由全国60多所医药院校及科研院所的400多名专家共同协作编纂出版的本草学巨著《中华本草》，是迄今为止所收药物种类最多的一部本草专著。这项国家中医药管理局直接主持的重大科研课题，代表了我国当代中医药研究的最高和最新水平。此著作从释名、品种考证、来源、原植物、栽培要点、采收加工、药材及产销、药物鉴别、化学成分、药理、炮制、药性、功能与主治、应用与配伍、用法用量、使用注意、附方、制剂、现代临床研究、要论、集解等各个方面对"青蒿"进行了详细的归纳、总结。在食用方面，青蒿不断融入现代生活。《上海常用中草药》一书中记载"秋蒿，学名黄花蒿，可作清暑饮料"，青蒿嫩叶可做蔬菜，也可和面做饼，这应该是考虑口感之故，待到长成，则可做饮料。

古代因沟通交流受限，存在地域不同，青蒿品种属性也不同的问题，青蒿品种之说较为混乱。目前，屠呦呦等通过本草及医籍考证、资源分布情况、对疟疾的治疗效果、化学成分比较等方面的分析，认为中药青蒿应以 *Artemisia annua* L. 一种为正品，即植物学中的黄花蒿。同属植物 *Artemisia apiacea*，即植物学中的青蒿，在内含成分、抗疟作用、疗效上均与中药青蒿有较大出入，不宜入药。

因此本书所讲的青蒿，为2015版《中华人民共和国药典》记载的中药青蒿，即菊科植物黄花蒿 *Artemisia annua* L. 的干燥地上部分。

二、蒿家族的"名角"

青蒿作为能提取青蒿素的"名蒿"，是蒿家族的重要一员，而蒿家族还有许多其他的成员。目前，市场上所售卖的中药"青蒿"绝大多数是植物学上的黄花蒿，但是在部分地区仍然把青蒿与茵陈蒿、牡蒿混在一起。这两种蒿属植物与青蒿形状比较相似，用法、功能也有部分重合，但功效有比较大的差别。还有一些蒿家族成员与青蒿存在明显差别，但其中不乏具有药用价值的种类。

（一）黄疸克星之"茵陈蒿"

茵陈蒿（*Artemisia capillaris* Thunb.）（见图1-2），与青蒿一样，味苦，具有独特的香气。两者在全国各地均有分布，生长环境不限，适应力极强。茵陈蒿开花结果时间在7—10月，花也一样是管状黄色，所以有人将青蒿和茵陈蒿一同称为野兰蒿。两者的颜色也比较像，但是仔细看还是可以发现区别的，茵陈蒿是黄褐色，且叶子背面为白色，幼苗期叶片被覆绒毛，而青蒿的颜色偏青。此外，茵陈蒿是多年生植物，据说茵陈经冬不死，因旧苗而生，故得此名。而青蒿是一年生草本植物，只有一年的寿命。

在功效方面，茵陈蒿与青蒿都能解湿热，因此都可以用来治疗湿热黄疸、湿温、暑温等症状。但两者也有不同之处。青蒿归肝、胆经，专解骨蒸劳热，尤能泄暑温之火，为骨蒸劳热、疟疾寒热及暑温壮热所常用。而茵陈蒿归脾、肝、胆、膀胱经，可以清湿热、退黄疸，为退黄主药，人们主要用它来治疗黄疸尿少、湿疮瘙痒、传染性黄疸型肝炎等疾病；比如可以和茯苓、猪苓、白术、泽泻、桂枝等配伍用于湿热黄疸、小便不利，和栀子、大黄等配伍用于急性黄疸型传染性肝炎、胆囊炎等。

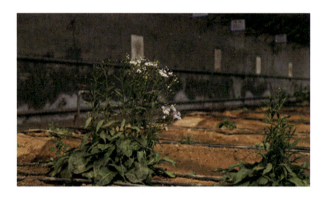

图1-2　茵陈蒿（出自《中国植物志》）

（二）湿疹良药之"牡蒿"

牡蒿（*Artemisia japonica* Thunb.）（见图1-3）和青蒿也较易混淆，它在上海、江苏、四川等地常常被当作青蒿来使用。牡蒿是多年生植物，在全国各地也多有分布，所以也经常会出现牡蒿和青蒿生长在同一个地方的情况。但相较于青蒿分布的广泛性和极强的适应性，牡蒿比较喜欢在湿润、半湿润或半干旱的环境里生长，基本不会在太过干旱的地方出现。

牡蒿具有蒿类独有的特殊香气，颜色偏深，多为紫褐色或褐色。它跟茵陈蒿相似，幼苗期全身也布满了细微柔毛，长大后逐渐稀疏或无毛。牡蒿开花结果与大多数植物一样，在夏季开花、秋季结果，花也是管状，入药用牡蒿常在开花前采收。

牡蒿味苦微甘，性寒，主要用于解表、清热、杀虫，人们常用它来治感冒身热、劳伤咳嗽、潮热、小儿疳热、疟疾、口疮、湿疹等。如可单用牡蒿来治疗疥疮湿疹，也可用牡蒿配伍齐头蒿根、滴滴金根、生酒等治疗疟疾寒热等。

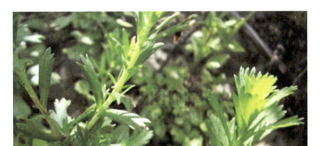

图1-3 牡蒿（出自中国植物图像库）

（三）内外兼治之"铁杆蒿"

铁杆蒿（*Artemisia gmelinii* Web. ex Stechm.）（见图1-4），全草皆可入药，又被称为万年蒿、白莲蒿。从万年蒿的别名不难猜出，铁杆蒿寿命较长，且具有极强的生存和繁殖能力。抗旱耐寒，喜欢在草原、荒漠地、沙地及干旱山地等处生长，主要分布于华北、东北、内蒙古、陕西、甘肃、青海、新疆、湖北和四川等地。

铁杆蒿味苦、辛，性平。主要用于清热解毒，凉血止痛，外用内服皆可。外用可用于治创伤出血，内服主要用于治疗肝炎、阑尾炎、小儿惊风、阴虚潮热等病症。

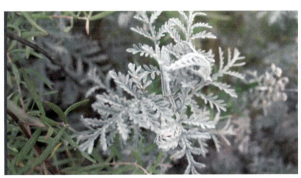

图1-4 铁杆蒿（出自中国自然植物标本馆）

(四) 活血奇药之"奇蒿"

奇蒿（*Artemisia anomala* S. Moore）（见图1-5），中药别称刘寄奴，多年生草木，浓绿色，被覆白色细绒毛，长大后脱落无毛。与大多数植物一样，夏季开花，秋季结果，花为管状、棕黄色。奇蒿最大的辨识要点是没有浓烈的香气，并且对环境的要求更高，主要生长于低海拔地区，分布于我国华南、华中一带。

说起"刘寄奴"这个外号，还有一段历史故事。南北朝的宋武帝刘裕，在做将军的时候，追击敌军时射伤一条巨蛇，后来士兵发现山林深处有两名小童捣药，称是负伤巨蛇吩咐，刘裕前往察看时只见地上有草药数束，而这些草药的止血效果非常好。因为是刘裕将军射蛇得药，便以刘裕的小名"刘寄奴"来命名。

从故事中可以看出，奇蒿在治疗创伤出血、跌打损伤等方面效果非常好，此外，其还有清暑利湿、活血行瘀、通经止痛、敛疮消肿的功能。人们还会将其用于中暑、头痛、肠炎、痢疾、经闭腹痛、产后血瘀等病症的治疗，如用奇蒿煎汁服用来治疗霍乱成痢等。

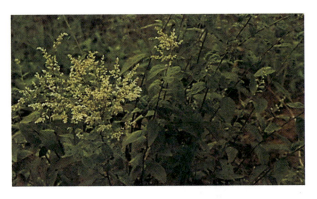

图1-5 奇蒿（出自中国植物图像库）

(五) 消炎花蕾之"大籽蒿"

大籽蒿（*Artemisia sieversiana* Ehrhart. ex Willd.）（见图1-6）的茎、枝覆盖着白色微柔毛，因此通常称其为白蒿、大白蒿。它是一种多年生轴根小半灌木,狭纺锤形,茎纵棱明显,头状花序大,近球形,在6—10月开花结果。白蒿在中国除华南外,各地均有广布。

白蒿的入药部位是干燥花蕾,在蒿类药物中比较容易辨别。白蒿味苦,性凉,有消炎止痛、清热止血的功能。主要用来治疗痈肿疮疡、疔毒、黄水疮、皮肤湿疹及紫外线灼伤等。

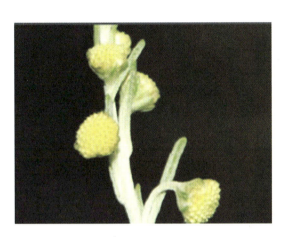

图1-6 大籽蒿(出自中国植物图像库)

除了为人熟知的青蒿之外,蒿家族的许多成员也都有着较高的药用价值。蒿属植物作为随处可见的路边"野草",为人类医学的进步做出了不少贡献。其中的佼佼者——青蒿,更是大放异彩,突破壁垒,为世界医学贡献中医力量,展现独具魅力的中国智慧。

三、青蒿的早期医疗探索

"人生一世,草生一春",一株青蒿的一春一生,时间虽不长,却与不同时代的医家相互成就,留下了不少经典印记。

(一)葛洪青蒿单方绞汁疗疟疾

东晋葛洪是著名道教理论家、炼丹家,更是医药学家。葛洪精晓医学和药物学,主张道士兼修医术。"古之初为道者,莫不兼修医术,以救近祸焉。"袁宏的《罗浮记》记载,葛洪于光熙元年(306年)在接受任命出任广州参军的途中，因避战乱，于是到广州附近的罗浮山隐修。葛洪在炼丹问道的同时，也不忘兼修医术，救治了很多上门求医问药的人。有一天，一个村民突然到访，诉说他的家乡出现了一种奇怪的病，生病的人先是冷得发抖、打寒战，继而又出现高热，如此不断反复，还伴随着大汗，且一个人得病后，一家人也相继出现此种症状，令人十分恐慌。村里的人只能将生病的病人暂且与正常人隔离，并派人四处寻医问药。此前大夫对于此种怪病进行了各种尝试，甚至还有药方中用过猪粪、人屎，巫术也被使用过，然而效果都不尽如人意。这种怪病因出现寒战的症状被民间形象地称为"打摆子"，也就是今天我们所说的疟疾。

在面对疟疾这种怪病时，葛洪进行了不断的尝试，他曾使用古书中记载的常山、蜀漆等治疟的药物进行治疗，收效甚微。有一次，葛洪在翻阅古典医书之后，觉得有点累，就在案几上打盹儿。突然一阵风吹来，空气中夹杂着一些独特的青草气味，他一骨碌爬起来，顺风而去。不远处，有一种绿色的蒿状植物，他用手折掉一些叶片，在手里揉搓，青草散发出一种有点臭的气味。他突然灵光乍现："莫不是这青蒿可以治疗此种怪病？"于是赶紧回去翻阅《神农本草经》，书中提道："草蒿：味苦，寒。主疥瘙痂痒，恶疮，杀虱，留热在骨节间，明目。一名青蒿，一名方溃。生川泽。"于是他将青蒿用于治疗疟疾，并结合岭南地区特有的地域气候环境，提出了瘴疟的名称，与青蒿的用途一起被记载在他的传世之作《肘后备急方》中。

如今，青蒿治疗疟疾的功效仍在发挥巨大的能量。千年之后的今天，我国著名的医药学家屠呦呦也正是在葛洪的启发下，提取出青蒿素，大大降低了疟疾的危害。中医药的世界中，总有青蒿的身影，虽不是无所不能，但大凡治病救人，青蒿总能发挥它的本领。

（二）岭南潘名熊巧用青蒿治外感

清代嘉庆至光绪年间，岭南地区有这样一位名医，他的学术思想和临床风格深受温病学派代表人物叶天士的影响，但又能结合岭南地区的气候特点因地制宜。他便是潘名熊。潘名熊，字兰坪，广东番禺人。潘名熊喜欢阅读叶天士的著作，常常在自己身上尝试治疗疾病，并为亲友们诊治，且获得很好的治疗效果。于是他一门心思学医，精研叶天士之学。因为其医术高明，在羊城一时颇负盛名。

有一年夏天，他的亲戚患了外感病邪，他认真诊脉后，将手伸出窗户，感受了一下外面炎热潮湿的天气，思量之后写下处方："北杏仁二三钱，川滑石三四钱，青蒿梗二三钱，建中曲一二钱，甘草梢七八分，冬瓜皮四五钱，加鲜莲叶三四钱，葱一二条为引。"他嘱咐病人回去按方服药。几剂过后，亲戚的外感之疾就痊愈了。几天后，亲戚登门答谢，拿着两张处方，好奇地问道："我看了一下您两个月前的方，我都是外感之疾，为什么药不一样呢？"两个月前的方为"北杏仁一钱半，紫苏梗一钱半，嫩竹叶四钱（鲜取剪碎煎），建神曲一钱半，细甘草八分，栀子壳一钱半"。潘名熊笑着说道："岭南地区是一个具有鲜明地理气候及环境特点的地方，论治岭南外感症按四时分治较为适宜。两个月前是春季，春容易伤于风邪，又因为春季阳气正升发，气已温，须防夹入春温之邪，既要疏风散邪，又要忌大汗。而现处于夏季，岭南夏季多湿热邪气，夏季易伤于暑湿，当清暑祛湿。因此，去了紫苏梗、竹叶、栀子壳，加了滑石、青蒿梗、冬瓜皮、鲜莲叶，加大清利湿热的力度。"

潘名熊巧用青蒿清暑热之功效，结合岭南当地环境与具体季节，因时因地因人对外感之疾进行辨证治疗，既是对青蒿全面认知的运用，又是中医辨证施治理念的体现。

青蒿在几千年的历史长河中，有着太多的故事和传说，青蒿的显著疗效在其治病救人的过程中得以流传。除了青蒿素，青蒿的世界还有许多未知的领域值得我们探索。

第二节　艾疗的起源

艾在我国分布极广，除了个别极干旱、极苦寒地区，艾蒿随处可见。从南到北，从古至今，艾细密的清香能唤醒整个春天，弥散在端午的门楣上。"户服艾以盈要兮，谓幽兰其不可佩"（《离骚》），艾的香气裹挟着遥远的秘密，松弛着独醒的神经。艾不仅是家喻户晓的中药，艾疗作为中医特色治疗方法，也是中国人耳熟能详的中医治疗技术之一。同时，它还通过药用、食用、外用（如佩戴、驱蚊）等方式被人们运用于生活中。

一、艾疗的沿革

人们通过劳动认识世界,改造世界,形成了人类社会,同时也创造了医药,艾的发现和应用经历了漫长的实践过程。

(一)远古时期探索"灸""艾"完美结合

灸,起源于火。灸法自原始人发明火以后就出现了,在人类文明进程及医学发展史上具有重要的影响。我们的祖先最早是在(烧热的)卵石取暖过程中,发现将温热的卵石贴近身体某些部位,有减轻或消除相应部位病痛的效果,这也许就是"灸"的开端。温热性质及热性持久这两方面的特性,使得艾与灸得到完美结合,艾灸即是在劳动人民和医学家的长期实践和积极探索中逐渐完善的。

艾与灸结合的故事要从艾独特的别名"冰台"(见图1-7)谈起。这个名字首次出现在《尔雅·释草》中,晋代张华《博物志》详细记载了这个名字的来源:"削冰令圆,举而向日,以艾承其影,则得火,故名冰台。"将大冰块削磨成凸透镜的形状,举向太阳进行聚光,把艾绒放在冰块下方的焦点处,稍等片刻,艾就能燃烧,随即在其周围架起细小的干柴,待柴充分燃烧起

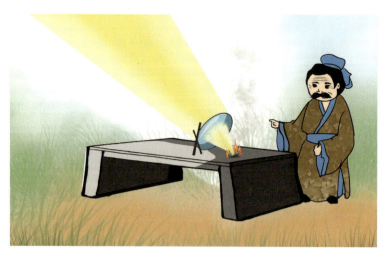

图1-7 冰台燃艾绒

来后再添上较粗壮的柴,如此,旺盛的火苗燃起,可进一步进行烤肉、烧菜等操作。随着社会实践的不断积累,人们逐渐熟知了艾的特性,认识到艾绒不仅可以作为一种易燃物,在保存火种以及携带火种的过程中亦能发挥重要作用。艾燃烧所产生的清香,以及熏艾产生的舒适之感使人们逐渐熟悉艾的养生保健功能。

(二) 先秦时期奠定艾疗理论基础

先秦时期的《黄帝内经》奠定了中医学的理论基础,作为我国第一部中医理论著作,《黄帝内经》对药物的记载较少,艾叶却是其中记载的为数不多的药物之一。但在成书最早的药学著作《神农本草经》中却不见艾的身影,反而有"白蒿,味甘平,生川泽"的记载,不少人认为此处的白蒿指的就是艾。

艾叶真正用于治病的记载是在成书不晚于战国时期的《五十二病方》中,该书中记载了两个关于艾的处方:一是,"以艾裹,以久(灸)瘗者中颠,令阑(烂)而已";二是,"胸养(痒)……治之以柳蕈一捼,艾二,凡二物……艾其中,置柳蕈艾上,而燔其艾蕈。"

(三) 两晋时期丰富艾疗主治病症

东汉著名医家张仲景所撰《伤寒论》《金匮要略》中有两则用艾的处方,即胶艾汤和柏叶汤,仲景用前方治经寒不调或胞阻胞漏、宫冷不孕等症,取艾叶之暖宫止血作用;用后方治吐血不止,取艾叶主下血、温经止血之功,此二方至今仍是中医临床常用之方。

东晋葛洪的《肘后备急方》收载含艾的处方 15 首,分别用以治疗胸胁腹痛、吐衄下血、卒心痛、霍乱、伤寒时气、温病、天行热痢等,用法有水煎服(煎剂)、烟熏(烟熏剂)和制酒服(酒剂)。

艾叶作为药物的正式记载始见于梁朝陶弘景的《名医别录》,该书对艾叶的药性理论作了较全面的论述:"艾叶味苦,微温,无毒。主灸百病,可作煎,止下痢,吐血,下部䘌疮,妇人漏血,利阴气,生肌肉,避风寒,使人有子。一名冰台,一名医草,生田野。三月三日采,暴干。作煎,勿令见风。又,艾,生寒熟热。主下血,衄血、脓血痢,水煮及丸散任用。"书中记载的"灸"(见图 1-8)、"煎"等用法,以及止"下痢""吐血""妇人漏血"等应用,时至今日仍是艾叶的主要应用内容。

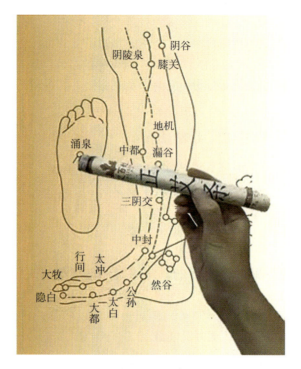

图1-8 艾灸

(四) 唐宋时期传播艾疗养生保健

唐宋时期艾疗盛行,相关医学专著大量涌现,艾疗的应用逐渐专业化和普及化。上到宫廷皇室,下至平民百姓,都十分喜好艾灸,当时还逐渐出现了专门以艾疗为业的艾疗师。在韩愈的《谴疟鬼》、苏东坡的《灼艾帖》、李唐的《灸艾图》中均有艾疗师的印记,充分说明艾疗在唐宋时期流传甚广。

孙思邈的著作《备急千金要方》《千金翼方》中也大量载述了艾疗的内容,在艾疗的基础上,又增加"隔物灸"的方法,描绘了艾疗预防传染病的实况:"宦游吴蜀,体上常须三两处灸之,勿令疮暂瘥,则瘴疠、瘟疟毒不能着人。"唐孟诜《食疗本草》最早介绍了艾叶的食疗方法及作用:"若患冷气,取熟艾面裹作馄饨,可大如丸子许。"

唐朝国力空前强大,四方来朝,其繁荣开放带来了密切的文化交流,中国文化吸引各国目光,各国派遣的使者络绎不绝,艾疗也随着中医文化的繁荣而广泛传播。在日本汉方医学的代表作《医心方》中就有抄录："《千金方》治鬼击病方：艾如鸭子大三枚，水五升，煮取二升，顿服之。"后来，随着《明堂经》的传入，艾灸也在日本流行起来，日本医家在使用艾灸治病的过程中也将自己的治病经验结合传入日本的中医典籍写成艾灸的专业书籍，如《日用灸法》《灸法医学研究》《艾灸通说》等。

宋代如窦材所著《扁鹊心书》中记载了艾灸养生保健的作用："人于无病时常灸关元、气海、命关、中脘……虽未得长生，亦可保百余年寿矣。""保命之法，灼艾第一，丹药第二，附子第三。"宋代的《普济本事方》《太平圣惠方》及《圣济总录》等方书中也收载了艾疗的内容。宋太祖更是亲自为其弟艾疗，留下了"灼艾分痛"的佳话。

（五）明清时期细化艾疗功效特性

明清时期人们对道地药材的理解逐渐加深，对艾的分类、功效有了更深的体会。明代的李言闻与李时珍父子是湖北蕲州人，对当地的艾颇有研究，李言闻就著有《蕲艾传》，书中写道："产于山阳，采以端午，治病灸疾，功非小补。"此书有可能是第一本专门论述艾叶的专著，可惜如今已失传。可能是受父亲的影响，李时珍在其药学专著《本草纲目》中对艾的研究更加深入，不仅对艾的形态有具体描述，更对"艾叶性寒"和"艾叶有毒"提出了自己的观点，并进行了阐述，《本草纲目》也是收录含艾复方最多的药学专著之一，多达52首，对艾疗的推广运用具有重大历史意义。李时珍盛赞蕲州的艾叶，说道："自成化以来，则以蕲州者为胜，用充方物，天下重之，谓之蕲艾，相传他处艾灸酒坛不能透，蕲艾一灸则直透彻，为异也。"即使用他处的艾进行艾灸，其效力均无法透过酒坛，而蕲艾却能一灸就透。自李时珍以后，历代医家对蕲艾的赞美更是数不胜数。

二、艾家族的"名角"

艾家族有着众多分支，有很多菊科蒿属植物均可通过一定的制作工艺，制成艾条来使用，有一些如魁蒿、野艾蒿等可视为艾的代用品，而另一些则被制为混伪品，应加以区分。同时，艾（见图1-9）的生长地众多，在不同地区的生长造就各有特色的道地药材。

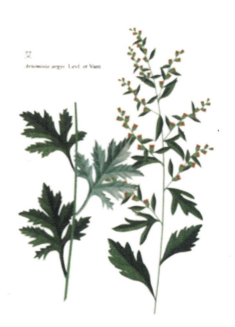

图1-9 艾(出自《中国中草药图典》)

(一)岭南名艾源鲍姑

红脚艾(见图1-10)是蒿属植物南艾蒿(*Artemisia verlotorum* Lamotte)的一个地方品种,岭南地区艰苦的自然环境孕育出了独特的南派艾灸,以红脚艾为代表。红脚艾得南方天地至阳之气,具有除邪避毒、芬芳化湿、温阳通络之效,为天赐良药,又被称为"鲍姑艾",别名"神艾"。

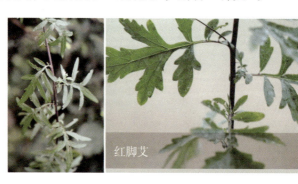

图1-10 红脚艾

现今的广东省惠州市罗浮山是我国南传艾灸的发源地。1600年前，鲍姑（见图1-11）在岭南地区救死扶伤，其擅长灸法，以红脚艾灸治赘疣驰名岭南。书载："每赘疣，灸之一炷，当即愈。不独愈病，且兼获美艳。"此处的赘疣即疣目，相当于现代医学的寻常疣，多发于儿童及青年。发病时一般无自觉症状，常因搔抓、碰撞、磨擦破伤而易出血，且多为慢性病程，有自然消退者。她治赘疣、赘瘤的具体方法是将红脚艾制成艾绒，用火点燃，在女子的脸附近熏灼，不久，脸上的疙瘩便全部脱落。

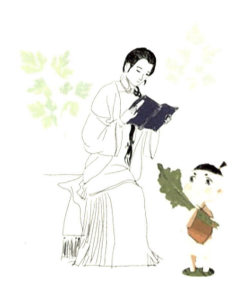

图1-11　鲍姑

传言凡是鲍姑用红脚艾帮人治病，不但灸到病除，更能起到美容养颜的效果。红脚艾一时广为人知，众人皆相携而来求医。有诗为证："越井冈头云作邻，枣花帘子隔嶙峋。乃翁白石空餐尽，夫婿丹砂不疗贫。蹩辟莫酬古酒客，龙钟谁济宿瘤人。我来乞取三年艾，一灼应回万古春。"《南海县志》亦有记载鲍姑行医之事："越冈天产之艾，以灸人身赘瘤，一灼即消除，无有。历年久，而所惠多。"《太平广记》卷三十四也提到鲍姑"多行灸道于南海"，又称其艾为"鲍姑艾""神艾"。葛洪著作《肘后备急方》载有鲍姑灸法90余条，详细而全面地论述了灸法的作用、效果、操作方法、注意事项等。为纪念葛洪、鲍姑夫妇对医学的贡献，罗浮山上现设有葛洪博物馆，罗浮山周边的横河村和禾水村有大量的红脚艾种植基地。

在岭南地区，红脚艾是百姓的生活必备品，不仅是医草，更是救命草。其叶小绒少，味略苦（其他品系的艾草更苦），广东当地人又将其当作食材，为药食两用之佳品。

红脚艾具有独特的香气和绵密的口感，其生长受气候的影响极大，天气越冷，红脚艾的茎就越红越矮，味道越浓郁回甘；天气越热，其茎就越高大，颜色由红渐变为青，味道越苦烈芬芳；秋天的红脚艾其味苦中带着辛辣。因此，冬春是吃红脚艾叶、芽最好的季节，口感最佳，夏秋的红脚艾晒干外用和制作艾绒品质最臻。

现代研究证明，红脚艾具有抗菌、消炎、抗过敏等作用，还有抗疲劳、增强免疫力等功效。红脚艾中含有16种常见氨基酸，其中7种为必需氨基酸，占总氨基酸的40.97%，功能性氨基酸占总氨基酸的53.6%，为高膳食纤维、低糖、低脂、高钙食品，在保健食品开发利用中具有广阔的应用前景。

（二）中原名艾传千年

北艾（*Artemisia vulgaris* L.）是菊科蒿属植物，和南派红脚艾相呼应，是四大名艾之首，其产自河南省安阳市汤阴县伏道镇，又被称为"伏道艾"。北艾，是汤阴县特产，汤阴北艾在2019年成功申请国家地理标志保护产品。

关于北艾道地出处首见于宋代苏颂的《本草图经》："艾叶，旧不著所出州土，但云生田野，今处处有之，以复道者为佳。云此种灸百病尤胜。初春布地生苗，茎类蒿，而叶背白，以苗短者为佳……暴干，经陈久方可用。"该书首次强调艾叶以复道为佳。南宋范成大《揽辔录》中称："壬申过伏道，有扁鹊墓。墓上有幡竿，人传云：'四旁土，可以为药'。或于土中得小团黑褐色，以治疾。伏道艾，医家最贵之。"楼钥《北行日录》载："过伏道，望扁鹊墓，前多生艾，功倍于他艾。"伏道艾和其他种类的艾草相比，长得高大又茂盛，其药用价值极高，产量和出绒率也比普通艾草高出许多。范成大曾写过一首《灼艾》："艾求真伏道，穴按古明堂。"即行灸取艾要寻求真正的伏道艾，取穴要按古代的《明堂经》来取，可见北艾的地位之高。

对伏道艾最高的赞誉出现在明代。明朝时期，伏道艾作为专供皇室使用的贡品，被称为"九头仙艾"，这种艾草，就是李时珍所说的北艾。李时珍在《本草纲目》中记载："艾叶……宋时以汤阴复道者为佳，四明者图形。近代惟汤阴者谓之北艾，四明者谓之海艾。"李时珍认为"复道"即"伏道"，北艾产地应为"汤阴伏道"。据明崇祯十年（1637年）《汤阴县志》记载："伏道为名医扁鹊的墓地之一，并有著名的艾园……明代官员作词咏艾，立碑记事，称汤阴艾园之艾，为药用第一，尊为仙艾。"战国时期，秦太医令李醯派人将名医扁鹊杀害于汤阴伏道，后人为纪念扁鹊，为之修墓建庙，且在墓旁土地普遍种植艾苗，被称艾园。且汤阴之艾确为伏道扁鹊墓而得名。扁鹊墓和祠堂，历宋、元、明、清至今，经过不断的修葺和完善，伏道艾亦历时不衰，故又被尊为"仙艾"。

随着科学技术的深入研究，发现九头仙艾药性明显，尤其桉油精含量更是超出《药典》规定的近四倍；而业界公认的其他艾草品种中所含的有毒成分侧柏酮，在九头仙艾的检测数据中接近于零，其中的挥发油和总黄酮平均含量与国内多产地艾叶的平均含量相当，鞣质含量略低于全国平均水平；九头仙艾极高的出绒率，使其生产效益也大幅提高。艾草根据产量和出绒率区别等级，出绒率越高，说明艾草的质量越好，药用价值越高。

（三）江浙名艾愈皮疾

海艾是蒿属植物艾（*Artemisia argyi* Levl. et Van.）的一个地方品种，它产于浙江宁波及其附近地区。海艾首次出名于宋朝，道地产地首见于宋代苏颂的《图经本草》："艾叶……今处处有之，以复道及四明者佳。"明代李时珍的《本草纲目》亦记载："艾叶……宋时以汤阴复道者为佳，四明者图形。近代惟汤阴者谓之北艾，四明者谓之海艾。"这里所说的四明，即是今天的宁波。明代刘文泰等编纂修订的《本草品汇精要》也有"生田野，今处处有之……道地：蕲州、明州"之说。其亦即强调海艾的道地产地在于四明，即今天的浙江宁波四明山区域。此外，明朝陈实功所著的《外科正宗》中记载了一个专以海艾入药的"海艾汤"，海艾汤对脱发、斑秃等皮肤相关疾病有非常好的疗效。

近年来，海艾发展缓慢，受重视程度远不如古代。如今海艾存量少，一直未得到规范化的大规模种植和产业化发展。宁波四明山现已经开始进行海艾的规模化种植，建立了海艾育苗基地，并根据明朝古籍当中的"海艾汤"药典开发相关产品，致力于打造从育苗、种植，到下游产品开发的全海艾产业链，让海艾成为四明山新的经济作物，擦亮四明山"老"名片，以恢复海艾在历史上的光辉。

(四) 楚地名艾灸百病

蕲艾（见图1-12）是蒿属植物艾（*Artemisia argyi* Levl. et Van）的一个地方品种，蕲艾闻名于世的时间比较晚，在明朝时才被世人挖掘出它的价值。蕲艾指的是在蕲州即今天湖北蕲春出产的艾草。蕲春位于湖北省东南部，南临长江，北依大别山，隶属黄冈市，为武汉城市圈的重要组成部分。千百年来，"不为良相，便为良医"的中医药文化、"蕲黄禅宗甲天下""南北禅宗寓于蕲"的宗教文化、"天道自然，天人相应"的养生文化、"千年炉火不熄"的楚陶文化在这里相互激荡，相互融合。明代伟大医药学家李时珍就诞生在蕲春，他编撰的《本草纲目》被誉为"东方医药巨典"和"中国古代的百科全书"，入选《世界记忆名录》。蕲艾是蕲春四宝之首（其余三宝为蕲竹、蕲蛇、蕲龟），同时它也是国家地理标志保护产品。

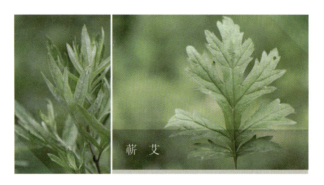

图1-12 蕲艾

蕲艾具有温经、祛湿、散寒、止血、消炎、平喘、止咳、安胎、抗过敏等作用。《中药志》载："药用艾叶以蕲艾为佳，蕲州即今湖北蕲春县，为李时珍故乡所在地。"蕲艾发现于明代著名医药学家李时珍的家乡，在《本草纲目》中，李时珍毫不掩饰对这种艾草的喜爱，他指出："（艾叶）自成化以来，则以蕲州者为胜，用充方物，天下重之，谓之蕲艾，相传他处艾灸酒坛不能透，蕲艾一灸则直透彻，为异也。"李时珍的父亲李言闻著有《蕲艾传》，其中描述蕲艾"产于山阳，采以端午，治病灸疾，功非小补"。即蕲艾需要生长于阳光茂盛的山野之地，端午前后采摘最佳，可用来灸治疾病，滋补身体，这本书阐释了蕲艾的种植、采摘及功效。从此之后蕲艾的名声渐传渐远，明代卢之颐撰写的《本草乘雅半偈》中记载："蕲州贡艾叶，叶九尖，长盈五、七寸，厚约一分许，岂唯力胜，堪称美艾。"清代的《本草备要》《本草从新》《本草易读》《得配本草》等古籍中皆对蕲艾有记载，并且多有赞誉。如今蕲艾已经成为蕲春当地一项成熟且有特色的产业。

蕲艾的香气比一般艾草浓烈很多，现有的大量研究证明，产于湖北蕲春的蕲艾在挥发油及微量元素含量、燃放热量等方面明显优于其他地区所产艾叶，是当之无愧的道地药材。

（五）祁州名艾香满堂

祁艾是蒿属植物艾（*Artemisia argyi* Levl. et Van）的一个地方品种，和蕲艾谐音，但属两个不同产地的艾，祁艾是20世纪初出现的一个艾叶优良品种。祁艾的"祁"指的是祁州，也就是现在的河北省保定市安国市。祁州处于北方中心地理位置，盛产药材，为北方药材集散地，有道是"草到安国方成药，药经祁州始生香"。

祁艾为八大祁药（祁菊花、祁山药、祁紫菀、祁沙参、祁薏米、祁芥穗、祁白芷和祁花粉）之一。它是四大名艾中最晚出名的，直到20世纪初即清代才渐渐闻名于世。因此，有关祁艾的古籍记载基本上都来源于清朝，清宫医案中有应用祁艾的记载，清《祁州志》的"物产"中亦有记载。清宫医案中虽有不少关于祁艾的记载，但其应用不及蕲艾，有人统计过，清宫医案处方中，蕲艾与祁艾的使用频率之比约为10∶3。清代小说家李汝珍晚年所著《镜花缘》载："以祁艾灸三次，治疣目（瘊子）落后永不复发。"《镜花缘》一书约成书于清嘉庆二十三年（1818），早在鸦片战争之前，书中就出现了"祁艾"的描述，印证了当时祁艾作为中药材已经为医家所用的历史事实。

祁艾与其他艾草较易区分。与南阳艾、安徽艾、蕲艾、北京艾、四川艾、陕西艾相对比，祁艾的平均高度达2.3～2.5米，而其他地区的艾草多为1.3～1.5米；而且祁艾叶厚绒多并艾叶大，常大于成人手掌。叶厚，叶干了后轻搓就能成绒；其他地方的艾在端午前后大家都能见到，叶小，干叶手搓后易碎成渣，成绒率低。祁艾有种特异的香，有些像薄荷味，新叶气味浓郁，陈叶悠长飘香，这种香味是其他产地的艾草所没有的；其他产地的艾草同场放置一段时间后，气味完全被"掩盖"了。陈祁艾灸后温润有力，穿透力强，热往深层走；其他地方的艾草艾灸时或无力、或灼痛。祁艾中的艾精油（主要药效成分）含量是其他地区艾草的两倍左右，祁艾的总黄酮和侧柏酮的含量明显高于普通艾,含有更多的微量元素、维生素和能治病的化学物质。

三、艾疗的早期医疗探索

古代没有先进的医疗检查和治疗手段,医家们在有限的条件下借助艾的力量诊治患者,救人无数。现代医家虽然已经有先进的医疗科学辅助诊治,但也没有摒弃优秀的传统中医药,如今艾在临床中仍被广泛应用。古代人们对艾的探索过程中,产生了无数与艾疗有关的典故,这些典故至今仍在世间流传。

(一)莫徭艾草疗伤救大象

相传,某天有一个叫莫徭的农民在田间耕作之时,突然见到两头大象向他走来。他仔细观察发现,大的那头大象走路一瘸一拐,表情十分痛苦,旁边的小象十分着急的样子,灵动的眼睛好像在哀求他。

看到这么通人性的两只象向他求助,莫徭连忙走近查看大象的后脚。只见大象后脚脚掌上钉着一根又大又长的钉子,鲜血淋漓。莫徭赶紧帮大象把钉子拔出来。拔钉子的过程中大象十分配合,一动不动,也没有攻击莫徭。莫徭不禁感慨大象的灵性,而令他更没想到的是,在他担忧大象的伤口如何处理时,小象居然朝他叫了两声,用他长长的鼻子卷起路边一丛不起眼的小草,递到了莫徭的面前。

莫徭接过小象递来的草,发现这是平时用来驱蚊的艾草,他见小象焦急地一边看他,一边看大象脚上的伤,便猜测道:"你是要我把这草敷到它的伤口上面吗?"见小象点了点头,他便将艾草捣烂敷到了大象的伤口上,神奇的事情发生了,大象原本血流不止的伤口在敷上艾草之后逐渐减少了出血。

这两只通人性的象感念莫徭的功德,便留在莫徭家中,为他耕田犁地。从此人们也就知道了艾草止血疗伤的作用。

(二)薛己隔蒜灸法治天疱

薛己是明代的著名医家,父亲薛铠亦是当时远近闻名的医者。薛己继承了父亲的衣钵,专心修研医术,通读医书的同时也注重临床的实践,精通各科。其著书极多,包括自著的《外科枢要》《内科摘要》《女科撮要》《疠疡机要》《正体类要》《口齿类要》和亲自校订的《妇人良方大全》《小儿药证直诀》《明医杂著》《外科精要》等数十本书,用著作等身来形容一点也不夸张。薛己对祖国医学最大的贡献体现在外科方面。

薛己在《续名医类案》中自述："立斋曰：予丙子年，忽恶心，大椎骨甚痒，须臾臂不能举，神思甚倦，此天疽危病也。急隔蒜灸之，痒甚愈。又明灸五十余壮，痒遂止，旬日而愈。"薛己在《外科精要》校记中也说过："《精要》云：灸法有回生之功，信矣。大凡蒸灸，若未溃，则拔引郁毒，已溃则接补阳气，祛散寒邪，疮口自合，其功甚大。其法用大独蒜，切片如三钱浓，贴疽顶上，以艾炷安蒜片上灸之，每三壮一易蒜。若灸时作痛，要灸至不痛，不痛要灸至痛方止，大概以百壮为度。服溃则以神异膏贴之，不日而安。一能使疮不开大，二内肉不坏，三疮口易合，见效甚神。"

薛己认为治疗痈疽疔疽，使用艾灸的疗效要远胜于服用药物，因为内郁的毒要有一个外泄的出口，就好像面对古时候的入室盗贼，解决掉他们的最好办法是打开门把他赶出去，而不是关紧门窗让他继续在家里作恶。如果让内郁的毒继续郁结就会导致血液凝滞而成瘀，程度轻的话还能用药物解决，程度重的话单用药物效果并不好。

从古至今，艾的功效特性及临床运用逐步丰富，艾疗作为一种简、效、廉、便的中医治疗方法也逐渐得到广大群众的认可和喜爱。如今，除了在防病治病中独领风骚，艾疗在日常生活中扮演的角色也日益增多，人们对艾疗的探索也将逐步深入。

第三节　对岭南青蒿艾疗的认识

一、岭南地理气候特点与温病的关系

古人通过对自然变化的周期性规律及其对疾病影响的长期观察和经验累积，形成了独具特色的中医学诊疗体系。《黄帝内经》是中医理论的渊薮，《素问·异法方宜论》云："黄帝问曰：医之治病也，一病而治各不同，皆愈，何也？岐伯对曰：地势使然也。"地域因素决定了人们的生活环境和饮食习惯，决定了人的体质特点，它是客观存在的自然规律。只有洞察不同的地域环境、气候规律和人群体质特点，才能对不同地域疾病的防治做出积极应对。

（一）岭南地理气候特点

1."湿气"氤氲

岭南地区南濒大海，北枕五岭山脉，属于亚热带海洋性季风气候。特别是珠江三角洲地区，长年受东南或偏南之暖湿气流影响，空气中相对湿度偏高。岭南地区除了受海洋性暖湿气流的影响，还受地表蒸发而来的湿气影响，两"湿"相合，致使岭南地区六淫致病以"湿邪"为先。清代何梦瑶在《医碥》中曾表述："岭南地卑土薄，土薄则阳气易泄，人居其地，腠理汗生，气多上壅。地卑则潮湿特盛，晨夕昏雾，春夏淫雨，人多中湿。"大埔名医杨鹤龄特别注意岭南的地理环境、气候因素、生活习俗等对儿科疾病的影响。他认为广东儿科疾病的病种、病因、用药皆与北方不同，与江南一带亦有所差别，并指出："吾粤地土卑湿"，"湿温一症，小儿感染颇多。"杨氏用药亦颇有岭南风格，在其处方中，多有本草不载之药，其实乃南粤本土之草药，唯其颇有治效。

中医理论认为，"湿"性本重浊，但在热的气候环境中，湿受热蒸，以气化形式弥漫于空气当中。故在岭南地区"湿邪"就以气化形式表现，医家们称之为"湿气"。

2."炎方"之地

岭南地处北回归线两侧，是我国较接近赤道的地带，属热带、亚热带气候。因其所处的地理位置纬度偏低，太阳辐射量较多，全年日照时间较长，大部分地区夏长冬短，自然气温偏高，每年有约7个月平均气温高于22℃，且1天之中高温延续时间较长，所以平均温度亦较高，终年炎热，无酷烈寒冬，被称为"炎方"。岭南大部分地区终年不见霜雪，四季不明显，在气候意义上，岭南地区只有三个季节而无冬季，因此"四时放花，冬无霜雪"是对岭南气候特点的概括。

3."瘴气"横流

岭南地区为典型的季风气候区，风向随季节交替变更。夏季以南至东南风为主，风速较小；冬季大部分地区以北至东北风为主，风速较大；春秋季为交替季节，风向不如冬季稳定。加之台风、暴雨，使岭南气候变化具有复杂易变的特点。山峦重叠，植物繁茂，雾露弥漫，瘴气疠毒之邪较盛，被称为"瘴乡"，"人生其间，元气不固，感而为病，是为之瘴"。

（二）岭南群体的体质特征

元代释继洪纂辑的《岭南卫生方》谓"岭南既号炎方，而又濒海，地卑而土薄。炎方土薄，故阳燠之气常泄；濒海地卑，故阴湿之气常盛"。因此，岭南人的体质特征也与岭南地区地理气候特点息息相关。

1. 阳热体质

岭南地区因接近赤道，纬度偏低，全年日照时间长，故岭南人多形体黑瘦，黑瘦人多火；加上全年气温偏高，平均气温在20℃以上，阳热之处容易形成阳热偏盛的体质。

2. 脾虚体质

岭南背靠南岭，前濒大海，地卑雾瘴，更受东南暖湿气流的影响，空气长年潮湿。南方属火，火热炎上，湿因火热而蒸腾散发，四季湿气弥漫氤氲。长期湿热的气候环境易影响脾胃之纳运，易酿成脾虚湿盛、痰湿内蕴的体质。

3. 气阴两虚体质

岭南地卑土薄，气候炎热，极易损伤人体之津气。另者，肌腠疏松，汗液外泄较多，致使阴津亏耗，气随津脱而形成气阴两虚体质。

总之，岭南人阳热偏盛、脾虚湿盛、气阴两虚的体质特点与该地区的环山面海、日照时间、气温湿度等有密切关系。

（三）岭南温病的特点

岭南地处我国南方边陲之地，南方是"天地所养，阳之所盛处，其地下，水土弱，雾露之所聚"。受此地域、气候上的特殊因素影响，岭南的地域特点和人群体质，决定了岭南温病病理变化的趋势和发病类型。

1. 地理环境与温病的关系

岭南地处北回归线两侧，属热带、亚热带气候，自然气温偏高，终年炎热无酷烈寒冬，故岭南人群体质多阳热偏盛，腠理不密，气津易于开泄，病理上易于呈现气阴两虚之证，导致岭南温病以湿热证候为主要表现形式。从地理环境讲，岭南地区北枕高山，南濒大海，地势低洼，区内河网纵横交错，更受来自太平洋的东南季风的影响及高温对水分之蒸腾作用，空气湿度相对偏高，容易诱发湿热温病。南方为"阳之所盛处"，地气开泄，温病一年四季均可发生，不受"先夏至日为病温，后夏至日为病暑"所拘，季节性不明显，并以暑温、湿温等病为多见，温病发展过程中多见挟湿的证候。此外，区内地形以丘陵为主，山林险阻，植物繁茂，易有瘴疠蛇虫袭人，故岭南温病又以湿浊与热毒合化为多见，有急重易变和缠绵难愈的特点。

2. 体质与温病的关系

岭南地区受自然气候、地理环境的影响，人群体质有明显差异性。岭南人多气阴两虚，其体质的形成，与地域地理和文化背景有着深刻的关联。岭南属热带和亚热带季风气候，长年气候炎热，环境潮湿，所谓"一岁之间，暑热过半""四时放花，冬无霜雪"，这种持续高温高湿对人体的体质影响甚大，人们在高温湿热环境下劳作起居，终年"腠理汗出，耗气伤阴"。气虚不能顾护易感温病，阴虚则易使外感之邪从热化火，故岭南人温病以暑湿、湿热较为常见。此外，岭南人多"冒雨卧湿，山岚瘴气熏蒸"，易感外湿；加之岭南人又好食海味、阴柔螺蛤之物，使脾易为湿困，运化失司，不能运化水湿，湿蕴中焦，与外湿合邪，聚湿而生痰，痰湿交阻气机，气郁久则化火，痰湿火三者互为蕴结，使岭南温病有缠绵难愈、病情较长的特点。岭南温病的发生，多是先有伏热体质而复感温邪、湿邪，故暑湿一症，发病甚多。其临床表现或热象盛，伤气伤阴，或湿热互结，困阻中焦，因此岭南医家治疗暑湿重视清热解毒、益气养阴、芳香化湿、健中运脾。

二、岭南医家诊疗特色

岭南独特的气候特征影响了岭南人的体质，进一步影响其生活习惯，最终导致岭南人疾病的发生和发展，故临床证候和防治方法有其特殊性。岭南历代医家在继承中原医学理论的基础上，着重研究本地区特殊的自然气候、地理环境、人群体质对疾病发生、发展的影响，总结出一整套因人而异、因地制宜、辨证施治的治疗方法，在医学上形成了独特的医家风格和医疗特色。

（一）首重火热病的证治

岭南号称"炎方"，长年气候炎热，火热为病之广泛，既有外感者，亦有内伤者。清代名医何梦瑶就此指出"凡病多火"，《医碥》有"发热"专篇，"发热者，热之发现于肌表也。凡病多发热，热生于火，火本于气"，丹溪谓气有余便是火，运用脏腑经络学说，将临证所见各种火热证象，进行研究分析归类治疗。近现代岭南医学在温病学方面的研究最多。

(二) 着重地方病的防治

岭南医家立足于本地，十分重视岭南地方病、常见病和多发病的观察与探索，更是对岭南病证的特点和治疗提出了一系列的见解，具有深远的影响。如近代岭南儿科专家杨鹤龄的《儿科经验述要》，论述了小儿望诊七法（神、唇、舌、鼻、眼、耳、头发）以及对小儿温病、麻、痘、疹、痰等证的治法。由于受地理、气候环境的影响，古代岭南瘴气、疟疾、脚气等疾病流行，引起医家们的重视，他们认真探索有效的治疗方法，并写出了不少专著。如晋代广州名医支法存治疗脚气病的验方"防风汤"，被唐代名医孙思邈编纂的《备急千金要方》收录，并评价为"多得力温和，不损人……亦治脚弱甚良方"；晋代葛洪在广东所写的《肘后备急方》，对脚气病、疟疾的症状、分类、治疗等，都有详细的论述，还对沙虱病（今恙虫病）的感染途径、典型症状有准确的记载；元初释继洪纂辑的《岭南卫生方》也是论述"瘴疟"的专著；清代何梦瑶在《医碥》中根据实践经验对瘟疫病诊治的论述，潘名熊《评琴书屋医略》对外感热病的论述等，对后世都有较大的影响。

(三) 善用岭南特色药材

岭南地区炎热多雨，日照与水分充足，地形复杂、地貌多样，海洋、陆地兼有，适合各种植物虫兽繁衍，因而中药资源不仅品种多、分布广、产量大，而且还有不少质量上乘的道地药材（见图1-13），驰名中外，素有"南药""广药"之称。根据1983年10月至1987年5月的普查，岭南地区（广东、海南）中药资源共2645种，约占全国中药资源的1/5，除此之外，还有大量的进口药材。

岭南医家在运用这些中草药治疗本地区疾患的过程中积累了大量的经验。早在晋代葛洪的《肘后备急方》中就收载了不少广东民间草药验方，记载了120多种岭南的常用草药，而后历代名医亦多使用含广东民间草药的验方。晋朝嵇含的《南方草木状》记载了南方植物80种，其中部分可供药用。清代何谏搜集民间经验，写成包括313种广东民间草药的《生草药性备要》，总结了其以前岭南医家运用草药的经验。其后赵寅谷的《本草求原》共载药962种，集中药、草药于一炉；萧步丹的《岭南采药录》，初版载民间草药480种，再版增至576种。胡真的《山草药指南》则把岭南草药按人体部位、临床病证进行分类；并在《山草药指南·弁言》中道："此等药物，世人谓之山草药。

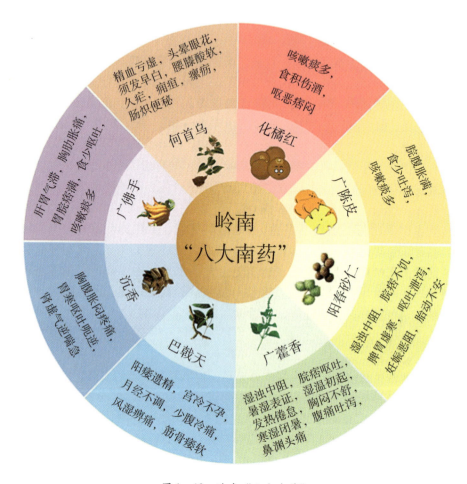

图1-13 岭南"八大南药"

深居穷乡僻壤之人，偶染风寒、暑湿，多到山野间，自行选药，多有药到春回，霍然痊愈，往往一二味，应验如神，令人不可思议。"

现代药理学研究从岭南中草药中提取出了各种有效成分，岭南仍有不少享有盛誉的百年老字号中成药厂，生产岭南特色中成药，如陈李济、王老吉、敬修堂、潘高寿等。广东省组织26个单位52名专家、教授、学者共同编写出版了《广东中药志》。这些无不体现了岭南医学界对医药实用价值的重视。近代岭南中医在临床处方中，中药、草药并用已极为普遍，岭南特色中草药的使用越来越普遍，这也成为岭南医学的重要特色之一。

由于岭南炎热多雨的地理气候，其影响下的人群体质有阳热湿热偏盛、气阴两虚和脾气虚弱兼有痰湿的特点；岭南医家在继承中原医学理论的基础上，首重火热病证治，重视地方性多发病、常见病的防治，善于运用岭南特有的中草药物，显示了独特的岭南地域性特色。此外，岭南医学还具有继承性、开放性、务实性和兼容性的鲜明特点，现代岭南医家对岭南医学的研究更注重实效，这些都是对中医学的丰富和发展。

三、青蒿艾疗性味功用与温病的关系

（一）青蒿性味功用与温病的关系

唐以前医家大多拘泥于《神农本草经》之说，确认"青蒿治骨蒸劳热为最"。（北宋苏颂《图经本草》）鲜有其治温之说。唯明代李时珍《本草纲目》问世，始收载其"治疟疾寒热"之重要作用。李氏此说虽转引于东晋葛洪《肘后备急方》，然其对青蒿作用的发掘不失为别具慧眼之一代宗师。随着温病学说的崛起，追至清代，以叶天士为代表的温病学家们，纷纷冲破"古方多单用之"（《图经本草》）的羁绊，随证灵活配伍，使青蒿的治疗范围进一步扩大，已在温热病治疗中占有相当的地位。其治温之成功效果，散见于《临证指南医案》等温病学派的各家著述中。

诸多医家认为，青蒿之所以在岭南温热病中具有较好的药用价值，归结起来有以下几个方面的特点。

1. 性味

青蒿味苦、微辛、性寒，气味芳香。芳香药物而具苦寒之性者，除本药外别无他药。其特异之性味，是提供多种用途的内在条件，亦即既退内伤骨蒸劳热，又清外感暑湿实热的客观依据。根据吴仪洛"凡苦寒药，多与胃家不利，惟青蒿芬芳袭脾……不犯冲和之气"（《本草从新》）的论点，尝谓："青蒿解暑涤热之功优于佩、藿，苦寒清热之力次于芩、连，然其药性平和，副作用少，故可广泛施于温热的治疗。"

2. 归经

关于青蒿的归经问题，历代医家各抒己见，如李时珍说："入少阳、厥阴血分"（《本草纲目》），兰茂又云："入脾、胃。"（《滇南本草》）前者系指治骨蒸、疟疾等病症言，后者则指具芳化、涤热等功能言。余如"入肝、肾、

三焦经"(《本草求真》),"入胃、肝、心、肾四经"(《本草新编》)等论述,无不各有所指。青蒿归经之多,足证其用途之广绝非偶然。

3. 功用

青蒿苦而不伤阴,寒而不碍湿,气芳香而化浊,质轻清而透邪,具有泻热、理劳、解暑三项主要作用。举凡温病邪在卫分、气分、营分、血分等各个阶段均可选用,或作君药,或作臣药,端在随机灵活配伍,确可收到良好效果。

(二) 艾草性味功用与温病的关系

1. 性味

艾草味苦辛性温,入肝脾肾。其苦燥辛散,能理气血、温经脉、逐寒湿、止冷痛,为妇科要药。据《本草从新》记载,艾叶为"纯阳之性,能回垂绝之阳,通十二经,走三阴,理气血,逐寒湿,暖子宫……以之灸火,能透诸经而除百病"。这说明用艾叶作施灸材料,有通经活络、祛除阴寒、消肿散结、回阳救逆等作用。

2. 归经

艾叶的归经最早见于《本草纲目》,李时珍曰:"(艾叶)入足太阴、厥阴、少阴之经",且"通十二经",具有回阳、理气血、逐湿寒、止血安胎等功效;明清时期,诸多医家承其说。余如陈士铎提出"艾叶入脾、肾、肺经"(《本草新编》),指出其祛寒逐痰湿;叶天士等又提出艾叶"入心、肾二经"(《本草再新》)等不同论述。艾叶归经之多,足见其功效之丰富及应用之广泛。

3. 功用

艾草苦燥辛散,能理气血、温经脉、逐寒湿、止冷痛,为妇科要药。用治脘腹冷痛、经寒不调、宫冷不孕等病症。其炒炭止血,可用治虚寒性月经过多、崩漏带下、妊娠胎漏。本品捣绒,制成艾条、艾炷,外灸能散寒止痛,温煦气血。煎汤外洗可治湿疮疥癣,祛湿止痒。《本草从新》说:"艾叶苦辛,生温,熟热,纯阳之性,能回垂绝之阳,通十二经,走三阴,理气血,逐寒湿,暖子宫……以之灸火,能透诸经而除百病。"这说明用艾叶作施灸材料,有通经活络、祛除阴寒、消肿散结、回阳救逆等作用。艾叶气味芳香,可驱蚊蝇、虫蚁,净化空气。

青蒿与艾疗在我国历史悠久,历代医家对其运用也较为普遍,由古至今,其运用范围及研究深度也在不断发掘深入。岭南由于其独特的地理位置和气候特点,造就了青蒿与艾疗在此处的极度适用性。

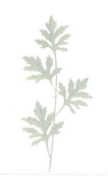

第二章 青蒿的临床应用

第一节 中医对青蒿的认识

在医疗资源匮乏及医疗水平相对较低的年代，长期积累的生活经验让人们学会从观察自然界中寻求解决医疗问题的办法。中医学作为中国传统医学，以其浓郁的民族特色、自成体系的理论与诊疗方式，以及显著的疗效等让人们沿用数千年。人们将摸索总结出来的青蒿使用经验载入中医典籍中，让我们可以在典藏中寻获治疗精粹。青蒿用途广泛，外用一般可用于外科、伤科以及五官方面等疾病，应用方法很多，如灸法、敷药法、洗浴法等。内服一般有汤、丸、散、膏等，其中内服法的"汤"剂在临床应用上最为广泛，与药物功效、病情需要都有着重要的关系，历代医家亦在不断尝试与探索，归纳总结出青蒿在内服以及外治方面的应用方案（见图2-1）。

一、青蒿外治法

葛洪所著的中医典籍《肘后备急方》中多次提到青蒿的外用方法，治金疮扑损："（一）青蒿捣封之。（二）青蒿、麻叶、石灰等分。捣和晒干，临时为末搽之。"《唐本草》亦曾载："生按敷金疮，大止血，生肉，止疼痛。"宋代的苏颂在《本草图经》中整理道："葛氏治金刃初伤，取生青蒿，捣敷上，以帛裹创，血止即愈。"此用法其实与《五十二病方》中的青蒿外治法比较相近。此外，《补缺肘后方》亦有治蜂蜇人之法，"青蒿捣敷之"。由此可知，无论新鲜青蒿还是干燥后的青蒿皆可外用，有止血、生肉的功效，多用以治疗金刃创伤以及蜂蜇等。在古代，朝代更替十分频繁，相伴而来的就是一场又一场

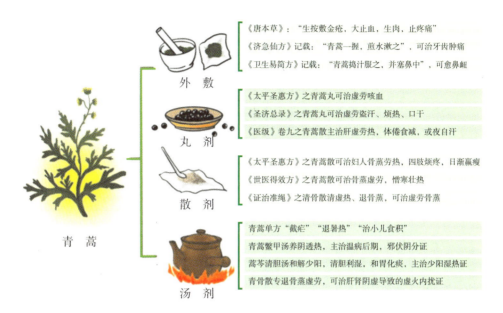

图 2-1 青蒿治法

的战争，士兵们被金属兵器砍伤十分普遍，但不加以处理会使伤口不断地恶化，久久不愈，甚至发展到需要截肢的地步。军医受到当时医书的启发，发现生长于漫山遍野的青蒿是士兵们救命的良药。采摘来新鲜的青蒿，用水洗净，捣碎，或是嚼碎，贴敷于伤口之上，伤口溃烂红肿的概率就会大大降低，加快伤口愈合。正因疗效显著，士兵的痛苦也减少了。这个方法就这样代代流传，作为验方被记载到在历代医家的医书里。

此外，青蒿单药可外用治疗五官疾患，如《济急仙方》中记载"青蒿一握，煎水漱之"，可治牙齿肿痛。《卫生易简方》中载，"青蒿捣汁服之，并塞鼻中"，可愈鼻中衄血。《太平圣惠方》中提及，"青蒿捣末，绵裹纳耳中"，治聤耳脓血出不止；青蒿还用于皮肤疾病，治头癣，生发，如在《生草药性备要》中载，青蒿可"洗疥癞"；又如《日华子本草》中记载，"长毛发，发黑不老，兼去蒜发，心痛热黄，生捣汁服并敷之"。可见，青蒿外用较广，多取其止血、止痛及生新之功。

二、青蒿内治法

古代医家使用青蒿治疗相关疾病的记录较多，有单方入药，有配伍使用，还有入丸、散剂的服药法，其疗效广泛。可青蒿单方温水浸渍取汁用以治疗疟疾，或作为君药在青蒿鳖甲汤中起到养阴透热功效等。

（一）经典汤剂之妙用

1. 青蒿单方：免煎鲜用应用广

东晋时期，葛洪在《肘后备急方》中记载以青蒿浸渍取汁治疗疟疾寒热，这是第一次在古籍中出现用青蒿治疗寒热疟疾。

记载青蒿单用内服的中医典籍众多，细数有《本草纲目》《本草拾遗》《日华子本草》《本草新编》《生草药性备要》等。青蒿治疗的疾病并非只有疟疾。《本草新编》关于青蒿的记载为"退暑热"，在炎炎夏日，如中暑，可以青蒿内服治疗。

青蒿单方还可治疗脾胃相关疾病，比如《日华子本草》记载可用青蒿"饭饮调末五钱匕"治疗泻痢。又如小儿由于喂养不当、暴饮暴食、过食生冷油腻之物，导致脾胃损伤，运化功能失职，无法如常地腐熟水谷，饮食停滞不化，引起食物积滞，不降反逆，出现呕吐或泄泻，可参考《生草药性备要》以青蒿"治小儿食积"。《本草拾遗》中对于主妇人血气，腹内满，及冷热久痢，在青蒿的选取上有所讲究，秋冬用子，春夏用苗，并捣绞汁用。如觉冷，用酒煮。对于痔疮便血，《永类钤方》中有记载，以青蒿（用叶不用茎，用茎不用叶）为末，粪前（便血用）冷水、粪后（便血用）水酒调服。从上述记载可知青蒿单用对部分疾病显示出较好的疗效。

2. 青蒿鳖甲汤：养阴透热去温热

青蒿鳖甲汤由清代的著名温病学家吴鞠通所创。吴鞠通经过长期阅读，总结临床实践，博观而约取，厚积而薄发，著成《温病条辨》，建立了完全独立于伤寒的温病学说体系，创立了三焦辨证纲领，为温病创新理论之一。其中，青蒿鳖甲汤在该书中曾出现两处记载，而后世沿用较多的出自《卷三·下焦篇·风温》："夜热早凉，热退无汗，热自阴来者，青蒿鳖甲汤主之。""夜热早凉"是青蒿鳖甲汤的主治症。《黄帝内经》曰："故卫气之行，一日一夜五十周于身，昼日行于阳二十五周，夜行于阴二十五周，周于五脏。"卫气日行于阳,夜行于阴,而夜入阴分之时则遇阳邪,两阳相遇,导致"夜热";至日间,卫气出走于阳分,体表无阳邪与之相遇,故"早凉"。

卫,顾名思义,就是保护、守卫的意思。卫气由水谷精微之中的悍气所生,再由肺宣发至体表,循于肌肤和毛发之间。皮肤是直接同外界环境接触的,具有保护、排泄、调节体温和感受外界刺激等的作用,也是人的身体器官中最大的器官。而中医所说的腠理,包括皮腠和肌腠,皮腠就是指我们的皮肤,卫气正是通过调控腠理,来抵御外邪,防止外邪进入体内,在体表与其进行交争,在疾病的最早期阻止疾病进展。《灵枢·本藏》提道:"卫气者,所以温分肉、充皮肤、肥腠理、司开阖者也","卫气充则分肉解利,皮肤调柔,腠理致密矣",揭示了皮肤有卫气的护卫、充养、润泽,才可保持腠理紧密,开阖正常,汗出有度。因此,也可以说,卫气在逡巡皮肤时可发挥其屏障防卫机能。

青蒿鳖甲汤证多属温病的后期,热邪伤阴,出现邪热又趁势伏于阴分,所以出现无汗、舌红、脉细数等症状;而卫气日巡于体表,夜行于阴,而卫气又属阳,入阴助长阴分邪热,从而导致夜热;白天卫气回到体表,就会热退"早凉"。方中鳖甲咸寒,直入阴分,退阴分邪热,兼有滋阴之功;青蒿芳香,清热透络,引邪外出,二者同为君药。正如吴鞠通所说:"此方有先入后出之妙,青蒿不能直入阴分,有鳖甲领之入也;鳖甲不能独出阳分,有青蒿领之出也。"最后加上生地、知母、丹皮,共奏养阴退热之功。

3. 蒿芩清胆汤:清宣少阳治湿热

蒿芩清胆汤出自《通俗伤寒论》,由俞根初所著。俞根初是清代著名的伤寒学家,对伤寒一门颇有研究,遍采伤寒各家之长,融会贯通,著有心得之篇,名曰《通俗伤寒论》,后经何廉臣增订为十二卷,1955年由徐荣斋重订,改名为《重订通俗伤寒论》。蒿芩清胆汤是温病学的经典代表方,自清代以来已有上百年的临床应用历史,经历代医家发展与创新后,该方已被广泛地运用在内、外、妇、儿科等多种疾病上,并且取得了良好的疗效。蒿芩清胆汤证可见"三焦湿热,胆热痰阻"的寒热如疟、寒重、口苦、胸闷胁痛、吐酸苦水、或呕黄黏涎等症状;此外还可见脘痞、烦渴、小便黄少、舌红苔腻、脉弦滑而数之湿热痰浊之象。而蒿芩清胆汤侧重体现的是"和",针对少阳热重、湿热痰浊中阻之证,有和解少阳、清胆利湿、和胃化痰的功效。

中医认为,当邪气进入半表半里之少阳时,若单纯用解表药、涌吐药或是泻下药,大多数时候并不能缓解病情,而常常会因此邪气内陷,加重病情,这是因为病在少阳，并非太阳之表，也非阳明之里，如因恶寒发热而使用解表之法，解表药多辛温，就会耗伤津液，而使得病进；如因胸胁满闷而用涌吐、泻下之法，就会耗损气血，而发惊悸，故张仲景在《伤寒杂病论》中告诫："不可吐下，吐下则悸而惊。"可见，若要治疗半表半里之少阳证，还需要"表""里"配合。

蒿芩清胆汤其实是由张仲景的小柴胡汤化裁而来，两方同治少阳病，但不同的是蒿芩清胆汤证是由湿热痰浊中阻少阳所致，所以保留了黄芩、半夏、甘草的同时，加上了清热化痰的温胆汤和清利湿热的碧玉散，更重要的是俞根初根据江南气候多温湿，以擅治湿热的青蒿换掉了柴胡，最终形成了流传至今的蒿芩清胆汤。青蒿气味芳香，能清透少阳热邪，黄芩苦降，能清胆利湿。黄芩入里清泄胆腑湿热的同时，有青蒿在表透邪外出以接应，一表一里精确地将在少阳的邪热解决，再加上竹茹清热化痰，解决停留在少阳的痰浊、枳壳化痰消痞、二陈燥湿化痰，最后碧玉散、赤苓导邪从小便而去。清代何秀山对此方评价相当高："此为和解胆经之良方，凡胸痞作呕，寒热如疟者，投无不效。"

4. 清骨散：清热滋阴除骨蒸

清骨散出自《证治准绳》。明代医家王肯堂将个人诊治经验以及古代经典医书进行总结汇撰，著成一套包含六科的医学丛书，即后世熟知的《证治准绳》。此书以临床内科、外科、妇科、儿科等各科疾病的方证为主。该书以《伤寒论》的方论为主，广泛搜罗各家方论，并标明了出处，逻辑严谨，是当时流传最广的医学著作之一，有"列证最详，论治最精"之称。

中医理论认为，肝肾阴虚而生内热，虚火内蒸，发为骨蒸潮热；肾阴为真阴，真阴耗损，无法充养肌肤，所以形体消瘦；虚火上炎，发为唇颊赤红；虚火迫津外出，发为盗汗、口干舌燥；舌红少苔、脉细数是阴虚火旺的典型证候。此病以虚火内炽为主，虚火不灭则灼烧真阴，阴虚更加严重；阴虚严重则虚火更加旺盛，形成恶性循环，当务之急就是清虚火，除骨蒸，滋肝肾。清骨散在《证治准绳》中被记载为"专退骨蒸虚劳"，适合用于治疗肝肾阴虚导致的虚火内扰证，其主要症状有骨蒸潮热、长时间的低热、身体消瘦、唇颊赤红、疲倦、盗汗、心情烦躁、口干渴、舌红少苔、脉细数。方中银柴胡甘苦微寒，能够直入阴分而清热凉血，善于治疗骨蒸潮热，为主药；胡黄连直入血分而退虚热；知母滋阴，同时能够清虚热；地骨皮善于清热凉血而除有汗骨蒸；三者共为臣药，辅助银柴胡清除虚热。青蒿、秦艽皆辛散，可透虚热，用以透散伏于阴分虚热；鳖甲滋阴潜阳，又能够引药进入阴分，是治疗阴虚发热的常用药；最后以甘草调和诸药，以防药物苦寒之性伤胃。全方集清虚热除骨蒸之药为一体，重点在于清透炽盛的虚火而治标，滋阴以治本。如血虚、咳嗽，原文有注释："血虚甚加当归、芍药、生地，嗽多加阿胶、麦门冬、五味子。"

（二）传统丸剂之运用

1. 青蒿丸：研制成丸解津伤

青蒿丸出自《太平圣惠方》卷三十一，此书简称《圣惠方》，由北宋翰林医官院王怀隐、王佑、郑奇、陈昭遇等奉敕编写，是我国现存公元10世纪以前最大的官修方书。宋代是一个承前启后的时期，书中收集、汇总和整理了两汉以来迄于宋初各代名方及验方16834首。此书共分1670门，首先讲述脉法、处方用药，此后分别记述五脏病证、伤寒、时气、热病、内科、外科、骨伤科、妇科、儿科等疾病的病因证治，此书亦记载了针灸、丹药、食治等内容。青蒿丸，主治骨蒸劳热、体瘦、发渴、寒热。此丸剂由青蒿、桃仁和甘草组成。青蒿取其叶曝干后，与桃仁和生甘草捣罗为末，以制作丸剂。其中桃仁为麸炒桃仁，桃仁经酒浸后，去其皮、尖，将麸皮撒入锅内，待麸皮冒烟时，倒入桃仁，炒至表面呈黄色（麸炒令黄），这种治法可使桃仁更偏于润燥和血，可治虚劳咳血。

此外还有出自《圣济总录》的青蒿丸，主治虚劳、盗汗、烦热、口干。以青蒿取汁熬成膏，将人参、麦冬研末入其中，熬至成丸，丸如梧桐子大，每食后米饮下二十丸。青蒿滋阴清热，可滋阴解烦热。人参大补元气，增补虚之功。麦冬味甘，微苦，微寒，归心、肺、胃经，故可养阴生津，润肺清心，与青蒿相配可治疗阴虚津伤，烦热，口干口渴。

2. 青蒿散（《医级》）：酒送药散清劳热

《医级》卷九记载的青蒿散，名为"散"而实为丸剂，主治肝虚劳热，体倦食减，或夜自汗。此方选用九月采的青蒿和芥穗各等分。将采摘的青蒿和芥穗晒燥研末，以乌梅汤为丸，以酒送下。此方中乌梅味酸、涩，性平，归肝、脾、肺、大肠经，可敛肺，涩肠，生津，安蛔。故而以乌梅汤为丸，可取其入肝，配合青蒿滋阴清热之功，可治肝虚劳热，取其酸收之功，配合荆穗入腠理，敛其汗。

(三) 复方散剂之应用

1. 青蒿散（《太平圣惠方》）：妇人骨蒸青蒿除

《太平圣惠方》卷七十记载的青蒿散，主治妇人骨蒸劳热，四肢烦疼，日渐羸瘦。其由青蒿、龙胆、栀子仁、知母、黄连、鳖甲、黄芪、桑根白皮（或地骨皮）白术、甘草、柴胡等组成。方中青蒿、知母、鳖甲、地骨皮可滋阴，退热除蒸。配以龙胆草、栀子仁、黄连清其热。李时珍在《本草纲目》中对龙胆草的记载："疗咽喉痛，风热盗汗。相火寄在肝胆，有泻无补，故龙胆之益肝胆之气，正以其能泻肝胆之邪热也。但大苦大寒，过服恐伤胃中生发之气，反助火邪，亦久服黄连反从火化之义。"以黄芪、白术健中益气，固表止汗。柴胡味苦，性微寒，归肝、胆经，方中以其入肝经，疏肝，升阳。诸药共用，可主治妇人所患的骨蒸劳热。

2. 青蒿散（《世医得效方》）：家传医方随症服

元代危亦林编撰《世医得效方》，记载了危氏五世家传经验医方，其中在卷九记载了青蒿散，主治骨蒸虚劳，憎寒壮热。方中对青蒿的选取有一定讲究，春夏用叶，秋冬用子，以合时令。柴胡味苦性凉，可解表退热，疏肝解郁，主外感发热，寒热往来，疟疾。甘草（粉草）和中。此方服用不拘于时，随症服用。

从中医典藏中，我们可以发现无论是青蒿单用或是组方，均展现了中医对药物及遣方用药的独特思维。而青蒿拥有独特的药效，在中医理论指导下，配合其他中药对某些临床疾病有着显著的疗效，在临床中广泛应用，具有较高的医疗价值。

第二节　青蒿的临证防治

古籍医典中对青蒿的记载丰富翔实，青蒿在临床上的运用无疑是其中的一大亮点，无论是青蒿治疗温病发热，还是治疗疟疾、抵抗瘟疫，都有着丰富的临床经验，部分经验至今仍在临床上发挥着不可替代的作用，值得我们深入研讨。

一、青蒿在温病发热中的应用

中医认为,发热根据病因不同主要分为外感发热与内伤发热。外感发热为外感六淫时邪或疫疠之邪、卫阳阻遏,邪正交争于肌表而出现的发热,多为高热,且伴有恶寒、身痛、咳嗽、咳痰等症,发病急骤,病程较短,在治疗中宜辛散清透,驱邪外出;内伤发热指气血津液失调、脏腑机能紊乱而导致的发热,为气滞、瘀血、痰凝、气虚、血虚、阳虚、阴虚等一种或多种因素所致,多为低热,因其病机不同故伴随症状也不尽相同,起病缓慢,病程迁延,在治疗中需根据病机遣方用药,实火宜清,虚火宜补。

温病发热的概念涵盖了外感发热和内伤发热双重概念,青蒿在治疗温病发热中应用广泛。据文献考证,唐代之前青蒿主要用于暑热病、疥疮等的治疗,自宋代开始出现"青蒿治疟疾寒热"的记载后,青蒿逐步进入急性热病的治疗领域。明清时代我国温病学派发展很快,疟疾因其高热恶寒、往来不退的主要症状也常被归属为温病的范畴,皆因中医对温病的定义非常广泛,远不止疟疾一病,而青蒿在中医温病的临床治疗中扮演着重要的角色。

(一) 青蒿在温病各阶段的配伍

青蒿苦、寒、微辛,其性轻清透散,苦不伤阴化燥,寒不伤阳败胃,芳香化浊,透邪于表,因此有《本草从新》的记载:"凡苦寒药,多与胃家不利,惟青蒿芬芳袭脾,不犯冲和之气。"青蒿解暑、祛湿、除劳,在温病卫分、气分、营分、血分、恢复期等各阶段均可按需选用。(见图2-2)

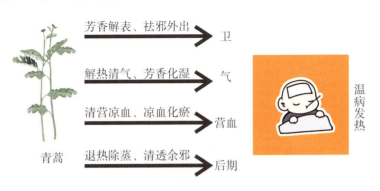

图2-2 青蒿化湿解热

1. 辛凉芳香透卫分

青蒿治疗卫分证，起芳香解表、辛凉透散、祛邪外出的作用，配伍牛蒡子、蝉衣、连翘等清热祛风之品，适用于风温初起，卫阳阻遏之证，证见恶寒发热、午后热甚、身热不扬、肢体重痛、头疼鼻塞、脘痞呕恶等；青蒿配伍香薷散寒祛风、解暑化湿，辛散达表之力倍增，可治疗暑湿外感、困阻肌表，或外感风寒、内伤暑湿，证见夏季暑热季节出现恶寒发热、汗出热不退、头身疼痛、肢体困重等。需注意的是，香薷辛温发汗之力较强，过用易导致气阴两伤、邪气留恋，因此必须中病即止，同时注意固护阴液；青蒿配伍滑石、白扁豆、西瓜翠衣等化湿和中、清暑利尿、补气养阴之品，治疗暑热初起，津伤未甚，证见烦热躁扰、汗出口渴、食少纳差、小便短少、大便稀溏等，代表方如雷氏清凉涤暑汤。《时病论》记载："滑石、甘草，即河间之天水散，以涤其暑热也，恐其力之不及，故加（青）蒿、扁（豆）、瓜衣以清暑……夫小暑之节，在乎相火之后，大暑之令，在乎湿土之先，故先贤所谓暑不离湿也，兼用通（草）、（茯）苓、意在渗湿耳。"

2. 化湿解热清气分

青蒿治疗气分证，起解热清气、芳香化湿的作用，如配伍栀子等清利三焦湿热之品，治疗三焦湿热弥漫，证见身热多汗、口干咽痛、心烦面赤、脘腹胀满、胸闷呕恶、便秘尿赤等，若见心烦、胸闷可加用豆豉；青蒿配伍石膏、知母等清热养阴之品，可治疗阳明里热亢盛或暑热羁留气分，证见高热汗出、烦渴引饮、面赤而喘、脉洪大等，尤其是对于暑热羁留气分证，因为暑多挟湿，白虎汤清热养阴之功有余而祛湿之功不足，因此在白虎汤中加入青蒿在解暑的同时还能祛湿，更为契合病机；青蒿配伍藿香、佩兰等清利中焦、芳香醒脾之品，治疗中焦湿热，证见脘痞呕恶、口腻纳呆、饥不欲食等；青蒿配伍黄芩、半夏，和解少阳，清利湿热，治疗少阳肝胆湿热证，见寒热往来、入夜发热或午后热甚、胸胁胀满、胸腹灼热、头晕喜呕、舌苔厚腻等，其代表方剂如蒿芩清胆汤，《重订通俗伤寒论》记载，"青蒿脑清芬透络，从少阳胆经领邪外出，虽较疏达腠理之柴胡力缓，而辟秽宣络之功，比柴胡尤胜"。蒿芩清胆汤是以青蒿代小柴胡汤中的柴胡，再合用温胆汤而成，即取青蒿的透邪避秽的作用在和解少阳的同时清透胶结难除的湿热邪气，正如焦树德所说："青蒿清肝胆虚热，兼治湿热留连，寒热交作，似表似里，类虚类实，或暮热早凉，久久不愈。"

3. 清营化瘀凉血分

青蒿治疗营血分证，起清营凉血、凉血化瘀的作用，如配伍生地、牡丹皮、赤芍等凉血活血、清营养阴之品，治疗热入营血，症见身热夜甚、斑疹隐隐、渴不多饮、舌质红绛等；青蒿配白薇清热凉血、退热除湿，治疗邪热羁留于气、营分，症见身热不退、朝轻暮重、心烦燥扰，舌质红绛等，白薇苦寒，不可多服久服，或可用枣肉卷白薇，以枣肉补中佐治，防止白薇苦寒伤胃。叶天士言："入营尤可透热转气"，指出温病营分证的治疗需将邪气外透于气分。温病大师周仲英教授认为，青蒿芳香清透，可将营分伏邪透散转至气分，再将气分邪热透散于外，是治疗营分伏邪缠绵胶结难除、高热不除或顽固发热的必用之品。

4. 退热除蒸清余邪

青蒿治疗温病后期，起退热除蒸、清透余邪的作用，配伍鳖甲养阴清热，治疗温病后期，营阴受损，邪热留恋阴分，症见夜热早凉、热退无汗、舌红少苔等，如青蒿鳖甲汤，《温病条辨》记载："青蒿不能直入阴分，由鳖甲领之入也，鳖甲不能独出阳分，由青蒿领之出也"；青蒿配伍地骨皮、银柴胡、胡黄连等凉血除蒸之品，治疗阴虚骨蒸潮热，症见五心烦热、阴虚劳热、身体羸瘦、脉细数者，如清骨散，青蒿是清退骨蒸劳热的专药，地骨皮只能凉骨中之火而不能外泄，青蒿配地骨皮能引骨中之火于肌表，骨蒸劳热属阴虚复感温邪者也最宜用青蒿；青蒿配伍沙参、麦冬、天花粉、石斛等滋阴养胃、生津润肺之品，可治疗暑热后期气阴不足、余邪未清，症见发热少汗、乏力短气、小便短少、舌干乏津等。

（二）青蒿在术后发热中的应用

术后发热是外科医生用来识别术后并发症的重要指标，一般术后3天以内的发热，体温上升不超过1℃，被视作正常的吸收热，不需要做特殊处理，简单物理降温即可。发热超过3天则考虑术后感染风险，需要及时寻找发热的原因并根据病原体选用抗生素治疗。

[中医病因病机]

术后发热在中医属于内伤发热范畴，内伤发热是指内伤原因导致气血津液失调、脏腑功能紊乱而产生的以发热为主要临床表现的病证，因气滞、瘀血、痰凝郁久化热，或气虚、血虚、阳虚、阴虚等内生虚热。内伤发热可由一种或多种因素同时引起，凡是不因外感所致的发热均可归入内伤发热的范畴。

[辨证论治]

阴虚发热多见夜间热甚，夜热早凉，五心烦热，失眠盗汗，烦躁口渴，肢体羸瘦，舌红瘦，苔少或光剥，脉细数等，治宜滋阴清热，代表方为清骨散。清骨散具有滋阴退热，清热除蒸的功效，方中地骨皮、银柴胡、胡黄连等皆为退热除蒸的专药，青蒿更是治疗骨蒸劳热所必用，《本草新编》言"青蒿专解骨蒸劳热……最宜与地骨皮共用，则泻阴火更捷，青蒿能引骨中之火，行于肌表，而沙参、地骨皮只能凉骨中之火，而不能外泄也"。另以知母入阴，清伏邪于里，秦艽辛散，退邪热于表，鳖甲滋阴潜阳，甘草则调和诸药，并避免寒凉滋腻之品损伤脾胃。失眠者，可加酸枣仁、首乌藤养心安神；盗汗较甚者，可加糯稻根、生牡蛎等固表敛汗；肾精亏虚者，可加何首乌、熟地黄滋阴填精；气阴两虚者，加西洋参、麦冬、五味子益气养阴。

气郁发热多见低热，热势与情绪变化相关，常伴烦躁抑郁等，治宜疏肝理气，解郁泻热，代表方为丹栀逍遥散；血瘀发热多见夜晚发热，肢体有固定痛处、或有肿块，血色紫黯等，治宜活血化瘀，代表方为血府逐瘀汤；湿郁发热多见身热不扬，午后热甚，肢体重着，脘痞呕恶，治宜利湿清热，代表方为三仁汤；气虚发热多见低热，劳后加重，倦怠乏力等，治宜益气健脾，甘温除热，代表方为补中益气汤；血虚发热多见发热，头晕眼花，心中悸动，面色少华等，治宜益气养血，代表方为归脾汤；阳虚发热多见发热而欲添衣加被，肢体清冷，治宜温补阳气，引火归元，代表方为金匮肾气丸。

[青蒿的应用]

内服：骨科手术后的发热可予柴胡、羌活、水牛角粉、青蒿，偏于湿热加杏仁、白蔻仁、薏苡仁、滑石，偏于阴虚加鳖甲、知母、地骨皮、银柴胡、胡黄连，偏于气虚加黄芪、党参、白术。参照《伤寒杂病论》桂枝汤服法，水煎口服，少量频服，服后喝适量热米粥，以辅助药力。

取鲜青蒿、人参、麦冬、白蜜，将鲜品青蒿绞汁，放入人参、麦冬，煎汤浓缩得汁，下入蜂蜜不断搅拌，待滴水成珠后倒入容器，晾凉密封，具有补气、养阴、清热的作用，大型手术患者耗伤元气，丢失津液，青蒿人参麦冬膏组方立意契合大型手术后患者气阴两虚、虚热不退的病机。

因外科手术中失血、失液或引流量过多者，常为阴虚发热，见午后或入夜发热、五心烦热等，治宜滋阴退热，以增液汤或青蒿鳖甲汤加减。处方：青蒿、玄参、鳖甲、知母、地黄、牡丹皮。

外敷：《外台秘要》记载，细辛、旋复根、猪油膏、青蒿、麦冬苗、益母草苗，不拘多少，捣取汁，和石灰做饼，晒干磨粉，敷伤疮上，具有止血止痛、生肌续骨的作用。

食疗：茶叶、大青叶、鲜竹叶以及鲜青蒿，四味药做茶饮，具有凉血、退热、养阴的作用，可辅助治疗术后发热。

江阴部分地区端午节制青蒿酿，将鲜青蒿洗净绞汁，再汁液与糯米相合做成糯米饭，加酒曲酿为酒酿，每日适量佐餐食用，具有化瘀止痛、滋阴清热的作用。

[用药典故]

王肯堂出身于官宦之家，因为母亲患疾而学医，曾入朝为官，后因官场黑暗，直言"抗倭"被降职，无奈称病辞官。王肯堂回到家乡金坛，想起了少时曾习医学之道而今有机会继续研习，便决定苦心钻研医术。他把自己的家当作医馆，为街坊四邻医治各种疑难杂症。随着临床经验的逐渐丰富，王肯堂将自己看病的经验进行总结，结合对既往的医籍医典的梳理，最终汇撰成一套包含六科的医学丛书，取名《证治准绳》。

曾有患者慕名而来，想请远近闻名的王肯堂为他治疗困扰多年的顽疾。初见时，王肯堂观察发现患者十分消瘦，口唇和面颊赤红，双目神采欠佳，隐隐察觉这位患者病程应相对较长，而且多半为内伤所致。王肯堂请患者坐下，询问患者病情。患者有气无力地答道："我这个病很长时间了，尝试找过很多大夫看，都没有完全治好，反反复复。这个病是我在生过一场大病之后落下的病根。我经常会感觉身体里的骨头就像在蒸笼里蒸一样，一阵一阵地发热，摸自己的皮肤也可以感觉到微微发热。经常口干，到了晚上睡觉的时候总是流汗，时常感到心情烦躁，说话又没有什么力气。"王肯堂为患者把脉，观察其舌象，思考了一会儿，想着：病人热势不甚，持续时间长，呈绵绵之势。就如《内经》所说"阴虚则内热"，阴虚发热往往持续低热，因此患者为阴虚发热无疑，舌红少苔、脉细数更可以证实这一点猜想。如今患者直觉骨蒸、心情烦躁，为虚火内扰，阴虚火旺程度严重，此病要标本兼治，须以银柴胡、胡黄连清虚热药清除内热，再加鳖甲滋阴潜阳治疗阴虚，最后加青蒿、秦艽透虚热，此病方可解。病人取药归家煎服后，不久，骨蒸的症状就消失了，王肯堂也将此方记在自己的《证治准绳》之中，取名清骨散。

[国内外流行病学研究]

发热是手术后最常发生的并发症之一，如全髋关节置换患者中有36%出现术后发热，全膝关节置换患者中有31%出现术后发热，支气管镜介入术后发热概率为5%～30%，经皮肾镜取石术后发热概率为16%～32%，且发热体温的高峰大多出现在术后48小时内。术后发热分为病理生理性发热和感染性发热，病理生理性发热可能与手术反应热、手术吸收热、输血或输液反应、禁食脱水、药物使用、下肢静脉血栓形成等因素相关，感染性发热需要及时排查感染部位并针对性地予以抗感染治疗。

[现代研究]

研究表明，青蒿水提物可有效降低高温环境中的大鼠皮温，其有效成分青蒿乙素、青蒿酸等对酵母致热的大鼠有明显的解热作用。青蒿总香豆素还能抑制肝脏、骨骼肌组织钠泵活性，降低发热家兔外周及中枢PGE2（前列腺素E2）水平。此外，青蒿素可促进兔耳创面愈合、抑制瘢痕增生，因此对于术后组织器官的修复可能也有一定的促进作用。

（三）青蒿在妇科发热中的应用

妇人以肝为先天，以血为本，在妇科发热中亦涉及经、带、胎、产、乳等症，治疗妇科发热需要在清热的同时，重视肝、脾、肾、天癸（在女为月经）、气血、冲任、胞（子）宫等的调治。青蒿具有清热、凉血、活血的功效，在妇科发热中亦具有广泛的应用。

1. 乳痈发热

乳痈是发生于乳房的急性化脓性疾病，相当于现代医学中的急性乳腺炎。主要表现为：乳房包块、红肿热痛或伴全身发热、溃后脓出。发生于哺乳期者称为外吹乳痈，发生于怀孕期者称为内吹乳痈，在非哺乳期和非怀孕期发生者名为非哺乳期乳痈。

[中医病因病机]

乳腺炎发热在中医属于乳痈发热范畴，其病因多为情志不遂、肝郁气滞，导致乳液疏泄不畅，结为包块，郁而发热；或产后恣食肥甘厚味，阳明热盛，导致气血凝滞，化腐成脓，胃热壅滞更盛；或乳头破损或凹陷，致乳汁排出不畅，余乳积存，日久败乳化热。

[辨证论治]

气滞热蕴证多见乳房肿块肿胀疼痛，皮色微红，或伴恶寒发热，治宜疏肝和胃，消肿通乳，代表方为瓜蒌牛蒡汤；热毒炽盛证多见肿块逐渐增大，皮肤红肿热痛，肿块中央渐软，有应指感，可伴壮热，治宜清热解毒，托毒透脓，代表方为透脓散；正虚邪恋证多见乳房肿块溃破，疮口愈合缓慢，或成乳漏，治宜益气、和营、托毒，代表方为托里消毒散。

[青蒿的应用]

内服：急性乳腺炎化脓，症见乳房硬块肿痛、恶寒发热、头痛、周身不适者，可予蒲公英、金银花、路路通、郁金、穿山甲、青蒿、木通、青皮，每日一剂，水煎早晚分服。局部脓性分泌物较多加黄芪；胸胁满闷加柴胡、当归、川芎、赤芍；红肿疼痛甚加薏苡仁、王不留行。

乳汁为人体阴血所化，因此哺乳耗伤母体阴分，若乳痈发热属于阴虚者可采用青蒿鳖甲汤治疗，另可加用瓜蒌仁、牛蒡子、栀子、黄连、生地黄、玄参、石膏、王不留行、浙贝母、青皮等。

外敷：以鲜青蒿捣碎外敷可止血敛创、消肿止痛。根据《肘后备急方》记载，以青蒿、罗布麻叶、石灰等，捣和晒干，外敷可促进创面收敛。

食疗：牛蒡、丝瓜、陈皮、青皮、青蒿、粳米，先将陈皮、青皮、青蒿煎煮20分钟，去渣留汤，加入粳米、牛蒡煮粥，粥成加入丝瓜，待再煮沸时关火，佐餐服用，具有疏肝清热、通乳消肿的功效。

鲜青蒿绞汁、带皮橙汁、米酒，混匀服用，有行气止痛、清热解毒的功效。

[国内外流行病学研究]

急性乳腺炎可发生于任何时期，常见于哺乳期妇女，美国疾病控制和预防中心调查表明，9.5%～33%的妇女于产后3～4周出现此症，尤其在初产妇中高发，其与经产妇的患病比例约为2.4∶1。急性乳腺炎目前西医以抗生素治疗为主，必要时切开引流或穿刺排脓，由于某些抗生素可通过乳汁分泌，因此服药期间需停止哺乳，而切开引流和穿刺排脓为有创性治疗，会造成二次损伤。中医药治疗急性乳腺炎，安全、有效、迅速，值得临床推广。

[现代研究]

急性乳腺炎最常见的致病菌为金黄色葡萄球菌，其次为链球菌，研究证实，青蒿素及其衍生物对金黄色葡萄球菌、链球菌、结核分枝杆菌、绿脓杆菌、大肠埃希菌、痢疾志贺菌等多种常见的致病菌都具有直接或协同的抗菌作用，其对金黄色葡萄球菌的抗菌效果更是与链霉素相当。在对青蒿挥发油抗菌成分的活性分析比较中发现，烯类是挥发油中最主要的抗菌成分。

2. 产后发热

产后发热以产褥期内低烧不退或突发高热为主要表现，包含西医学产褥感染等危重症，至今仍为产妇死亡的重要原因之一。属外感者包括"产褥中暑"，严重者亦可危及生命，应予高度重视。

[中医病因病机]

产褥期感染、产褥中暑等在中医属于产后发热范畴，其病因多为卫生条件较差，致使产程邪毒侵入胞宫，因而发热；或因外感，产后腠理不固，六淫侵袭，邪正交争而发热；或因产时出血过多，血虚、虚阳浮越而发热；或因产后恶露不下，败血阻滞，血瘀化热。

[辨证论治]

感染邪毒型，多见产后高热寒战，小腹疼痛，恶露紫黯臭秽或如败酱，治宜清热解毒，凉血化瘀，代表方为解毒活血汤；外感型多见产后发热恶寒，头痛身疼，鼻塞流涕，治宜养血祛风，散寒解表，代表方为荆防四物汤加减；血虚型多见产后失血过多，微热，头晕眼花，心悸多梦，治宜养血益气，和营退热，代表方为八珍汤加减；血瘀型多见产后乍寒乍热，恶露难下，小腹疼痛拒按，色紫黯，治宜活血祛瘀，和营除热，代表方为生化汤加减。

[青蒿的应用]

内服：产后反复低热以虚证为主，多因产时耗气亡血失精所致，可予重补气养血、退热除蒸之品，处方为黄芪、太子参、当归、银柴胡、黄精、炒白术、茯苓、陈皮、升麻、白菊花、地骨皮、青蒿。

《医宗金鉴·妇科心法要诀》记载："产后血去过多则阴虚，阴虚则阳盛。"妇女产时亡血伤津，阴不敛阳，虚阳浮越，因此易发热，青蒿鳖甲汤清热凉血、养阴生津，生化汤是产后常用方，具有化瘀生新、祛恶露的作用。若治疗产后发热属阴虚火旺者予青蒿鳖甲汤合生化汤，处方为青蒿、鳖甲、当归、川芎、赤芍、桃仁、益母草、黄芪、炮姜、党参、茯苓、白术、甘草，不仅能迅速退热，还可辅助宫腔顺利排出败血及残留物。

据内蒙古《中草药新医疗法资料选编》记载，青蒿、荸荠等量，先将青蒿焙黄，共捣成细末，早、午、晚饭前白开水冲服，亦可用于产褥感染发热。

熏洗：益母草、当归、川芎、鸡血藤、肉桂、黄芪、淫羊藿、杜仲、小茴香，将以上草药煎汤熏蒸外阴，可温阳益气、活血化瘀，促进产后恶露排出，还能预防产后风寒。

食疗：青蒿、糯米、酒曲适量，将青蒿洗净绞汁，将糯米蒸熟与酒曲、青蒿汁一同酿酒，酒熟即成，有清热凉血、退骨蒸潮热的作用。

以甲鱼、枸杞子、青蒿、地骨皮、葱、姜、调料适量，将枸杞子、地骨皮放入甲鱼腹中，加入调料，青蒿绞汁兑入，文火炖煮至甲鱼酥烂即可，具有补肾养阴、凉血退热的功效。

［国内外流行病学研究］

产褥期感染是指分娩及产褥期生殖道感染引起局部或者全身感染的病症。因产妇免疫力低下，产褥期感染常迅速恶化，可在短时间内发展为全身性感染和多脏器衰竭，是临床上导致产妇死亡的主要原因之一。据统计，全球每10万名产妇中有十四五人死亡，其中由于产褥期感染导致死亡的约占10%。在治疗方面，产褥期感染治疗主要以应用抗生素为主，若患者存在脓肿或残留感染组织，应积极清除感染病灶，同时注意保持外阴的清洁。

［现代研究］

青蒿素及其衍生物具有抗菌的作用。产褥期感染常见致病菌有链球菌、大肠埃希菌、金黄色葡萄球菌、铜绿假单胞菌等。对于大肠埃希菌，青蒿素及其多种衍生物如青蒿琥酯、双氢青蒿素等皆对其有抑制作用，青蒿琥酯、蒿甲醚还可提高大肠埃希菌对抗生素的敏感性；对于铜绿假单胞菌，青蒿琥酯能够降低其黏附性并破坏其成熟的生物膜结构；对于耐药金黄色葡萄球菌，青蒿琥酯、蒿甲醚对其均具有抑制作用，其中青蒿琥酯在体内和体外实验中均表现出了抗菌增敏的作用，这可能对临床治疗耐药金黄色葡萄球菌感染具有重要意义。此外，青蒿素及其衍生物还能抗炎，青蒿琥酯对由细菌DNA和脂多糖介导的脓毒症具有强大的抗炎效应，青蒿琥酯与舒巴坦联用治疗菌血症可显著降低小鼠死亡率，且无明显毒副作用。

（四）青蒿在儿科发热中的应用

小儿为稚阴稚阳之体，脏腑娇嫩，行气未充，易虚易实，易寒易热，具体可表现为心常有余、肝常有余、阳常有余及脾常不足、肺常娇嫩、肾常虚、阴常不足，在治疗小儿发热中也要注重小儿的生理特点，用药宜清灵，以清热调气为主，不宜用过寒过热，峻下攻伐之剂。肺炎喘嗽是造成小儿发热最常见的疾病，青蒿药性芳香轻清，具有解热清气的作用，在治疗小儿肺炎喘嗽中具有广泛的运用，无论内服还是外用都具有良好的疗效。

［中医病因病机］

小儿肺炎发热在中医属于肺炎喘嗽的范畴，小儿肺脏娇嫩，卫外不固，易为外邪所中，邪正相争则发热，闭阻肺窍则为喘嗽气急；若患儿素体虚弱，正气不足，驱邪无力，常可见转为重症或病后迁延不愈等。

[辨证论治]

常证：风寒闭肺多见恶寒发热，头身疼痛，咳嗽气喘等症，治宜辛温开肺、化痰止咳，代表方为三拗汤合葱豉汤；风热闭肺多见发热微恶寒，咳嗽痰黄等症，治宜辛凉宣肺、清热化痰，代表方为银翘散合麻杏石甘汤；痰热闭肺多见壮热痰多、痰稠色黄等症，治宜清热宣肺、涤痰定喘，代表方为五虎汤合葶苈大枣泻肺汤；痰浊闭肺多见咳嗽气急、痰多质稠等症，治宜温肺平喘、涤痰开闭，代表方为二陈汤合三子养亲汤；阴虚肺热多见低热不退、干咳无痰，治宜养阴清肺、润肺止咳等症，代表方为沙参麦冬汤；肺脾气虚多见病程日久、少气懒言、食少纳差等症，治宜健脾益气、肃肺化痰，代表方为人参五味子汤。

变证：心阳虚衰多见面色发绀、神志昏迷、汗出如水等，治宜温补心阳，救逆固脱，代表方为参附龙牡救逆汤加减；内陷厥阴多见神昏谵语，壮热不退，四肢抽搐等症，治宜平肝息风、清心开窍，代表方为羚角钩藤汤合牛黄清心丸。

[青蒿的应用]

内服：处方为连翘、淡豆豉、薄荷、荆芥、栀子、大黄、青蒿、赤芍、槟榔、厚朴、黄芩、半夏、柴胡、甘草，治疗小儿上呼吸道感染发热，有利于缓解临床症状，缩短病程，提高临床疗效，也可用于辅助治疗小儿肺炎发热。此外，小儿发热也可增加小儿推拿等特色疗法，如清肺经、清天河水、退六腑等。

蒿芩清胆汤可用于治疗小儿外感发热。小儿脏腑娇嫩，肺卫不固，外感六淫，则发热恶寒，又小儿为纯阳之体，邪易从阳化热，加之目前临床小儿外感后多输液治疗，静脉滴入大量液体致体内产生湿邪，湿热相合影响少阳枢机，易反复发热，治疗宜和解清透，以蒿芩清胆汤加减治疗：青蒿、黄芩、半夏、陈皮、茯苓、竹茹、枳实、青黛、滑石、甘草。对于小儿反复呼吸道感染者，属余邪未尽，正气未复，多见气阴两伤或阴虚证，治以滋阴清热为主，可予沙参麦冬汤加地骨皮、青蒿等。

熏洗：苏北民间从端午节开始用新鲜艾叶和青蒿给小儿洗澡，缓解蚊虫叮咬导致的皮肤瘙痒，预防小儿夏季皮肤起痱子，治疗小儿皮肤湿疹等。在预防外感，治疗肺炎喘嗽方面青蒿外洗可退热解表，因为小儿腠理稀疏，六淫邪气易于侵袭，从外洗中吸取药效的能力也较强，如《理瀹骈文》记载："所以与内治并行，而能补内治之不及耳，此也。"

麻黄、桂枝、细辛、陈艾、菖蒲、紫苏、荆芥、青蒿、板蓝根、大青叶、寒水石、姜、葱，上药煎汤配浴液熏洗小儿，可发汗退热、引邪外出。

王鉴钧经验：先将洗澡用的水烧开，加入青蒿，煮沸2分钟，晾凉，待热度适宜时沐浴患儿全身，洗后穿衣盖被令微汗出，本方对成人感冒发热亦有效。

青蒿、香薷、野菊花、薄荷，煎汤配成浴液，熏洗至微微汗出。适用于夏季暑热季节小儿外感发热症。

佩香：青蒿、艾叶、菖蒲、白芷、香茅，制香包佩戴，有芳香避秽，驱除疫病，预防小儿外感的作用。

青蒿、藿香、佩兰、香薷、冰片、柚子叶，制香包夏季佩戴，具有解暑避秽、芳香开窍、预防暑热季节小儿外感的作用。

食疗：鲜青蒿、粳米、冰糖适量，鲜青蒿洗净，绞烂取药汁，煮粳米粥，粥熟后，倒入青蒿汁，加适量糖搅拌煮沸即可服食，具有清热退烧的功效，适用于小儿外感发热。

[用药典故]

受家庭环境的影响，俞根初自年幼时便广览群书，遍读医典，年纪轻轻便医术了得，尤擅长治疗外感发热相关病症。曾有患者前来求医，本以为是普通的外感发热症状，但患者描述的病情，顿时让年轻的俞根初起了兴趣。这个患者有时怕冷，有时怕热，胸口总有一种闷痛的感觉，口中泛有苦味，不时还会从胃中反出酸苦水，痰多，吐出又黄又黏的痰液。俞根初为患者把脉，细看患者舌象，心里想：寒热往来，这是张仲景在书中所述的少阳证的典型证候，而这个患者的症状又不完全似书中那样，这个患者舌红，苔黄腻，脉滑数，加上胸口满闷，很明显是有痰热内郁，应在小柴胡汤的基础上加温胆汤来清热化痰，再加二陈汤以行气，还可以用善于清湿热的青蒿替代柴胡，以透少阳湿热。接着，俞根初根据辨证思路写好方子，嘱病人回家后按时服药，果真病人的症状就消失了。随着诊治经历日渐丰富，俞根初发现此类少阳病在江南地区并不少见。多江多湖造就了江南地区的潮湿气候，所以此处外感多夹湿，在不断地经验积累过程中调整方药组成，最终俞根初在所著的《通俗伤寒论》中总结出了流传后世的蒿芩清胆汤。

[国内外流行病学研究]

肺炎为婴幼儿常见病之一，在我国住院小儿死亡原因中居首位。呼吸道合胞病毒、腺病毒、鼻病毒、流感病毒等病毒感染约占40%，肺炎链球菌、金黄色葡萄球菌、肺炎克雷伯杆菌等细菌感染约占40%，肺炎支原体感染约占15%。其中呼吸道合胞病毒肺炎是最常见的病毒性肺炎，多见于1岁以下儿童；链球菌肺炎是5岁以下儿童最常见的细菌性肺炎；金黄色葡萄球菌是导致儿童医院获得性肺炎的主要病因之一，其造成的肺炎中毒症状明显，进展迅速，多发于新生儿及婴幼儿；肺炎支原体肺炎在学龄儿童中最为常见，全年皆可发生，占小儿肺炎的10%～20%。

[现代研究]

青蒿素及其衍生物具有解热、抗炎、抗菌、抗病毒、免疫调节等多种作用，研究证实，青蒿素衍生物GRB-1、GRB-5对金黄色葡萄球菌具有较强的抑制作用；青蒿素纳米混悬剂对金黄色葡萄球菌、枯草芽孢杆菌、链球菌等具有明显的抑制作用；此外，青蒿琥酯可显著增加碳青霉烯类耐药肺炎克雷伯菌对头孢曲松钠、头孢他啶、环丙沙星等抗生素的敏感性，并能抑制巨噬细胞移动抑制因子介导的炎症反应，对肺炎克雷伯杆菌肺炎大鼠具有保护作用。

二、青蒿在系统性红斑狼疮中的应用

免疫系统疾病有狭义与广义之分。狭义的免疫系统疾病是指免疫调节失去平衡从而影响机体的免疫应答所导致的疾病。广义的免疫系统疾病还包括先天或后天性原因导致的免疫系统结构上或功能上的异常，主要有类风湿关节炎、系统性红斑狼疮、病毒性心肌炎、自身免疫性肝炎等疾病。古代中医学中并没有"免疫系统疾病"这一名词，现代中医认为免疫系统疾病的发生和发展与机体先天禀赋不足、外感六淫、营卫气血失调、脏腑功能紊乱、痰浊瘀血内生等因素密切相关。其中先天禀赋不足、营卫气血失调、脏腑功能紊乱等是发病的内在原因，而外感六淫是外在原因。中医治疗免疫系统疾病具有较好的效果，尤其在止痛、免疫调节及减少激素依赖等方面具有明确疗效。

系统性红斑狼疮是一种最常见且可累及全身多脏器的自身免疫性结缔组织疾病，以症状反复发作、体内存在大量自身抗体为特点。本病病因目前尚未明确，普遍认为其发病机制和遗传以及环境因素（如紫外线、病毒、药物、化学品）、神经内分泌有关。其临床症状多样，以发热、蝶形红斑、关节痛及水肿等症状为主，实验室检查可见血中或骨髓中含有红斑狼疮细胞征。系统性红斑狼疮可进展为狼疮肾炎，或因中枢神经损害、感染、心脏病变等而致病情危重甚或死亡。青蒿具有芳香清热、凉血解毒的作用，对于系统性红斑狼疮具有良好的疗效。

［中医病因病机］

古代中医无系统性红斑狼疮病名，近代中医学家根据本病的临床表现将其归属为"阴阳毒""蝴蝶斑""日晒疮""痹证""温毒发斑"等病范畴，其主要病因病机为素体禀赋不足、肾精亏损为本，感受外界的热毒之邪、瘀血阻滞为标，临床上常见热毒、阴虚、血瘀等虚实夹杂为病。

［辨证论治］

热毒炽盛型可见面部蝶形鲜艳红斑，皮肤紫斑，伴有高热，神昏谵语，抽搐，烦躁口渴，兼关节肌肉疼痛，大便干结，小便短赤，舌红绛，苔黄腻，脉洪数或细数，此型多见于系统性红斑狼疮急性活动期，治宜清热凉血、化斑解毒，代表方为犀角地黄汤合黄连解毒汤，方中青蒿（后下）清热解毒，水牛角凉血解毒，生地黄凉血生津，牡丹皮、赤芍清热凉血，黄连、黄柏清泄三焦邪热，栀子、泽泻清热泻火，导热下行，知母、白茅根、玄参养阴生津。

阴虚内热型多见斑疹暗红，伴有不规则发热或持续低热等，此型多见于系统性红斑狼疮轻中度活动期或稳定期，治宜滋阴降火，代表方为六味地黄丸合大补阴丸、清骨散、二至丸，清骨散中重用青蒿以清内热、解阴毒。

脾肾阳虚型多见面色无华、腰膝酸软等，此型多见于素体阳虚或系统性红斑狼疮晚期合并心肾损害时，治宜温肾壮阳，健脾利水，代表方为肾气丸、右归丸或附子理中汤，重者用参附汤；脾虚肝旺型常见胸胁胀满，腹胀纳呆，月经不调等，治宜健脾清肝，代表方为四君子汤合丹栀逍遥散；气滞血瘀型多见红斑暗滞，伴倦怠乏力，舌暗红等，此型多见于血管炎、紫癜、心脏损害或肝脾肿大患者，治宜疏肝理气，活血化瘀，代表方为逍遥散合血府逐瘀汤。

［青蒿的应用］

内服：针对系统性红斑狼疮，不论何种证型，皆可应用苓丹片治疗，予土茯苓、青蒿、牡丹皮、秦艽、鳖甲、水牛角、生地黄、玄参等量，制成药片。

以六味地黄汤加减治疗系统性红斑狼疮，予青蒿（后下）、熟地黄、山药、茯苓、山茱萸、牡丹皮、益母草、甘草、泽泻。热毒炽盛型加生地黄、蒲公英、半枝莲、赤芍、紫草；阴虚内热型加女贞子、麦冬、桑葚、旱莲草、浮小麦；脾肾阳虚型加淫羊藿、菟丝子、巴戟天、黄芪、萆薢、白术、茯苓。

狼疮Ⅱ号胶囊治疗阴虚内热型系统性红斑狼疮，予山茱萸、茯苓、泽泻、生地黄、牡丹皮、青蒿、甘草等组成，方中生地黄、山茱萸滋阴凉血清热为君；泽泻、牡丹皮、茯苓清热利湿养阴为臣；青蒿清虚热为佐；甘草解毒调和诸药为使，诸药合用，共奏滋阴清热、凉血解毒之功效。

针对系统性红斑狼疮所属热毒内盛，阴液不足，伴有瘀血内阻的证候，运用解毒瘀滋阴方治疗，予水牛角片（先煎）、大青叶、白花蛇舌草、赤芍、牡丹皮、升麻、生地黄、麦冬，水煎服，其中水牛角、白花蛇舌草、大青叶、升麻清热解毒、利湿消斑，生地黄凉血滋阴清热，牡丹皮、赤芍活血散血，麦冬滋阴生津。且青蒿性寒，味苦、辛，归肝、胆、肾经，其味苦寒清热、辛香透散，善使阴分伏热透达外散，具有清透虚热、凉血除蒸、解暑截疟等作用，适宜于本病阴虚基础上的热毒为病，红斑明显者可重用青蒿，加紫草、凌霄花；关节痛加海桐皮、威灵仙、秦艽、鸡血藤；口腔溃疡加生甘草、黄芩、苦参；腹满纳差加川朴花、佛手片、鸡内金；女性月经失调不加生白芍、黑蒲黄（包煎）、益母草。

外用：可用新鲜青蒿榨汁，敷于红斑处，尤其适用于兼有皮肤发热患者，亦可配合毫针围刺患处，此法适用于热毒炽盛患者。

食疗：以青蒿榨汁做糍粑，或以青蒿、马蹄、土茯苓、薏苡仁、陈皮煎汤，加适量冰糖，适用于系统性红斑狼疮属热毒炽盛或阴虚内热等有热象患者，阳虚者慎用。（见图2-3）

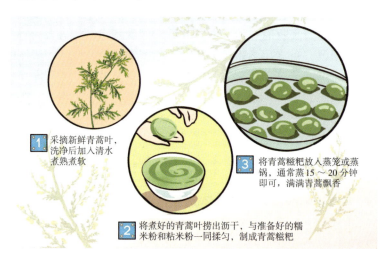

图2-3 青蒿糍粑

[国内外流行病学研究]

本病发病率具有较大的地区差异，全球患病率为0～241/10万，中国大陆患病率为 30～70/10 万，男女均可发病，女性多发，男女之比为 1∶（10～12），发病年龄集中在 20～40 岁，幼儿或老人也可发病但较少见。

[现代研究]

现代药理实验证明，从青蒿中提取的有效成分青蒿素以及新型青蒿素衍生物具有显著的免疫抑制活性和治疗的安全性，且可发挥双向免疫调节作用，减少体液免疫及细胞免疫所导致的组织损伤，增强免疫耐受，对治疗系统性红斑狼疮等自身免疫性疾病有可信的疗效。白琳等以青蒿鳖甲汤为基本方随症加减治疗阴虚内热型系统性红斑狼疮疗效较佳，且能降低血清免疫球蛋白，提高补体 C3、C4 水平。刘莹等用青蒿汤联合醋酸泼尼松片治疗肝肾亏虚型系统性红斑狼疮较单纯用醋酸泼尼松片疗效佳，且降低了不良事件的发生率。

三、青蒿在肿瘤治疗中的应用

肿瘤在中医属于"癌病""癌症""瘤"等范畴，是多种恶性肿瘤的总称，以机体脏腑组织发生异常增生为基本特征。其病因病机为正气内虚、感受邪毒、情志怫郁、饮食损伤、宿有旧疾等，造成脏腑功能失调，气血津液运行失常，从而产生气滞、血瘀、痰凝、湿浊、热毒等病理变化，蕴结于脏腑组织，相互搏结，日久渐积而成的一类恶性疾病。青蒿具有清热解毒、凉血止血的功效，在恶性肿瘤如肺癌、淋巴癌见阴虚发热、出血等症状的治疗时应用较多。

（一）青蒿在肺癌治疗中的应用

原发性支气管肺癌简称肺癌，其分型复杂，依据癌肿发生的部位、大小、种类、发展阶段及有无转移或并发症可分为不同类型。根据癌肿位置可分为中心型和周围型两类，根据细胞学特点可分为小细胞肺癌和非小细胞肺癌（腺癌、鳞癌）。本病常见症状为咳嗽、咯血、胸痛、发热、气急等。中心型肺癌早期可见明显呼吸道症状，病情进展至远处转移时可因转移部位不同而出现不同的局部或全身症状。周围型肺癌早期则常无自觉症状，随着病情进展，可出现呼吸系统或转移相关症状。

[中医病因病机]

本病类属于中医的"肺积""痞癖""咳嗽""咯血""胸痛"等范畴。发病机制与正气虚衰和邪毒入侵有关，以阴虚、气阴两虚为本，气滞、血瘀、痰凝、毒聚为标。

[辨证论治]

肺癌气血瘀滞证多见咳嗽，胸闷，胸部刺痛有定处等，治宜活血散瘀、行气化滞，代表方为血府逐瘀汤加减；痰湿蕴肺证多见咳嗽、咳痰，痰白或黄白相兼，胸闷胸痛，纳呆便溏，神疲乏力等，治宜行气祛痰、健脾燥湿，代表方为二陈汤合瓜蒌薤白半夏汤加减；阴虚毒热证多见咳嗽、咳痰，痰中带血，甚则咯血不止，胸痛，心烦寐差，低热盗汗等，治宜养阴清热、解毒散结，代表方为沙参麦冬汤合五味消毒饮加减；气阴两虚证多见咳嗽、咳痰，痰稀而黏，咳声低弱，神疲乏力等，治宜益气养阴，代表方为生脉饮合百合固金汤加减。

[青蒿的应用]

内服：《太平圣惠方》记载的青蒿煎现可用来治疗肺癌发热，予鲜茅根榨汁，青蒿（去茎留叶）、桃仁（酒浸，去皮尖，炒黄）、甘草等份打磨成粉状同鲜茅根汁搅拌，加热至可成丸状即可，丸如梧桐子大，晨起和睡前空腹各服三十丸。

《圣济总录》记载的青蒿丸可治疗气阴两虚型发热，予青蒿取汁熬膏，入人参末、麦冬末，熬至可成丸状，丸如梧桐子大，三餐后就米饮服二十丸。

针对气阴两虚型肺癌发热，运用加味青蒿鳖甲汤治疗，予青蒿、醋炙鳖甲、生地黄、知母、牡丹皮、黄芪、党参，水煎服。

食疗：将青蒿洗净、切碎，水煎取浓汁，糯米做饭，与酒曲一同按常法酿酒，酒熟即成，具有清热养阴、活血散结的功效。

[用药典故]

清朝有一位张时和大夫，平素无别的爱好，唯喜研读医书，有一身过硬的医术，却从不追名逐利。是日，张大夫正打算出门采药，就碰上一位上门求医的患者，患者自诉前段时间出现不明原因发热症状，想着能够自愈，便拖了几日才去看了村里的大夫，吃了大夫开的药之后，高烧是退了，但是又出现了别的问题，每当到了午夜就开始身体发热，却不会出汗，还时常会口干舌燥，到了早上热就会退去，正是因为这个午夜发热的症状让患者晚上失眠，苦不堪言。某天听到邻居说这山腰住着一位神医，便问道而来。张大夫仔细地听着，若有所思，接着看了看患者的舌头，给患者把了脉，心里想：舌红却没有舌苔，脉细数，这不正是吴鞠通的《温病条辨》里所提到的青蒿鳖甲方所治疗的症状吗？接着就给以青蒿鳖甲方为主方进行加减，给患者开了三剂药。患者带着药回到家服用后，果真夜晚发热的症状就逐渐好转了。

［国内外流行病学研究］

目前有数据显示，肺癌是发病率和死亡率增长最快，且对人群健康和生命威胁最大的恶性肿瘤之一。近50年来许多国家肺癌的发病率和死亡率均明显增高，我国国家癌症中心统计，2015年我国肺癌发病率和死亡率均居恶性肿瘤首位，其中新发病例约78.7万，死亡病例约63.1万；45岁以上人群高发病率，男性高于女性，城市高于农村；发病率和死亡率亦存在区域差异，由高到低依次为东北部、中部、南部、北部、东部和西北部。肺癌的病因至今尚不完全明确，吸烟、环境污染、职业暴露、既往慢性肺部疾病（慢性阻塞性肺病、肺结核、肺纤维化）和家族肿瘤疾病史等均是罹患肺癌的危险因素。

［现代研究］

青蒿素的衍生物双氢青蒿素可选择性抑制肿瘤细胞增殖、诱导肿瘤细胞凋亡、抑制肿瘤血管生成、抑制淋巴管生成及肿瘤转移并可克服多药耐药，与传统化疗药无交叉耐药，且具有抗病毒、抗感染、调节免疫功效，还对多种肿瘤均有抗肿瘤活性。

（二）青蒿在淋巴瘤中的运用

淋巴瘤，又称为恶性淋巴瘤，是一组起源于淋巴造血系统的恶性肿瘤的总称。根据细胞学特点可将其分为霍奇金淋巴瘤和非霍奇金淋巴瘤。目前本病发病机制不明，认为主要和病毒感染、免疫因素、放射因素、遗传因素、化学物质（烷化剂、多环芳烃类化合物、芳香胺类化合物）等有关。其主要临床表现为无痛性淋巴结肿大、肝脾肿大，且见全身各组织器官受累，伴发热、盗汗、消瘦、瘙痒等症状。

［中医病因病机］

本病类属于中医学的"石疽""恶核""失荣""痰核""疵痈"等范畴。本病病机为本虚标实，总结为虚、毒、瘀，虚为阳虚、气虚；毒即为癌毒、痰毒、热毒，瘀为瘀血阻滞。

［辨证论治］

淋巴瘤中，寒痰凝滞证多见颈项、耳旁、腋下、缺盆、鼠蹊等处肿核，皮色如常，坚硬如石，不痛不痒，治宜散寒解毒、化痰散结，代表方为阳和汤；热毒痰结证多见全身多处肿核，坚硬如石，皮色发红，或伴瘙痒等症，治宜清热解毒、化痰散结，代表方为黄连解毒汤加消瘰丸；痰瘀互结证多见肿核，偶见疼痛，兼见面色晦暗，形体消瘦等，治宜逐瘀化痰散结，代表方为鳖甲煎丸；正虚痰凝证多见肿核质硬，伴面色无华，语音低微、乏力倦怠等，治宜扶正托毒、软坚散结，代表方为八珍汤加二陈汤。

[青蒿的应用]

内服：青蒿可治疗淋巴瘤放化疗所致的多种局部出血（见图2-4）。例如牙龈出血，红肿热痛者，可用新鲜青蒿榨汁，加入清水加热后漱口，或含服，每日3次。治疗消化道出血兼有发热者，可用蒿豉丹治疗，予青蒿、艾叶，同豆豉捣作饼，晒干，每日服用一饼，用热水煎服。针对消化道出血以便血症状为主者，青蒿（用叶不用茎，用茎不用叶）打磨成粉，未有明显便血症状时取青蒿粉冷水调服，有明显便血症状取青蒿粉用水酒调服。

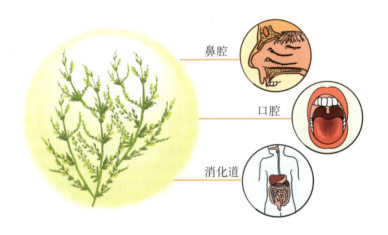

图2-4 青蒿用于淋巴瘤放化疗所致的多种局部出血

治疗淋巴瘤属湿郁发热者，用藿朴夏苓汤加青蒿治疗，予青蒿、藿香、佩兰、杏仁、泽泻、茯苓、白豆蔻、苍术、木香、黄连、厚朴等，水煎服。

食疗：以青竹叶、鲜藿香叶、茶叶、青蒿，水泡服代茶饮，或以青蒿蒸露饮服，具有清热凉血的作用。

[国内外流行病学研究]

淋巴瘤发病率占所有恶性肿瘤的3%～5%，在中国，每年新发恶性肿瘤中淋巴瘤约占4%，是第九大常见肿瘤，其在肿瘤导致的死亡排名中居第10位。淋巴瘤中非霍奇金淋巴瘤发病率较高，人群发病率为6～7/10万，而霍奇金淋巴瘤则为2/10万。国际癌症研究中心显示全球范围非霍奇金淋巴瘤发病率呈升高趋势，严重危害人类健康，2020年全球新发非霍奇金淋巴瘤居全部恶性肿瘤新发病例的第13位；其中男性发病率和死亡率均居第10位；女性发病率居第12位，死亡率居第13位。

［现代研究］

青蒿素可以通过调节淋巴瘤相关基因的表达、启动死亡受体和线粒体Caspase介导的凋亡反应、增强细胞内部钙信号等途径促进肿瘤细胞凋亡，还可以通过抑制血管生成、肿瘤细胞迁移和侵袭发挥抗肿瘤作用。

总之，青蒿内服可透表清热、凉血除蒸，外用止血敛疮消肿止痛，在温病发热和风湿性免疫病、肿瘤等疾病的治疗中都有广泛的应用。中医典籍对于青蒿的临床应用记载丰富翔实，值得在未来研究中进一步深入挖掘。

第三节　青蒿的抗疟应用

青蒿是中医抗疟走向世界的成功典范。2021年6月30日，我国获得世界卫生组织颁布的国家消除疟疾认证，中国成为"无疟疾国家"（见图2-5）。千年来，我国不断地与疟疾抗争，从以前的疟疾横行，到现在的"零"疟疾，中国抗疟的胜利来之不易。在中华人民共和国成立之前，我国每年至少有3000万人感染疟疾，在那个温饱都难以解决的年代，疟疾横行肆虐，加之缺

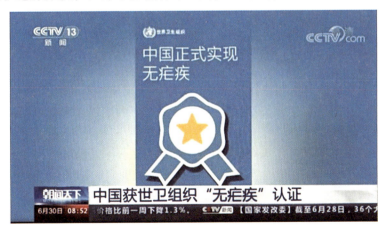

图2-5　CCTV13报道中国获世界卫生组织"无疟疾"认证

少医药，病患饱受折磨。随着青蒿素的问世，我国的抗疟历程出现新转机，青蒿抗疟也被世人熟知。青蒿素的发现，加快了我国疟疾消除的步伐。实际上，青蒿治疗疟疾历史悠久，早在千年前中医古籍中便有青蒿治疗疟疾的记载。

一、中医对疟疾的认识与防治

（一）中医对疟疾的记载

疟疾曾是我国最常见的寄生虫病之一，上至先秦殷商，下至中华人民共和国成立初期，疟疾夺去了无数人的生命。据统计，1950年前后全国每年因疟疾致死的患者就高达数十万，疟疾位列五大传染病之首。中医药抗疟历史悠久，中医典籍中也留下了疟疾诊断和治疗的丰富记载。如《素问·疟论篇》《素问·生气通天论》中认为，疟是夏季暑热内侵而引起人体正邪相争的病症，主要表现为寒热往来；《素问·刺疟篇》定义了12种脏腑疟的主要表现，并提出了相应的针刺方法，根据《伤寒杂病论》的记述，疟多见弦脉，六经辨证多属少阳；《医门法律·疟证论》记载："疟邪之舍于营卫，正属少阳半表半里"，根据个人体质、感受邪气的多少、病程的长短，又可细分为正疟、温疟、寒疟、瘴疟、劳疟等不同病类；《三因极一病证方论》记载，"一岁之间，长幼相若，或染时行，变成寒热，名曰疫疟"，明确了疟疾的传染性。总而言之，中医认为，疟是一种由于温邪内侵，导致体内邪正交争而引起以寒战壮热、休作有时为特征的传染性疾病，多发于夏秋炎热季节，六经辨证属少阳为主，也可以归入温病的范畴，应根据卫气营血辨证理论辨证分析，选择相应的治则治法。

中医药防治疟疾已积累数千年经验，关于疟疾之病因，如外感致病观、异气致病观及痰食致病观等，各有侧重。其中对于疟疾之病机，是否专属少阳，历代医者各抒己见，直至19世纪末，"疟原虫"的发现才明确疟疾的真正病因，结束了这场疟疾病因的争鸣。

疟疾的典型特征为"寒热往来""定时发作"，与《伤寒论》中的"少阳病"病症颇为相似，后世医家根据《伤寒论·辨少阳病脉证并治》及《金匮要略·疟病脉证并治》之"疟脉自弦"，多将疟疾归属于"少阳病"，从而产生"疟疾不离少阳"之病机观，如清代医家喻嘉言、徐灵胎及陈修园等均主张"疟疾专属少阳"。徐灵胎认为，"疟乃大症……总由风暑入于少阳，在太阳阳明之间，难有出路，故先圣所立小柴胡汤一方，专治此病，如天经地义，不可易也"。清代医家叶天士及王孟英等则认为"疟疾不专属少阳"。叶天士认为，疟之为病，多因脾胃受病，其观点如下："大方疟症，须分十二经，与咳相等……庸俗但以小柴胡去参，或香薷葛根之属，不知柴胡劫肝阴，葛根竭胃汁，致变多矣"，因此，就有叶天士治疟不用柴胡之说。到了当代，中医学者对上述内容逐渐达成一种共识。陈幼青认为，疟疾是一种独立的疾病，"少阳病"仅是其中的一种证型；吕黎明亦认为，"疟疾专属少阳"较为片面，两者当属"交叉关系"，含少阳病主症者，可称"少阳病"，反之则为"单纯疟疾"。20世纪90年代以来，国家中医药管理局之诊断疗效标准中，将疟疾证候分为邪郁少阳、暑热内郁、暑湿内蕴、疫毒侵袭及正虚邪恋五种证型。

（二）中医对疟疾的辨证及治疗

中医认为疟疾需分期论治，疟邪初入人体，邪在三阳，以少阳枢机不利为主。如《伤寒杂病论》以白虎加桂枝人参汤疏散太阳表邪、清透阳明里热；治疗疟病少寒多热证，以柴胡桂枝干姜汤、蜀漆散等和解少阳，畅达枢机；治疗疟疾多寒少热证，以柴胡、桂枝、姜汤合截疟七宝饮加减和解表里，温阳达邪。如果疟邪侵入人体日久，邪热深入三阴，则会耗损营血，致使血热亢盛、迫血旺行、瘀血阻络。现代研究证实，恶性疟原虫感染红细胞后，被感染的红细胞会黏附于脑部微血管，引起微血管阻塞，是加重病情的重要因素，也是形成血瘀的关键。温病大家叶天士认为："大凡看法，卫之后方言气，营之后方言血……入血就恐耗血动血，直须凉血散血。""凉血散血"即凉血分之热、散血中之瘀、化瘀通络。"凉血散血"法契合疟疾后期邪热羁留、营血耗伤、血行瘀阻的基本病机，如疟疾后期，邪热耗伤血分，血瘀胁下，形成疟母，即可用鳖甲煎丸凉血化瘀、散血消症，对症治疗。

自古中医治疗疟疾便有"截疟"之说，所以在治疗疟疾时，部分医家遵从古训，其认为疟疾初起，邪居半表半里，常伴风寒暑湿之邪，主张先用柴胡、青蒿等和解透邪之剂，不能初起即行"截疟"，截疟过早则留邪生变，需疟疾发作数次后，待症状典型，方可截疟。萧范群认为，疟疾发作数次之后，方可用截疟之法，若用之过早，不利于病情的恢复。徐树民也曾说过，对于间日疟以及三日疟，也不可太早用截疟方，但对于恶性疟此种发作凶险、迅速的疟疾，当立即行截疟，可配合其他祛邪药物，方可收截疟而不留邪之功。

(三) 青蒿对疟疾的中医治疗

中医关于青蒿治疟疾的记载非常丰富。葛洪所著的《肘后备急方》中记载了32种治疟处方，并首次以文字形式记录了青蒿单方取汁治疗疟疾的方法。《丹溪心法》记载："截疟青蒿丸：青蒿（半斤），冬瓜叶、官桂、马鞭草，上焙干为末，水丸胡椒大，每一两分四服，于当发之前一时服尽。"《本草纲目》中记载："青蒿一把，加水二升，捣汁服"，可治"疟疾寒热"，并以青蒿捣碎煮沸酿酒，常酿常饮，治疗"虚劳久疟"。对于但热不寒的温疟，《仁存堂经验方》记载："治温疟痰甚，但热不寒，以青蒿二两，黄丹半两，为末，每服二钱，白汤调下。"《温病条辨》创青蒿鳖甲汤治疗"脉左弦，暮热早凉，汗解渴饮，少阳疟偏于热重者，以青蒿三钱，知母二钱，桑叶二钱，鳖甲五钱，丹皮二钱，花粉二钱，水五杯，煮取二杯"。尽管中医先贤并不知疟原虫的存在，却仍能发现青蒿可治疗疟疾，这离不开前人的悉心钻研及丰富的诊疗经验。

(四) 疟疾的典型症状

疟疾的流行区主要分布于非洲、东南亚、东地中海等热带和亚热带地区，以蚊虫叮咬为主要感染途径，好发于疟区生活及蚊虫叮咬人群，其发作的症状表现为周期性寒战、高热和出汗退热连续症状（见图2-6）。疟疾的典型症状发作期可分为：前驱期、寒战期、发热期、出汗期。

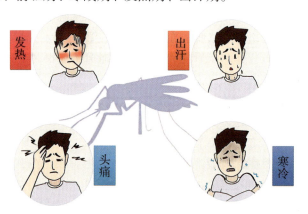

图2-6 疟疾发作期的临床症状

1. 前驱期

前驱期症状因感染方式、感染疟虫的数量不同，大部分患者表现为疲乏、头痛、不适、厌食、畏寒和低热。

2. 寒战期

骤起发冷寒战，以四肢末端先发凉，而后背后和全身发冷，面色苍白、口唇发绀，脉速有力，寒战时间持续10分钟至1小时，而后体温上升。

3. 发热期

寒战停止而随之高热，体温可达40℃以上，神志清，伴口渴、全身酸痛、呼吸急促、面色潮红、脉快有力，持续2～4小时。高热患者还可以出现抽搐、剧烈头痛、恶心等表现。

4. 出汗期

大汗淋漓，体温骤降，症状明显缓解，仍感疲无力，持续0.5～1小时。间歇期无不适症状；早期患者间歇期不规律，随发病次数增多逐渐变得规律，数次发作后患者可出现贫血，尤以恶性疟为甚；长期不愈或反复感染者脾肿大明显，可达脐下。

二、青蒿在疟疾治疗中的中医临床应用

（一）间日疟

间日疟是由于间日疟原虫寄生于人体导致的一种寄生疾病，为疟疾的一种，因为每间隔48小时反复发作而得名。临床以发冷、发热、肝脏肿大、贫血为主要特征，主要表现为先冷后热，出汗后恢复正常，两次发作期间表现正常，其传播媒介为中华按蚊，也可通过血液传播和母婴传播，但这种发生率较低，潜伏期为13～15天。

目前认为间日疟原虫的子孢子有速发型和迟发型两种，前者在侵入肝细胞后迅速发育为裂殖体释放入血液，侵入红细胞进行发育。后者进入肝细胞后可先不发育，称为休眠子，经不同的静止期后，其被启动而进行裂体增殖，产生许多裂殖子，然后侵入血液中的红细胞进行发育。这是间日疟的潜伏期有长短之分和复发的原因。

［中医病因病机］

《诸病源候论·间日疟候》就明确提出间日疟的病证名称，根据其"寒热

往来"的特点，可归属为"正疟"一类，中医认为，间日疟是指疟邪侵于少阳之经。以间日发作，止作有时，先伸欠，继而寒战，腰脊俱痛，寒去则内外皆热，头痛面赤，渴欲饮冷，苔白滑，脉弦数，终则汗出，热退身凉似无病等为常见症的疟疾。

［辨证论治］

邪郁少阳型，每日或间隔一两日发作，多见于疟证发作时寒战壮热、呵欠乏力，继而寒栗鼓颌，寒罢则内外皆热，治宜疏泄肝胆、和解少阳，代表方为柴胡桂枝汤；暑湿内蕴型，多见于疟证发作时寒热定时而发，头痛、肢体疼痛、胸胁痞闷、欲吐不吐、精神困倦，治宜和解表里、温阳达邪，代表方为截疟七宝饮。

［青蒿的应用］

内服：间日疟的治疗当以调和营卫、治寒热往来为主，可用处方常山、陈橘皮不去皮，青橘皮不去皮，槟榔、草果仁、炙甘草、厚朴去粗皮，生姜汁，用水酌加酒煎，疟发前温服。

药浴：青蒿、苍术，加水煮沸后转小火煎煮，自然降温至45℃，浸泡足部，可清热退蒸、清热燥湿。

佩香：取苍术、白芷、川芎、桂枝、青蒿，洁净干燥后，碾成细末，用纱布裹起，置于香囊中，可随身佩戴，也可挂在家中。

食疗：鲜青蒿洗净后，加水适量，煎煮，取药汁，粳米洗净，煮粥，待粥熟后，倒入青蒿汁，加入白糖搅拌，煮沸即可服食，分顿一日内食用。

［国内外流行病学研究］

间日疟是目前较为常见的疟疾之一，间日疟原虫是世界卫生组织美洲区域的主要寄生虫，占总疟疾病例的75%。在全球范围内，间日疟原虫感染的间日疟病例53%主要发生在东南亚地区，其中47%的间日疟病例发生在印度。在中国以前流行的疟疾种类也主要为间日疟，长期以来，间日疟原虫引起的疟疾被认为预后是良性的，对于间日疟原虫的研究并没有引起学术界的关注，但作为四种疟原虫中最流行的种类之一，间日疟原虫的地理分布更广泛，受威胁的人群更多，更具有危害性。

［现代研究］

青蒿是治疗疟疾的一种药物，具有清热凉血、退热除蒸、解暑截疟的作用，在用于疟疾寒热上，亦有特殊的效果，又因为其能清热解暑，所以对疟疾兼有外感暑邪者尤为适用。青蒿素类抗疟药物具有迅速、高效、低毒且与大多数抗疟药无交叉抗性等特点，但并不具备根治间日疟效果，而且使用单一青蒿素类药物治疗存在复发率高以及易产生抗药性等问题，因此，在临床上通常使用青蒿素联合用药控制症状，同时配伍根治药物伯氨喹可有效解决此类问题。伯氨喹可以杀灭组织中的休眠子和红细胞中的配子体，既能防止间日疟的复发又能阻止其传播。

目前，临床常用于治疗间日疟的青蒿素复方药物有青蒿素加萘酚喹、双氢青蒿素加哌喹、青蒿琥酯加甲氟喹、青蒿琥酯加阿莫地喹、青蒿素加哌喹等。此外，静脉或肌肉注射青蒿琥酯治疗严重间日疟患者也已经在世界范围内推广，青蒿琥酯除了高剂量使用可能会引起暂时性骨髓抑制外，无其他明显副作用。即使是肾衰竭病人，青蒿素类药亦可采用常规剂量。

治疗非重症间日疟，可使用双氢青蒿素磷酸哌喹片加磷酸伯氨喹的治疗方案，即双氢青蒿素磷酸哌喹片总剂量8片，每片含双氢青蒿素40毫克、磷酸哌喹（哌喹基质）171.4毫克，分2日口服；磷酸伯氨喹总剂量180毫克，共24片，每片含伯氨喹基质7.5毫克，分8日口服，成人每日1次，每次3片，4～10岁儿童每日1次，每次7.5毫克（1片），连服8日。11～15岁儿童每日1日，每次15毫克（2片），连服8日（见表2-1）。成人使用双氢青蒿素磷酸哌喹片，首剂口服2片，8小时、24小时、32小时各口服2片，儿童用药应当根据年龄，按表2-1剂量服用。双氢青蒿素磷酸哌喹片中任何一种药物成分过敏者，妊娠3个月以内的孕妇，以及严重肝肾疾病、血液病（如白细胞减少、血小板减少等）等患者禁用。

表2-1 双氢青蒿素哌喹片儿童剂量

年龄	首剂/片	8小时/片	24小时/片	32小时/片
7～10岁	1	1	1	1
11～15岁	1.5	1.5	1.5	1.5

（二）三日疟

三日疟是经按蚊传播，由三日疟原虫寄生于人体红细胞内引起的一种寄生虫病，始发于春秋。主要临床表现为隔两日发作一次，脾大和贫血均较轻，常有蛋白尿，尤其是儿童感染者，潜伏期18～35天，平均28天。通常无前驱期，发作前3～4天有疲倦、肌肉关节酸痛、寒冷感三个特征较明显，因退热太快，有虚脱的可能。由于三日疟原虫的发育伴头痛，往往不易觉察而被忽视，多在午后发病，亦可见于中午时分，发冷、发热和同步性较强，每72小时为一发作周期亦较规则，三日疟无复发。

[中医病因病机]

中医将二日而发之疟称为三疟，清代韩善徵在《疟疾论·案》里，明确提出三日疟的病名。《疟疾论·早晏》又说，"隔二日曰三阴疟，较诸疟为最重，有二三年未愈者，亦有二三月即愈者，只看其寒热之轻重短长，以辨其病之深岁浅，然三阴疟无骤死之理"，指出了三日疟患病时间较长的特点。以寒热三日一发，缠绵不愈，倦怠食减，面色㿠白，脉虚弱，舌淡苔薄白等为常见症的疟疾。

[辨证论治]

暑湿内蕴型，多见于疟证发作时寒热定时而发，头痛、肢体疼痛、口不渴或喜热饮，治宜温宣少阳、祛寒截疟，代表方为柴胡桂枝干姜汤；邪郁少阳型，多见于疟证发作时寒战壮热、头痛面赤、口苦、恶心呕吐，治宜和解少阳，截疟祛邪，代表方为柴胡截疟饮。

[青蒿的应用]

内服：三日疟可用处方：知母、炙甘草、石膏、粳米、桂枝去皮，加青蒿、柴胡和解祛邪；津伤较甚，口渴引饮者，酌加生地黄、麦冬、石斛、玉竹养阴生津。上药为粗磨，用水煎服。

熏洗：青蒿、艾叶连同根茎洗净晒干，放入锅中煮沸，自然降温至45℃，浴液熏洗，可消炎止痒，抑菌消毒，清洁肌肤，防止蚊虫叮咬。

佩香：取青蒿、苍术、菖蒲及少量雄黄、冰片，洁净干燥后，碾成粉末，用纱布包好置于香囊中，香囊可随身携带，可放在包里，放车上，也可挂在案头或者门窗旁。

食疗：草果、青蒿、生姜。草果研为细粉，青蒿、生姜榨汁，共搅泥状，用温开水顿服。

[国内外流行病学研究]

相对于间日疟与恶性疟，三日疟在日常较为少见，主要分布于非洲地区及东南亚地区，中国的南方地区极少见到，通常为国外输入病例。

[现代研究]

青蒿中提取的青蒿素及青蒿衍生物对抗各种疟疾均有较好的疗效。当人体被三日疟疟原虫寄生后，体内红细胞会缩小，大滋养体通常呈圆形或卵形，在临床上常使用青蒿素的衍生物青蒿甲醚来治疗三日疟，青蒿甲醚的抗疟活性约为青蒿素的6倍，可通过干扰疟原虫的表膜-线粒体功能，使疟原虫损失大量浆细胞和营养物质而快速死亡。

在现代治疗非重症三日疟上，使用青蒿素复方青蒿素哌喹片治疗，青蒿素哌喹片总剂量4片，每片含青蒿素62.5毫克、哌喹基质375毫克，成人每日1次，每次口服2片，连服2日，儿童用药应当根据年龄，按表2-2剂量服用。对青蒿素哌喹片中任何一种药物成分过敏者，妊娠三个月以内的孕妇，以及严重肝肾疾病、血液病（如白细胞减少、血小板减少等）等患者禁用。

表2-2 青蒿素哌喹片儿童剂量

年龄	第一日/片	第二日/片
2～3岁	1/2	1/2
4～6岁	3/4	3/4
7～10岁	1	1
11～15岁	1+1/2	1+1/2

青蒿琥酯阿莫地喹片在治疗非重症三日疟上亦有较好的疗效。治疗非重症三日疟，使用青蒿琥酯阿莫地喹片，总剂量6片，每片含青蒿琥酯100毫克、阿莫地喹基质270毫克，成人每日1次，每次口服2片，连服3日，儿童用药应当根据年（月）龄，按表2-3剂量服用。对阿莫地喹过敏的患者禁用。

表2-3 青蒿琥酯阿莫地喹片儿童剂量

年龄	第一日/片	第二日/片	第三日/片
2～11个月	1/4	1/4	1/4
1～5岁	1/2	1/2	1/2
6～13岁	1	1	1

（三）恶性疟

恶性疟是由恶性疟原虫寄生于人体红细胞内引起的一种寄生虫病，恶性疟主要表现出不同程度的意识障碍，如抽搐、昏迷、嗜睡、剧烈头痛等。部分患者还伴有发热、全身酸痛、乏力、呕吐、腹泻、咳嗽等症状，病情加重会伴有肾功能衰竭、肺水肿等并发症，主要传播途径是雌性蚊虫叮咬皮肤后导致疟原虫感染，少数病例可以因注射、输血或是母婴传播，若不及时治疗可危及生命。

恶性疟是目前重症疟疾中最为严重的一种，中枢神经系统受恶性疟原虫感染后，脑血管中广泛地充斥了含虫红细胞并黏附于血管内皮，阻塞血管，导致脑缺氧、新陈代谢紊乱，加之原虫有毒因子的作用，造成了严重的脑部病变和神经症状。常见的凶险型恶性疟有：脑型疟疾、超高热型疟疾及厥冷型疟疾。

[中医病因病机]

根据恶性疟的临床特点，在中医属"瘴疟"一类，为疫毒侵袭，内扰心神，以热甚寒微，或壮热不寒，头痛面赤，烦渴饮冷，甚则神昏谵语，痉厥，舌红绛，苔黑垢，脉洪数；或寒甚热微，或寒战无热，渴不欲饮，或呕吐泄泻，或神昏不语，苔白腻，脉弦等为常见症的疟疾证候。

[辨证论治]

疫毒侵袭型，多见于疟证发作时热甚寒微，或壮热不寒，头痛面赤，烦渴饮冷，甚则神昏谵语，痉厥，治宜解毒除瘴，清热保津，代表方为清瘴方；暑热内郁型，多见于疟证发作时热多寒少，或但热不寒，汗出不畅，头痛，骨节酸疼，口渴引饮，治宜清热解表、和解祛邪，代表方为白虎加桂枝汤。

[青蒿的应用]

内服：恶性疟可使用清瘴汤内服。青蒿、柴胡、茯苓、知母、陈皮、半夏、黄芩、枳实、常山、竹茹、益元散、黄连，加减。方中黄芩、黄连、知母、柴胡清热解毒；青蒿、常山祛邪除瘴；竹茹、枳实、半夏、陈皮、茯苓清胆和胃；益元散清暑利湿安神。壮热不寒者，可加石膏清热泻火。热盛津伤，口渴心烦，舌红少津者，加生地、玄参、石斛、玉竹。用水煎服。

熏香：青蒿、生苍术、玫瑰花、冰片、薰衣草、艾叶碾成粉末，放入熏香盒中；青蒿、玫瑰花、薰衣草和艾叶散发出来的香味可以有效地驱除蚊虫，生苍术、冰片可消毒杀菌，艾绒有助于燃烧，具有较好的驱除蚊虫的效果。

佩香：取青蒿、藿香、薄荷、佩兰、白芷、木香、苍术等中药，洁净、干燥、粉碎，用纱布裹住，装入香囊中，佩戴于身。

食疗：青蒿、大米、绿豆、连翘、西瓜翠衣、滑石粉，将连翘、滑石粉（布包）加水，武火煮沸，之后放入青蒿，再文火煎煮片刻，取药液。（见图2-7）

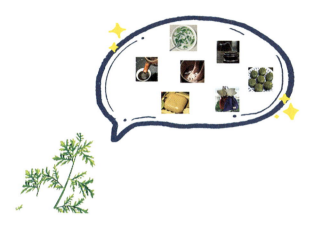

图 2-7 青蒿在恶性疟防治中的不同用法

[国内外流行病学研究]

恶性疟好发于夏秋两季,主要流行区域为热带和亚热带,其次为温带。我国疟疾多为输入性感染,每年发病病例不多,据统计,全球有超过 100 个国家和地区有该病流行,受威胁人口达 20 亿,每年的发病人数为 100 万～300 万,在住院疟疾患者中有 1%～10% 为脑型疟疾,该病病情凶险,据世界卫生组织统计,其病死率达 10%～50%,是疟疾患者死亡的最主要原因。

[现代研究]

恶性疟是疟疾病症中最为凶险、致死率高。青蒿素的衍生物青蒿琥酯可有效抑制恶性疟原虫抗原谷胱甘肽 S-转移酶扩张蛋白 1,防止带有细胞毒性的血红素被降解,急性无并发症的恶性疟疾患者可进行青蒿琥酯静脉注射及口服青蒿琥酯治疗。目前,中国研制的青蒿素,已经被证明是高效、低毒的,且是对恶性疟原虫唯一没有产生抗性的抗疟药。

在治疗非重症恶性疟时,可选用青蒿素复方药双氢青蒿素磷酸哌喹片、青蒿琥酯阿莫地喹片、青蒿素哌喹片进行治疗,用药方案可参照三日疟,而重症恶性疟的患者,可首选青蒿琥酯注射液静脉推注,疗程不少于 7 日;如 7 日内患者临床症状和体征缓解并能进食,可停止使用蒿甲醚注射液,并改口服青蒿素类复方一个疗程继续治疗。

1. 青蒿琥酯注射液静脉成人用药方案

静脉推注青蒿琥酯首剂 120 毫克,在 12 小时和 24 小时分别再次静脉推注各120毫克；以后每日静脉推注1次，每次120毫克，连续7日；如7日内患者临床症状和体征缓解并能进食，可停止使用青蒿琥酯注射液，并改口服青蒿素类复方一个疗程继续治疗。

2. 青蒿琥酯注射液静脉儿童用药方案

儿童每次按2.4毫克每千克体重计算剂量；首剂、12小时和24小时分别静脉推注各1次；以后每日静脉推注1次，连续7日；如7日内患者临床症状和体征缓解并能进食，可停止使用青蒿琥酯注射液，并改口服青蒿素类复方（儿童剂量）一个疗程继续治疗。

3. 注意事项

配制青蒿琥酯静脉注射液时，需先将5%碳酸氢钠注射液2毫升注入青蒿琥酯粉剂中，反复振摇2～3分钟，待溶解澄清后，再注入8毫升5%的葡萄糖或0.9%的生理盐水溶液，混匀后静脉缓慢推注，静脉推注速度每分钟3～4毫升。青蒿琥酯注射液应即配即用，配制后的溶液如变得混浊，则不能使用。

三、青蒿联合针灸抗击疟疾的应用

（一）针灸对疟疾的治疗应用

针灸是我国古代人民在与疾病作斗争的智慧产物，在治疗疟疾上有着悠久的历史，并取得了良好的疗效。早在《黄帝内经》一书中便有关于针灸治疗疟疾的记载，《素问·刺疟篇》提出"先发如食顷而刺之"这一原则，凡是治疗疟疾，当在发病前吃一顿饭的时间才可进行针刺，错过了这个时间就失了治疗疟疾的最佳时间，这一原则至今中医仍在遵循。同时《黄帝内经》还定义了12种脏腑疟的主要表现，根据其发病部位针灸相应的穴位，提出了相应的针刺方法，以达到预防和治疗疟疾的目的。《备急千金要方·卷十伤寒方下·温疟第十五·刺灸法》记载："凡灸疟必先问其病之所先发者，先灸之，从头项发者，于未发前预灸大椎尖头，渐灸过时止。"《勉学堂针灸集成·卷二·疟疾》记载："疟病从头顶发者，当痛日未发前一寸，预灸百会、大椎尖头各三壮。从手臂发者，预灸三间、间使各三壮。"其强调应根据疟疾的发病规律，在疟疾的未发期或者早发期给予针刺干预，可以有效防治疟疾。

根据《素问·刺疟篇》记载，针灸治疗疟疾除了要遵循"先发如食顷而刺之"这一基本原则外，同时还应结合疟疾症状的先发部位来决定针刺的先后，若先兆出现头痛、头重者，当先刺头部上星、百会、悬颅、攒竹等穴；若先兆出现项背疼痛者，当先刺风池、风府、神道等穴。同时《内经》还详细记载了根据不同部位、不同经脉、不同脏腑的针刺治疟的方法，温疟阳明多气多血，热盛气实，应刺足阳明胃经原穴冲阳穴，以清泻阳明实热；风疟为风邪侵袭所致，应取太阳经之在背部的腧穴刺之，以祛风解表；肝主调畅气机，则肝疟者，气机不畅，出现厥逆如死之状，应取足厥阴肝经穴位刺之，以泻肝热。用针灸治疗疟疾早在《内经》时代便有了一套非常完整的治疗法则，对后世治疗疟疾产生了深远的影响，是中医学在国际抗疟联盟中的又一大贡献。

（二）青蒿结合针刺治疗疟疾的实践

从青蒿中提取的青蒿素及其衍生物青蒿甲醚、青蒿琥酯等是目前治疗疟疾的最佳药物，迄今为止，全球已有多个国家以青蒿素为基础的联合药物来治疗各种疟疾。青蒿素主要是以阻断疟原虫早期阶段的营养摄取，抑制疟原虫的蛋白合成来抵抗疟疾，而针灸有驱除体内邪气、提高人体正气、增强免疫力的功效，两者结合可以有效地缩短疟疾治疗时间。刘玉强等在使用青蒿甲醚和青蒿琥酯治疗疟疾的基础上，加以针刺大椎、合谷、风池、中脘、天枢、间使、后溪、足临泣等穴，发现青蒿素类药物加以针刺与纯青蒿素类药物治疗组的治愈率相同，但是青蒿素类药物加以针刺明显地缩短了疟原虫的清除时间以及各项生化指标恢复正常的时间，明显改善了疟疾患者的临床症状。此外，针刺还可以有效地治疗患者服药后的头痛头胀症状，说明针刺结合青蒿类药物治疗优于纯药物治疗。

疟疾已流行千年，青蒿治疗疟疾已得到有效的验证，从发现青蒿，到从青蒿中提取青蒿素，再到中国抗疟成功，都离不开前人留下的宝贵经验。"疟"证已肆虐千年，与此同时，"疫"证也同样让人们深受困扰，在对抗"疫"证时人们发现，青蒿也可以继续发挥其神奇的作用。

第四节　青蒿在传染病中的应用

青蒿因其清热、除蒸、解暑等功效，自古以来备受温病学家的推崇，常见于各种清热散邪的方剂中，常被古代医家们用于治疗各种瘟疫。直至现代，青蒿不仅仅是治疗疟疾的特效药，也被广泛用于治疗新型冠状病毒肺炎、手足口病、登革热等，这是中医药对世界卫生的伟大贡献。

一、青蒿防治新型冠状病毒肺炎

新型冠状病毒肺炎（Corona Virus Disease 2019，COVID-19），简称"新冠肺炎"。该病主要以发热、干咳、乏力等为主要表现，少数患者伴有鼻塞、流涕、腹泻等上呼吸道和消化道症状。重症病例多在1周后出现呼吸困难，严重者快速进展为急性呼吸窘迫综合征、脓毒症休克、难以纠正的代谢性酸中毒和出凝血功能障碍及多器官功能衰竭等。

新型冠状病毒疫情席卷全球，至今没有特效药，虽然目前已有大量的疫苗面市，疫苗接种率也逐渐上升，但是新型冠状病毒也在不断进化和变异，相继出现了多种变异株，各地疫情此起彼伏。所以，共同攻克新型冠状病毒成了这一时期的重大难题。在我国，中医药在新型冠状病毒肺炎患者治疗的参与率达90%以上，现新型冠状病毒肺炎防治工作取得的显著成效，显示出中医防治疫病的价值以及中医药应对突发公共卫生事件所发挥的重要作用。

（一）新冠肺炎的中医病因病机

古代医家对疫病的认识，大体有"瘴气说""戾气说"等说法。明代虞抟在《医学正传》有言："……瘴气，盖指山岚雾露烟瘴湿热恶气而名也。"武之望在《济阳纲目》中记载："凡人感冒山岚烟雾，蛇虺毒气，其证恶寒战栗，发作头疼，休作无时"，可以看出瘴气根据其特点，类似"恶性疟疾"。明末吴又可提出："温疫之为病，非风，非暑，非湿，乃天地间别有一种异气所感"，即"戾气说"，将戾气视为某种特定物质，这与现代医学的致病病原体不谋而合。戾气说认为疫病是由特定的病原所致，但"非其时有其气"，无疑是戾气盛行的客观因素。当代名老中医盛增秀曾言，治疫只有将风、寒、暑、湿、燥、火这六淫之邪结合起来分析病因，方能做到"审因论治"。

本次疫病病机系燥火与寒湿搏结，壅塞于胸，肺失肃降，气机阻滞，燥火伤阴，正气受损，元气虚衰，并有脾土受湿所困。外寒束表，分肉失于卫阳温煦，早期可见恶寒；腠理闭塞，阳气郁闭，加内有温燥之邪，故而发热。温燥之邪久伏伤肺，受外寒湿引动，肺气受损，肃降失司，肺燥无津，上气为咳；燥邪暗耗阴液，正气受损，脾受湿困，肌肉失利，故患者多见乏力。脾为湿困,湿邪内甚,故可伴泄泻之症,且见舌苔厚腻;而后邪气久居,相互搏结,正气渐耗,气不行则血瘀,兼燥火灼伤脉络,瘀血凝滞,最后元气虚衰,肺气郁闭,阳气外脱。正如吴鞠通《温病条辨》中所言"温病五大死症",首条即"肺之化源绝者死"。因此,本次疫病病性属阴,以伤阳为主线。病位主在肺和脾二脏,可及心、肝、肾。病机特点以湿、毒为主,兼杂寒、热、瘀、虚。(见图2-8)

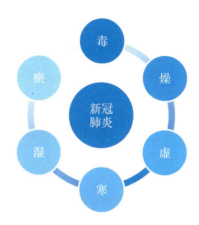

图2-8 新冠肺炎的病机特点

(二)新冠病毒的变异与中医药的干预

随着新冠病毒在全球的传播和进化,目前已发现了有多种变异株,分别是:在英国首次发现的阿尔法(Alpha)毒株,在南非首次发现的贝塔(Beta)毒株和奥密克戎(Omicron)毒株,在巴西首次发现的伽马(Gamma)毒株,在印度首次发现的德尔塔(Delta)毒株。继遍布全球的德尔塔变异株后,奥密克戎成了新一代的"毒王",掀起了又一波全球疫情风暴,至今仍在全球广泛传播。早在2021年11月26日——奥密克戎刚被发现两天后,世界卫生组织便将该变异毒株定义为最高级别的"值得关切的变异株",全球总体风险评估为"非常高"。国内外暴发的这一波波疫情证明,世界卫生组织的判断十分正确。

新型冠状病毒的基因序列与SARS的相似性大约为80%,而新冠肺炎死亡率相对SARS为低(2%~3%),潜伏期较长,无症状感染者较多等等,超过一半的传播事件发生在症状出现之前。经过接连的几次变异，新型冠状病毒的变异株毒性和传播力均明显增强了，这使得现有的诊断、疫苗、治疗方法的有效性降低。其中德尔塔株的变异程度更高，传播力和致病力更强，且病情进展明显比以往疫情快，3~4天即可转为重症，病毒载量均显著比以往毒株高，是毒力更强的一代变异株。自2020年10月德尔塔毒株在印度被首次发现后，短短数月即席卷全球，成为全球的主要致病株，国内2021年5—10月，相继在广东、南京、扬州、郑州、厦门、黑龙江、新疆暴发的新冠疫情均是由德尔塔毒株引起的。

而最新的奥密克戎变异株，于2021年11月在南非首次被发现，该变异株的突变位点更多，其传染性比原始的新冠病毒株和德尔塔株分别高10倍和2倍，同时其免疫逃逸功能也大大提高了，新冠病毒疫苗以及抗病毒药物并不能有效控制这一强大的变异株，这大大增加了疫情防控的难度。国内新近的几波疫情（香港、深圳、广州、上海、北京）均是由奥密克戎变异株引起的。感染人数每日以数千甚至上万上升，延绵数月余，可见其传染性之强，严重影响了经济社会的正常发展。截至2022年7月20日，香港本轮奥密克戎疫情累计超过129万人感染，达到1292220人；累计9232例死亡，病死率0.714%。香港疫情伊始，亚洲国际博览馆（亚博馆）新冠治疗中心中医药的参与率不及3%，每日新增确诊人数高达数万人，最高一日新增58757人，数字骇人听闻。

中医药在国内数轮抗疫中均功不可没，疗效显著，在香港的这一波奥密克戎疫情中也发挥了重要作用。中央在2022年3月中旬陆续派内地医务工作者支援香港。张忠德、仝小林等中医专家陆续到港，给香港带去了新希望。3月20日，香港卫生局表示，中医药全面参与香港的所有抗疫环节，包括预防、治疗和康复。医疗队中医师结合香港的气候以及香港患者以老年人为主的人群特征，辨证施治，对重症倾向的病例、重症病例和特殊病病例实行一人一方、一人一策的治疗方式，从而最大限度地减少重症、减少死亡的发生。同时扩大中医药的使用范围，将中医药使用率由原先的不足3%提升至80%，在西医治疗的基础上，配合中药汤剂内服、针灸和中药外治法等中医综合疗法，助力患者的康复。经过各方共同努力和中西医联合治疗，临床疗效以及防病效果均得到极大的提高，短短一个月就将新增人数降至三位数。中医专家团队将协助香港中医药界制定并推出《2019冠状病毒病居家使用中成药建议（试行版）》《方舱医院2019冠状病毒感染中医诊疗方案（试行版）》《2019冠状病毒病恢复期中医康复指导建议（试行版）》《2019冠状病毒病中医药预防治疗FAQ

（试行版）》，全面帮助香港抗击新冠疫情。

同样，在2022年3—6月的上海疫情中，中医药全方位、全过程参与疫情防控工作，在"防、治、康"方面均发挥了重要作用。上海医疗专家坚持中西医紧密合作，按病情程度以及特殊群体，辨证施治，精准防治，进一步证实了"早期及时采取中医药干预，可达到降低发病率、减少转阴时间、减少住院时间、降低转重率和病亡率的效果"。经过多方通力合作，目前上海疫情已经得到控制，上海人民逐步恢复了正常生活，这是中医药以及中华民族的又一光荣成就。

中医专家代表之一张忠德教授深入参与了广州、南京、厦门的一线抗疫。根据张忠德教授的经验分享，由德尔塔毒株引起的几轮疫情，其病因病机仍是湿热毒邪侵犯人体，但因发生的季节在夏天，兼夹暑热弥漫三焦，所以在治法上更注重清热和祛湿，再根据不同患者的症状辨证施治。

我国的夏季，气候普遍炎热潮湿，患者出汗多，气随液脱，气虚明显，尤其是重症病人或高热病人表现为极度乏力、食欲不振、呼吸微弱、舌苔黄厚腻。而且本次夏季疫情，明显与之前武汉、云南、东北等地疫情不同，本次疫情的中医证候以发热、恶寒、头身痛、肌肉酸痛、咽痛、咽干、气喘、乏力、腹胀、食欲不振、大便不通或腹泻等症状为主，舌红苔腻的比例也明显增高，暑湿的表现明显。因此，张忠德教授认为，本轮疫情仍属于中医"疫病"范畴，湿毒疫厉之邪与暑热胶着，弥漫三焦，传变迅速，耗气伤阴。其核心病机为暑湿化热、疫毒侵肺、元气大虚。大致治法上坚持清暑化湿、宣肺解毒、通腑泄热、扶正祛邪的新治疗方案。总体上还是在"三药三方"的基础上进行治疗。

无症状感染者、轻症、普通型患者的纯中医治疗方案，是在清肺排毒汤、化湿败毒方基础上化裁而成。对于普通型高热、有重症或重症趋向的，证候属于暑湿、湿温闭郁者，以麻杏薏甘汤、藿朴夏苓汤、吴又可三消饮为主方，以清暑热、解表、祛湿、透达膜原。

对于重症患者则采取通腑泄热解暑之法，并注重早期扶正，全程扶正。病毒致病的病机还是湿热毒，之前是以祛湿为主，兼以清热和排毒；这一次根据症状的不同，改以清热为主，兼以祛湿排毒。

此外，若患者出现病情转重的迹象，中医药治疗应在清热解暑、清利湿热的治疗方基础上辨证用药，加用安宫牛黄丸清气分邪热、早期扭转截断病邪，防止逆传心包或热入营血。

(三) 青蒿在新冠肺炎各阶段应用的理论探究

青蒿禀春生之气，而具发散之能，能畅达气机而化湿，又能清透解表而退热，所以对于治疗感冒初期的发热效果明显。其气芬芳，香而入脾，虽具寒凉之性，而不伤脾胃，所以无论风寒还是风热，都可以配伍使用。（见图2-9）其清透的作用与薄荷、荆芥类似，但是比薄荷、荆芥还要柔和。青蒿不仅能解表透邪，还能清热降火、凉血解毒、化湿利胆、透络消肿，因此青蒿退热还具有运用范围广、解热迅速、作用持久、治疗彻底等特点，对多种炎症疾病的发热，如中耳炎发热、胆囊炎发热，有显著的退热功效。

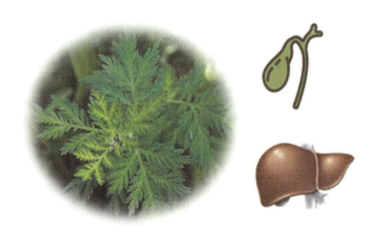

图2-9 青蒿的性味归经

发热是新冠肺炎的主要症状之一，但也有部分新冠肺炎感染者无发热症状，暂未发现有明显的发热规律。发热可贯穿新冠肺炎的整个病程，每个病程的发热程度略有不同，早中期高热、壮热者甚多，后期多为低热，热势的变化往往提示着病情的演变和预后。

1. 早期

早期轻型患者正气虚，疫毒时邪侵袭人体，疫毒初起，邪正交争于卫表，困扰脾胃，出现恶寒发热、咳嗽、肌肉酸痛、乏力等临床表现；这时的治法以解表祛邪为主，选用达原饮或麻杏石甘汤以清热祛湿解表，若发热不解，加入青蒿芳香透邪，达邪外出，既能解表又能清热化湿。广州中医药大学宋建平教授团队也在多次的体外实验中证实了青蒿素哌喹片对冠状病毒感染 HuH-7 细胞致细胞病变具有抑制作用，有体外抗病毒活性。在轻症和普通型新冠患者中，服用青蒿素哌喹片能缩短病毒转阴的时间。

2. 中期

在疾病的中期，疫毒入里化热，毒邪壅滞肠道，腑气不通，出现高热，则重在通腑泄热，多用承气汤和麻杏石甘汤加减。若邪毒闭肺，肺气阻遏，出现气逆咳喘，呼吸困难，脘腹燥实，便秘，潮热，应宣肺解毒，清上泻下，选用化湿解毒方加减。在此阶段，疫毒入气营，在脏腑搏炽，高热是最主要的表现，也是疾病归转的关键点，长时间高热，煎熬津液、血络会使病邪深入，加重病情。若辅以芳香轻盈的青蒿，能凉营清气，透邪外出，解毒清热之余不伤脾胃，对后期调养有极大的帮助。

3. 重症期

在疾病的重症期，疫毒入血络，煎熬血脉，瘀毒互结，扰乱心神，治疗应益气生津，活血通脉为主，以生脉散和生脉饮合通经逐瘀汤加减。

4. 恢复期

在疾病的恢复期，新冠肺炎患者常会出现反复发热，缠绵难愈，这是久病耗气伤阴、气阴两虚、正虚邪恋、无力逐余邪外出的原因。治疗上多以益气养阴，祛湿除蒸为治则，选用沙参麦冬汤、竹叶石膏汤、补中益气汤、青蒿鳖甲汤等加减。这一阶段的阴虚发热，最适合选用青蒿，其清透之性，清热又不伤阴，其芳香之气能除湿、醒脾开胃，一举多得。

因此，要针对所处的病程和个体差异，辨证退热，"因人、因地、因时"制宜。青蒿作为解热良药，在新冠肺炎的早中期和恢复期可辨证加入。

（四）青蒿防治新冠肺炎

1. 青蒿琥酯和青蒿素哌喹片在治疗新冠中的试用

青蒿琥酯是目前唯一能制成水溶性制剂的青蒿素有效衍生物，不但有良好的抗疟作用，还具有抗病毒、抗炎、免疫调节及抗氧化应激作用。青蒿琥酯不仅能够抑制哮喘的气道炎症，还对气道平滑肌的增殖有影响，而且能够显著降低肺组织的纤维化程度。由于目前尚无治疗新冠肺炎的特异性抗病毒药物。林艳荣等通过对比洛匹那韦/利托那韦＋雾化吸入α-干扰素抗病毒治疗的常规治疗与在此基础上联合使用青蒿琥酯治疗，发现青蒿琥酯能明显改善新冠肺炎患者的临床症状，缩短病毒核酸转阴时间，促进肺部病灶吸收。此外，青蒿琥酯联合治疗组药物不良反应的比例与常规治疗组比较无明显差异，说明青蒿琥酯治疗新冠肺炎不良反应少，有较好的安全性，在新冠肺炎患者的治疗方面具有重要的价值。

青蒿的衍生物——青蒿素哌喹片虽是新一代的抗疟药物，但其具有相当大的抗病毒特性，可以减少乙型肝炎病毒、丙型肝炎病毒和人类免疫缺陷病毒的增殖。而最新研究发现，青蒿素哌喹具有体外抗病毒活性，在最大无毒浓度 125μg/mL 对冠状病毒（HCoV-229E）感染 HuH-7 细胞致细胞病变具有抑制作用。在多项临床试验中，青蒿哌喹配合中药治疗可以显著缩短中重度新型冠状病毒肺炎患者核酸转阴性的时间，并较常规的抗病毒治疗能更好地改善症状，青蒿素哌喹片治疗新型冠状病毒取得初步成效。

2. 青蒿芳香疗法在新冠肺炎中的应用

新冠肺炎的青蒿芳香疗法以佩戴及放置香囊为主，香囊处方包含青蒿、板蓝根、贯众、藿香、徐长卿、紫苏叶、草果、薄荷、茵陈、白豆蔻、鱼腥草、香茅、菖蒲、八角等 20 味中草药材。可以挂在胸前或者装在衣服口袋里；室内可以悬挂于房间的衣柜、床头柜或者办公桌上。

参考《深圳市新型冠状病毒肺炎中医药预防指引》，室内熏香处方由苍术、艾根、青蒿、藿香组成。将四味中药用酒精浸泡后点燃，在室内熏蒸。但是需要注意在生活或工作场所许可的情况才可以使用，燃烧时注意用火安全，需明火熄灭，仅有烟雾上升，方可离开。

3. 青蒿煎剂治疗新冠肺炎的医案

新冠肺炎疫情中，可见运用青蒿入汤剂治疗感染的病例，且加入青蒿之后取得较佳疗效，值得细细品味遣方用药的精妙之处。患者男，33 岁，因"发热、咳嗽、全身不适 8 天"入某市中心医院。因新冠病毒核酸检测为阳性，诊断为新冠肺炎普通型。患者入院时仍有发热症状，体温最高 39.4℃，无畏寒，无寒战，稍有咳嗽，咳白痰，无喘憋，全身明显乏力不适，胸部 CT 示"双肺炎症"。入院后给予激素、布洛芬等降温及对症处理后发热症状未见明显缓解，遂请中医会诊。面诊时患者仍有咳嗽症状，干咳少痰，自述口甜，无汗出，发热前有轻微恶寒，饮食、睡眠可，大小便无异常，舌红，苔白厚腻、罩黄，因隔离未行脉诊，考虑疫毒闭肺证，予麻杏石甘汤加瓜蒌、浙贝母、桔梗、紫苏叶、葛根、柴胡、黄芩、石膏、金银花、连翘、蒲公英、芦根、半夏、藿香、板蓝根、薏苡仁、白芍。患者口服 3 剂后，仍有发热症状，最高体温 39℃，胸部 CT 示：符合病毒性肺炎表现，较前进展，符合新型冠状病毒肺炎重型。仍咳嗽，干咳少痰，仍自述口甜，饮食、睡眠可，大小便无异常，舌红，苔白厚腻，罩黄，于原方加用青蒿30克（后下）。

患者口服3剂后，未再发热，最高体温37℃，口甜症状消失，仍咳嗽，干咳少痰，舌苔较前明显变薄。以后经多次会诊，随症逐渐加用清热燥湿、补脾益气、活血通络药，秽浊疫毒逐渐清除，病情日见好转，新冠病毒核酸检测转阴，痊愈出院。

[按语] 该患者舌苔厚腻、口中发甜，湿浊瘟毒困脾无疑，病程连绵不休，亦符合湿病的致病特点，一诊处方则重于辛凉解表、清热解毒，化湿之力偏轻，而致效果不明显；二诊中重用了化湿、清热兼有芳香化浊的青蒿，抽丝剥茧，而达到退热效果。中医认为湿遏热伏之证，湿邪阻遏气机，热邪内伏营分。治疗思路，全在"湿"字，湿去热散，而病情渐愈。

二、青蒿防治登革热

登革热（dengue）是登革病毒经蚊媒传播引起的急性虫媒传染病，其传播迅速，无论男女老幼对登革热均属易感，其流行有一定的季节性，多见于夏末秋初气候湿热之时。临床特点是：骤然发热，时有畏寒，伴有头痛、关节痛、全身肌肉痛、疲乏、皮疹、淋巴腺肿大、白细胞及血小板减少，一般预后良好。登革出血热以发热、出血、休克等为主要临床表现，预后较差。本病主要在热带和亚热带地区流行，我国广东、香港、澳门等地是登革热流行区。由于本病系由伊蚊传播，故其流行有一定的季节性，一般在每年的5—11月份，高峰在7—9月份。在新流行区，人群普遍易感，但发病以成人为主；在地方性流行区，发病以儿童为主。

（一）中医对登革热的认识

登革热属温疫的范畴。其主要病机为卫气同病，并呈气热逼营之势，湿遏少阳，毒热弥漫三焦，热入营血，耗血动血，余热未尽，气阴两伤。本病是因疫病之气（湿热或暑燥之邪），由口鼻或皮毛而入，邪伏于半表半里之膜原、或盘踞阳明，病邪扩展外达于表，则见憎寒壮热、日晡益甚、头痛身疼等表证；病邪内陷化燥化火，波及胃，则见阳明里证，又因胃为血海，上下十二经都朝宗于胃，邪既入胃，势必散布于十二经，损害百骸，弱者受之，因而出现各经的形证；邪入营血，损伤血络，则出现斑疹或出血性斑疹，邪伤经络，迫血妄行，则有吐衄、便血及脑溢血等证。

（二）青蒿治疗登革热的理论探究

1. 急性发热期

在急性发热期，疫毒炽盛，搏结于卫表，可见发热，恶寒，无汗，乏力、倦怠，头痛、肌肉疼痛，口渴，出现出血性皮疹、舌红、苔腻或厚、脉濡滑数等表现，以清暑化湿，解毒透邪为治法，可用甘露消毒丹或达原饮等加减，方中增加芳香轻透的青蒿为主药，既能芳香化湿解暑，又能达邪外出；其辛散之性又能解表发汗，解一身困倦。（见图2-10）

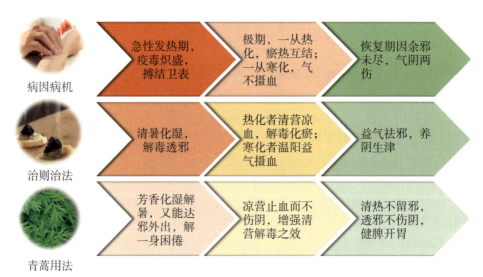

图2-10 青蒿在登革热不同病程阶段的功用

2. 极期

在极期可能有两种归转：一是从热化，瘀毒交结，煎熬血脉，扰动营血，开始出现热退，烦躁不寐，口渴，可见鲜红色出血样皮疹，多伴鼻衄，或牙龈出血，咯血、便血、尿血等，舌红，苔黄少津，脉洪大或沉细滑数的表现，这是邪从热化的表现，应该清营凉血，解毒化瘀，在清瘟败毒饮的基础上加入凉营止血而不伤阴的青蒿，增强了清营解毒之效。二是从寒化，暑湿伤阳，气不摄血而出现热退或发热迁延，乏力倦怠，皮疹隐隐，或见暗色瘀斑，或无皮疹，多伴鼻衄，或牙龈出血，咯血、便血、尿血等，舌暗苔腻，脉细弱无力。此时应该温阳益气摄血，不宜使用青蒿，可用黄土汤或附子理中丸加减。

3. 恢复期

恢复期因余邪未尽，气阴两伤，多见乏力倦怠，恶心，纳差，口渴，大便不调，皮疹瘙痒，舌淡红，苔白腻，脉虚数等表现，用竹叶石膏汤和生脉散加减，以益气祛邪，养阴生津，在此基础上加入青蒿能清热不留邪，透邪不伤阴，其芳香之气还能健脾开胃，改善胃纳。

（三）青蒿防治登革热的实践

1. 青蒿防治登革热的食疗方

防治登革热食疗可以汤或粥类为主。可选用青蒿、大米、绿豆、连翘、西瓜翠衣以及滑石粉制作青蒿汤或青蒿粥。将连翘、滑石粉（布包）入水大火煮沸后放入青蒿，再小火煎煮，取药液。再放入适量水翻煎一次，将两次的药液放在一个容器内备用。用清水煎煮绿豆，汤类可配以少量瘦肉或蔬菜。粥类则在绿豆煮烂后加入洗净的大米、西瓜翠衣，煮至大米熟后，放入药液，稍煮后即可食用。本粥具有清热、解暑、除湿的功效。本食疗方可在医师的指导下，根据个人情况用于登革热的急性发热期，以助解暑退热，也可用于平常的暑热外感。

2. 青蒿芳香疗法在登革热中的应用

佩戴香囊能够驱蚊，减少蚊虫叮咬，减少感染风险。民间常用的驱蚊香囊里含有青蒿、艾叶、藿香、白芷、冰片、薰衣草、佩兰、薄荷，将它们磨成粉，装入香囊内，芳香醒神，放在床头或佩戴在身上，既能驱蚊，又能提神醒脑。

3. 青蒿煎剂治疗登革热的医案

男性患者，33岁。1980年9月22日入院。患者于4天前中午，突觉恶寒，随即出现壮热，最高时达40℃，午后热甚，自觉头痛，全身肌肉及关节疼痛，食欲不振，口干苦，尿黄短。曾在当地卫生院治疗，用过解表清热中药及退热针，未好转而来我院就诊。观其神清，倦怠微言，面红目赤，舌红、苔黄干，脉数。体查：体温38.2℃，脉搏84次/分，血压100/70毫米汞柱。急性病容，眼结膜充血，活动时四肢躯干疼痛加剧，腋窝及腹股沟淋巴肿大如黄豆至花生米样，两上肢前臂皮肤潮红。束臂试验：阳性。

中医诊为温疫（暑燥型）。西医诊断为登革热。治疗经过：青蒿（后下）、黄芩各15克，大青叶、仙鹤草、生石膏（先煎）各30克，金银花、连翘、紫花地丁各20克，甘草9克，共五剂。另用茅根、苇茎各46克，红糖100克，加水约1500毫升共煎代茶，嘱患者分多次饮用。服上方后，舌质红、苔净，服药后第二天热退，但胸部出现散在皮疹，压之不褪色，第四天出血性皮疹遍布四肢，自觉皮肤瘙痒，仍照上方去青蒿加沙参15克，继服五剂，两天后，皮疹消退。临床症状消失，复检各项，结果正常。

[按语] 该患者初期恶寒发热、四肢肌肉疼痛，食欲不振，口干苦，尿黄短，为外有暑湿困表，阻滞经络肌肉，疫毒炽盛困于体内，灼烧津液血脉，故而出现发热、结膜充血红肿，皮肤潮红，多处淋巴结肿大，用清瘟败毒饮加减以清瘟化湿，青蒿为主药既能清热解暑，除湿利尿，其辛散之性又能解表发汗，透邪外出，解一身肌肉困阻之不适，是退热不伤阴、达邪外出的妙药。所以服后第二天热退，皮疹透发，此时邪已外出，前期热盛伤阴，现应该注意顾护正气、滋养阴液，故去青蒿加滋阴生津润肺的沙参，使肺热得解，津液得生，进而皮疹消退，日渐痊愈。

三、青蒿防治手足口病

手足口病（hand, foot and mouth disease，HFMD）也被称为"手足综合征"，是由肠道病毒引起的常见急性发热出疹性传染病，以婴幼儿发病为主，主要表现为发热、口腔黏膜溃疡性疱疹及四肢末端水疱样皮疹。患儿常因发热、头痛、口腔疼痛而拒食、哭闹不安，多数患儿1周左右自愈；严重者可出现脑膜炎、心肌炎而危及生命。该病进展较快，重症患儿治疗后的疾病缓解率小于35%，而疾病进展率可达30%。目前无特效药和疫苗，抗病毒药物更昔洛韦疗效不确切且易引起白细胞、血小板下降等不良反应。手足口病分布广泛，无明显地区性。在热带和亚热带地区一年四季均可见发病，在温带地区以夏秋两季为多见。我国近年来的疫情报告资料显示，每年7月北方地区手足口病发病数达到最高；而在南方地区，手足口病发病有两个高峰：每年5月和9—10月。（见图2-11）

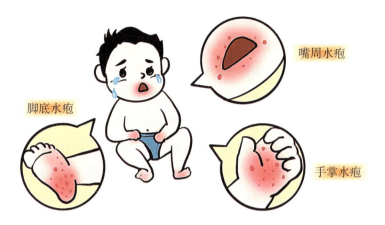

图 2-11 小儿手足口病

(一) 中医对手足口病的认识

小儿手足口病，西医认为是病毒感染，而中医认为其属于中医"温病、瘟疫"范畴，具有"卫气营血"的传变规律。病因为感受手足口病时邪，此邪具有湿热、风热特点，岭南地区尤以湿热为甚。病位主要在肺、脾，常累及心、肝。小儿脾常不足，肺脏娇嫩，易于感受外邪，罹患本病。无论是普通型还是重症手足口病，湿热贯穿整个发病的过程。其中普通型的邪在表，外邪升，正气亏虚，影响气机，造成体内的气机紊乱。而重症小儿手足口病则是由于瘟疫病毒循经入里，导致内风和邪气外泄，正气亏虚，邪气旺盛，则病情加重，气机逆乱，危重症还可表现为气脱、亡阳、厥证等。根据其传变规律，中医治疗方面可采取分期辨证的治则，表证期病机以邪犯太阴，湿热并重；里证期为气机逆乱，内热较重，可兼见肝风内动，热扰心神等。大量的中医研究均认可该病的病机为温热夹湿，以温热为主。是否涉及肝风内动则可作为病机的转折点。虽然中医各医家尚未统一手足口病的病机，但是其基本的观点均为感受外邪，内伤湿热，肺气失宣，转为内火，湿热内蕴，内外交争，遂发病。

(二) 青蒿治疗手足口病的理论探究

手足口病在中医上也属于"瘟疫"的范畴，其疾病发展过程大概分为初期—重症期—恢复期，但是湿热这一病机始终环绕在整个疾病过程中。(见图2-12)

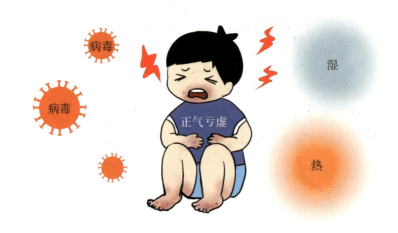

图 2-12 中医对手足口病的认识

1. **初期**

发病初期，湿毒在卫表，多表现为湿热困表的症状，如手、足、口等部位出现丘疹、疱疹，发热或无发热，倦怠，咽痛，纳差，便秘，舌质淡红或红，苔腻，脉数，指纹红紫。这一过程主要以清热解毒，化湿透邪为主，专家推荐在甘露消毒丹的基础上加入青蒿，既芳香化湿醒脾，又能清热透邪，正适合这一阶段的病机表现。

2. **重症期**

进展到重症期后，主要表现为肝风内动，出现高热，易惊，肌肉瞤动，瘛疭，或见肢体痿软，无力，呕吐，嗜睡，甚则昏矇，舌暗红或红绛，苔黄腻或黄燥，脉弦细数，指纹紫滞。严重者甚至出现昏迷，脉微欲绝，危及生命。这一阶段主要以息风止痉、回阳固脱为主，可在此基础上加入青蒿以降温解毒，减轻发热症状，祛邪外出。

3. **恢复期**

恢复期，热病伤阴，大多数会出现气阴不足、余邪未尽的表现，其症状表现为乏力，纳差，或伴肢体痿软，舌淡红，苔薄腻，脉细。这时的治法以益气养阴，化湿通络为主，方用生脉散加青蒿、木瓜、威灵仙、当归、丝瓜络等，能搜清络脉的湿邪，祛湿不伤阴。青蒿还能化湿健脾开胃，对病后小儿纳差有改善。

（三）青蒿防治手足口病的实践

1. 青蒿治疗手足口病的灌肠方

藿香、败酱草、黄芩、青蒿、栀子、生薏苡仁。临床上在小儿高热、便秘的情况下常选用此方煎汤灌肠，能明显改善发热症状。

2. 中成药制剂——热毒宁注射液在手足口病的应用

热毒宁注射液的有效成分为青蒿、金银花和栀子，具有良好的抗菌抗病毒作用，可起到清热、解毒、疏风的作用，在临床上广泛用于改善各种发热症状，在小儿手足口病疗效显著，可缩短退热时间，提高疱疹消退的效率。

3. 青蒿煎剂治疗手足口病的医案

患儿，男，3岁。因流口水、拒食，用冰硼散吹口未愈，前来就诊。症见患儿舌面上有2～3处绿豆大小溃疡点，下唇内侧及软腭见4～5点疱疹，手掌、足底及臀部均见少量丘疱疹，伴发热（体温37.8℃），流涕、哭闹、拒食，苔薄黄。诊断为手足口病；中医辨证为脾胃湿热，复感湿毒。治以清泄脾胃，疏风解毒。方选葛根芩连汤加味。藿香、葛根、黄芩、牛蒡子、连翘、蝉蜕各9克，黄连、薄荷、甘草各6克，青蒿15克，薏苡仁12克，板蓝根18克。1剂后热退，5剂后手足部皮疹消退，臀部、膝部皮疹结痂，口腔溃疡尚未愈合，胃纳欠佳，口稍渴。予健脾养胃之品山药15克、麦冬10克、鸡内金6克，加入原方中，2剂后病愈。

[按语] 中医学认为小儿嗜食肥甘炙煿之品，脾胃积热内伏，复感夏秋季湿毒之邪，内外搏结，上蒸口舌，而致口舌疱疹溃疡。脾主四肢，脾胃积热，湿毒壅盛则外及四末而为手足心疱疹。因此，在治疗上选用清泄脾胃积热的葛根芩连汤加疏风化湿解毒之品。藿香悦脾理气，振复脾胃气机；葛根升发脾胃清阳之气；青蒿配黄芩可以清里解表；牛蒡子、蝉蜕助连翘、薄荷疏表透疹。诸药合用分利湿热、芳香化浊。

青蒿清热祛湿、抗病毒的功效得到了临床和实验研究的验证，在各类"瘟疫"的中医药治疗中均有一席之地，而在温热潮湿的岭南地区，当地居民在长期与环境气候的抗衡中，对青蒿的应用更是精巧灵妙。

第五节 岭南青蒿应用

岭南地区独特的自然气候环境造就了岭南人民特有的生活习俗和体质特点，再加上当地丰富的医药资源和长久以来的医疗实践积累，形成了博大精深、源远流长的岭南医术流派和独树一帜的岭南中医药文化。

一、岭南中医防疫经验

岭南地区历来频繁暴发瘟疫，自古便被称为"瘴疠之地"，也因此成了古代官员贬黜之地。前有韩愈被贬潮州，吟出"知汝远来应有意，好收吾骨瘴江边"，感叹此行凶多吉少，有去无回；后有苏轼远谪他乡，苦中作乐而吟"日啖荔枝三百颗，不辞长作岭南人"。别看现在岭南地区经济如此发达，那时候岭南地区却是艰险凶恶之地，如果被贬到岭南基本上就是生死由命、富贵在天了。正是在这种穷凶极恶的环境下，岭南医家不辞辛劳，在抗疫的道路上熔铸了许多心血与智慧。在长期的医疗实践以及对民间医疗智慧的总结中，发现了许多行之有效的针灸方法、方药。

晋唐时期，葛洪、仰道人等人长期活跃于广东，为岭南医学的发展做出了巨大贡献。葛洪，这个发现青蒿的"伯乐"，便是生活在岭南地区，其遣方用药都带有一定岭南特色，尤其在传染病方面有许多卓越的成就，如最早记载了沙虱（恙虫病）、虏疮（天花）、虏黄病、尸注（肺结核病）等疾病的典型症状和治疗方案，对现代疾病诊治仍具有一定的指导意义。在《肘后备急方·治瘴气疫疠温毒诸方第十五》中葛洪指出，"断温病令不相染。又方，密以艾灸患床四角各一壮"，与现代研究发现燃烧艾草确有抗菌、抗病毒作用的实验结果相符。至今，在突发公共卫生事件中，燃烧艾草仍是学校、医院等场所阻断疾病传染的有效途径。

晋代医僧支法存是胡人，但由于他移居岭南地区并长期生活在广州，对岭南民间的传统疗法也有了自己的独特体会，积极探索与改良让他常能收获到更佳的治疗效果，他著有《申苏方》五卷（已佚）。相传支法存在探索除了内服药物之外，有没有什么外治法可以帮助邪气更快从表而出，在查阅医典医籍以及与当地百姓聊天时，他发现岭南地区有一种比较特殊的寄生虫叫沙虱，就是目前现代医学所称的恙虫，在葛洪的《肘后备急方》中已有记载，民间群众常使用蒸气疗法治疗溪毒（沙虱）。支法存由此受到启发，用这种方法来治疗伤寒，即汗解伤寒，疗效显著。这一治疗方法对后世医家影响非常大，后世医家如张茵、徐文伯等都深受启发，将这种方法进行改进、提高，成为现今的熏蒸疗法，至今仍应用广泛，且在北方普及程度更好，可以说是岭南医学传播的经典例子。

唐宋以来，许多医家结合岭南地区具体时宜地宜写下了不少富有地方特色的医学专著，诸如唐代李暄的《岭南脚气论》、李继皋的《南行方》，宋代佚名《治岭南众疾经效方》，明代刘邦永的《惠济方》，清代胡天铭的《拣炼五瘟丹方略》、梁国珩的《救疫全生篇》等，均为中国医学史上的经典医作。

清代是岭南地区烈性传染性疾病的活跃时期，也是岭南温病学不断得到充实完善的时期，那时岭南的瘟疫以天花、霍乱、鼠疫为主。1894年广东鼠疫时期，由于清政府的不作为，全靠民间自发捐款救济，病急乱投医者与招摇撞骗者同时存在，社会动荡，人人自危。易巨荪、黎庇留、罗汝兰、黎佩兰等医家认为治疗鼠疫要透过现象看本质，在深入钻研后提出了许多有效治疗鼠疫的方法和方药，除汤药以外还通过针灸、推拿等治疗鼠疫，通过调节针刺手法、部位、深浅次数、放血多少等对鼠疫进行针对性治疗，有力地遏制了鼠疫的蔓延。在长期的医疗实践中，岭南医家积累了丰富的抗疫经验。

二、岭南湿热气候与青蒿特色用法

岭南地区受到太阳照射的时间长，其高温天气较多，同时四季变化不明显，由于其炎热潮湿的环境特色，容易耗气伤津，导致气阴两虚体质的人群较多；不仅如此，岭南地区气温高且雨水充盛，湿热交织弥散于天地之间，也更容易使当地生活的人们形成湿热体质，故吴又可在《温疫论》中说："南方卑湿之地，更遇久雨淋漓，时有感湿者。"根据"三因制宜"的中医理论，因时、因人、因地制宜均是医师在遣方用药时需要注意的要点，故而蒲辅周名老中医也指出，临床必须掌握地域有五方之异，这是辨证论治的重点。

（一）青蒿"透邪"与外感热病

在岭南医学中，运用温病学理论治疗外感热病，常可收获良效。尤其在岭南外感热病初起之时,"透邪"是整个治法的灵魂。青蒿芳香,除了清解暑热,还可以祛除湿热,正如《重庆堂随笔》记载:"青蒿,专解湿热,而气芬芳,故为湿温疫疠要药。"可以说青蒿正能体现出"透邪"的思想,在岭南地区外感热病初起之时,对于湿热或者温热性质者,均可使用青蒿入方,透邪外出,邪在气分则清气透邪;邪在营分,则清热透络。

1. 风温初起之外感

岭南之地若遇风温初起之外感,症见发热、恶寒、鼻塞流涕、咽痛咳嗽、头痛或全身酸痛、无汗或少汗,舌边尖红,舌苔薄白,脉浮或浮数。对于风温初起之外感,应遵循"治上焦如羽,非轻不举"的用药原则,在卫阳被遏、肺气失宣时,应辛凉透表为主,根据患者的个体情况,少佐辛温发汗之药,共达"在卫汗之可也",针对岭南地区气候偏温,温热之邪更易随风邪上走头目清窍,因此以常使用银翘散或桑菊饮加减,方中以青蒿、薄荷共为君药,青蒿后下,取其气之芳香,取其"轻可去其实"之用意,而薄荷更能芳香透热,祛邪外出,二药相配可使表邪外透而解。

2. 风温挟湿之外感

岭南地处沿海地区,气候多湿,风温、暑温、湿温常年多见,尤其岭南地区的风温挟湿情况更为明显,当风温之邪侵入人体,肌肤腠理疏松,更容易引湿邪入体,风邪、湿邪与温热病邪交织在人体内,症见发热、恶风寒、困倦、头痛或头晕、身痛乏力、无汗或少汗、心烦口渴、纳呆,舌苔黄腻,脉濡数。此时应清透表邪,疏表除湿,祛除表风之邪,兼将湿、温之邪从体内清化而去,才能标本同治,可蒿芩清胆汤或藿朴夏苓汤加减。此时常以青蒿、藿香为君药,取青蒿透热化湿之性,联合藿香芳香化湿之用,共达疏表、散热、除湿之效。

3. 暑湿初起之外感

清代屈大均所著的《广东新语》中记载:"岭南之地,愆阳所积,暑湿所居,虫虺之气,每苦蕴隆而不行,其近山者多燥,近海者多湿。"岭南地区气候炎热,潮湿多雨,湿热交蒸,暑湿并存,若人体五脏四时阴阳变化之平衡不能顺应节气变化,则容易感受六淫邪气的侵袭。现代人们由于生活条件改善,夏月热盛,喜吹空调、风扇,容易贪凉过度,又或是遇到高温天气忽逢大雨等情况,容易在感受风邪侵袭之余,兼夹暑湿邪气,引起暑湿外感,症见身热、恶风、无恶寒、头痛或头昏重、身重、肢节酸楚重痛、无汗或微汗、纳呆、脘腹痞闷不适、口不渴,舌苔白腻或微黄腻,脉浮滑或濡数。对于岭南地区暑湿外感之症，应透邪达表，涤暑化湿，使用新加香薷饮加减。方中香薷辛温，气芳香，解表除湿，青蒿辛苦寒，气芳香，有清热解暑化湿之效，两药相用，青蒿可抑制香薷辛温之性，而香薷又可进一步提升青蒿的透邪之力，二者相辅相成，共奏透表解暑之功。

总之，外感热病初起时"透邪"宜用药轻灵，正如吴鞠通所说"妙在导邪外出"，因势利导透邪外出。

（二）岭南青蒿杂病广用

人体阴阳协调平衡是维持健康状态的基础。广东省名老中医李仲守认为，在脏腑活动之中，阴精是盛衰的本质所在，由于"人至壮年，阴精衰半"，"阳气易回，阴精难复"，而岭南地区湿热俱盛，人之所病多有阴虚内热、湿热互结的特点，故临床多见"虚不受补""实不任泻"的虚实兼夹之证，若使用滋腻养阴之药，可加重湿盛热恋，若苦寒直折，又恐劫阴伤正，因此岭南地区针对阴虚之骨蒸潮热，适宜使用青蒿清虚热、除骨蒸，使清而不寒，透而不伐。

1. 骨蒸潮热巧用蒿

早在宋代《太平圣惠方》卷七十就有记载："青蒿散……妇人骨蒸劳热，四肢烦疼。"青蒿散由青蒿、龙胆、栀子仁、知母、黄连、鳖甲、黄耆、桑白皮、地骨皮、白术、柴胡以及甘草共同组成，该方以青蒿为君药，不仅可以截疟、透邪外出，还有除骨蒸之功效。将上述药物捣为散，可用于治疗骨蒸劳热，四肢烦疼，日渐羸瘦。通俗来讲，骨蒸潮热指的是虚热，一般是肝肾阴液不足的表现，如潮水涨退有时一般，发热有规律，或按时热势加重，定时涨落。自觉有热是从骨缝自内向外透出，是阴虚火旺之象，且发作时多汗，尤其在头面部、后背、胸口部位表现最为明显，所以骨蒸潮热中，"骨"是深层的意思，"蒸"是熏蒸的意思，形容阴虚潮热的热气自里透发而出，故称为骨蒸。而青蒿性寒，味苦、辛。归胆经、肝经，清热解毒、除骨蒸、截疟，属清热药下分类的清虚热药，尤其适用于清热解毒、除骨蒸，联合清泻内热、滋补肝肾的药物使用效果更佳。

（1）青蒿入筒骨煎治虚劳骨蒸伴腰背引痛。《妇人大全良方》卷五也记载了筒骨煎用于治疗诸虚劳疾有骨蒸者。本方主治诸虚劳疾，羸瘦乏力，腰背引痛，心烦喘嗽，唾脓呕血，顽涎壅盛，睡卧有妨，胸膈气促，夜多盗汗，发焦耳鸣，皮寒骨热，一切五劳七伤，骨蒸。全方由地骨皮、甘草（粉草）、北柴胡、前胡、乌药、麻黄、干葛根、青蒿、苦梗、知母、天仙藤、北黄芩各一两，人参、生地黄、干地黄、秦艽、鳖甲、黄耆各半两组成（一方加当归、白芍）。筒骨煎之所作此名称，是因为该方的用法比较特殊，据书中记载，该方每服三钱，水一盏，酒一分，猪筒骨一茎（炙焦，分为四服），桃、柳枝各七寸，杏仁五粒（去皮尖，捶碎），煎至七分，去滓温服，加乌梅半个尤妙。此外，骨蒸劳热，热邪仿佛从骨子里发出来一样，而本方使用猪筒骨入药，可能是取"以形补形"之意，也是药食同源的一种体现。

（2）青蒿入猪肚丸治骨蒸伴肠塞尿赤。说到药食同源，与之异曲同工的还有在《永类钤方》中记载的猪肚丸。该方主治骨蒸劳，唇颊赤，气粗口干，壮热虚汗，大肠秘涩，小便赤黄，减食。据书中记载，全方由青蒿、鳖甲（醋炙）、北柴胡、木香、生地黄、干地黄各一两，青皮半两以及宣连二两组成，上为细末，以猪肚一个，洗净，入药在内，缚定，蒸令极软，研如泥，为丸如绿豆大。汤下十五丸，空心，日三服。医家在留意到骨蒸劳热伴便秘、胃纳不佳、食少等饮食消化方面的症状时，在熬煮药物的时候投入猪肚，亦是希望能达到"以形补形"的效果，是食补在遣方用药过程中的尝试。

不仅如此，古代医家在治疗妇人骨蒸潮热时喜好使用青蒿，在《圣济总录》卷一六八中也记载了青蒿汤用于治疗小儿潮热，可以说在除骨蒸这一点上，青蒿的效果独树一帜，深受历代医家推崇。

2. 泻暑清热善用蒿

暑为火热之气，原无形质。青蒿除可骨蒸之外，其性寒、味苦，专解湿热，尤善用于中暑或者暑邪热毒过盛导致的下痢等疾病。历代医家亦会使用青蒿治疗暑邪热盛。

（1）青蒿煎汤祛暑邪热毒。明代医家倪朱谟编纂《本草汇言》，由其子倪洙龙刊行于明末清初。该书总结整理百位医家的药论和用药经验，在中医临床用药和药性理论的基础上对草本药物进行资料整理汇编，是当时的草本书类之突破。书中记载青蒿嫩叶可用于治疗中暑："青蒿嫩叶捣烂，手捻成丸，黄豆大。新汲水吞下，数丸立愈。"

清代医家何廉臣在《温热病方汇选》记载青蒿饮可辛凉解暑，尤其适合夏月受暑风侵袭卫表，症见头痛恶风，身热自汗，面垢齿燥，胸闷心烦，溺黄短涩，舌白尖黄，脉由滑数，多由奔走长途，或劳力田间，冒暑而发。青蒿饮由青蒿脑一钱五分、西香薷八分、飞滑石三钱、荷叶包八分、苦桔梗八分、苏薄荷八分、扁豆花一钱、丝通草一钱以及生甘草三分。该方以青蒿、薄荷及香蒿为君，功善苦辛轻散，泄卫微汗，使暑邪从表而去，臣以滑石、通草，甘凉清里，使暑邪从小便而出；使以桔梗、扁豆花、甘草，轻宣上焦以和中。全方乃夏月治暑热之良方。

（2）青蒿配伍以治伏暑。据《本草新编》记载，青蒿"尤能泻暑热之热"，在气候炎热的夏季，受烈日暴晒或者高温蒸烤时，暑邪侵袭机体，出现发热、心烦口渴、头痛昏蒙、神疲乏力、四肢困重等症状，可通过青蒿与其他清热解暑、疏风散热的药物配伍进行治疗，比如常见的有使用青蒿、金银花和甘草搭配以清热败火祛暑邪，也用《圣济总录》提到的"青蒿叶30克，甘草3克"以治暑热。

《一代良医叶熙春》中收录了治疗伏暑的三个医案，均用到了青蒿。如孙某，女，63岁，秋凉引动伏暑，症形寒发热、倦怠乏力、头昏眼花、咽红而痛，脉滑数，舌红苔黄。暑湿内伏，治在清热化湿，参以疏泄。用药连翘、金银花、炒牛蒡子、薄荷、青蒿、鲜芦根、佩兰等。青蒿含有挥发油、青蒿素等成分，有明显的降温解热作用，还能帮助排汗，又如使用青蒿单味加水煎煮，放凉后饮用，可用作炎夏祛暑的清凉饮料。

青蒿在岭南地区的使用相当广泛，国医大师邓铁涛教授认为："岭南医学是祖国医学普遍原则和岭南地区实际相结合的产物，这一研究成果不仅可以表现该地区医学发展的特殊性，通过对这些特殊性的研究，反过来也有助于认识整个中国医学史发展进程。所以深入研究地域性医学，并不是'搞地方主义'，而是丰富发展我国传统医学内容。"岭南医家宝贵的经验成果是中医药传统医学的重要理论组成部分，除此之外，我国全境物产丰富，中药材种类繁多，古往今来的医家对于药物的灵活运用更是有深切体会，十分值得我们去深入挖掘。

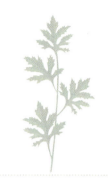

第三章 艾疗的临床应用

第一节 中医对艾疗的认识

浩瀚的古籍对艾叶以及艾疗有着细微的描述,作为植物,在古人的生活中有着多重角色;作为中药,通常以内服、外用的方式参与各科疾病的治疗,并彰显其功。

在文学方面,艾是诗词歌赋里的常客。《诗经》有云:"彼采葛兮,一日不见,如三月兮;彼采萧兮,一日不见,如三秋兮;彼采艾兮,一日不见,如三岁兮",诗句将艾与时间相关联。战国时期诗人屈原以"户服艾以盈要兮,谓幽兰其不可佩",借艾比喻自己的才情,以用来讽刺世人不能分辨好坏。唐代著名诗人白居易更是以"种兰不种艾,兰生艾亦生"来表达自己对于君臣关系的困惑。(见图3-1)

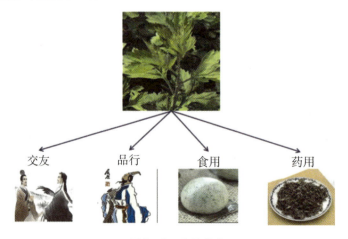

图3-1 艾的角色

艾草不仅是文人骚客的创作素材，更是一种使用广泛的中药，其药用价值也被不断地探索。最早的药学著作《神农本草经》中的白蒿被认为是艾草。《黄帝内经》作为医学四大经典之一，其中出现了艾的身影。张仲景的《伤寒论》《金匮要略》记载着两个用到艾的处方，柏叶汤和芎归胶艾汤，方中充分地运用了艾叶的止血功效。南北朝时期陶弘景的《名医别录》详细记载了艾的药性、用法及其功效。东晋葛洪的《肘后备急方》记载含艾的处方多达15种，功效更加详尽，用法增加烟熏和制酒。在唐代，随着中日医学的交流，艾的药用功效随着中医文化的繁荣在日本广泛传播。《明堂经》的传出，艾灸也在日本流行起来，日本医家在使用艾灸治病的过程中，也将自己的治病经验撰写成艾灸的专业书籍，如《日用灸法》。明代的李言闻与李时珍父子对蕲艾颇有研究，李时珍的《本草纲目》对艾的形状及性状有更深入的记载，载艾相关方剂多达52首。

一、艾疗外治法

关于艾的应用，在古籍中也有诸多记载。既有外用治疗寒热诸病、瘟疫及皮肤病的记载，亦有内用治疗内科与妇科疾病的记载。

（一）艾灸：灸之得宜治百病

上古时期，民智未开，人类不能运用火种，只能生吃捕获的猎物，后来随着火的发现和运用，人类用火烹饪食物、驱赶野兽、驱寒取暖，寿命大大提高。有些古人在火堆旁时不慎被火焰烧伤，但在烧伤消失之后，困扰他们的疾病却也奇迹般地消失了，在多次试验尝试后古人得出了用火焰灼烧能够治疗疾病的经验，并在口头流传了下去，这便是灸的前身。

在艾灸流行的当代，艾与灸两个独立的事物似乎已经融为一体，艾与灸可以说是天生的一对，除去艾叶温经散寒的功效之外，艾叶也易燃。古代医家擅长以火治病，通过火的热力对经络穴位进行刺激，达到散寒、活血的作用，根据所属经络穴位的不同产生特定的功效，但直接用火烧，显然不是明智的做法，首先热力难以控制在确切的位置，其次很容易产生大面积的烧伤，所以古代医家想到通过一种可燃性的物质来承载热力的同时又能让火势控制在一定的范围。中国古代的《黄帝虾蟆经》中辨灸火木法记载："松木之火以灸，即根深难愈；柏木之火以灸，即多汁；竹木之火以灸，即伤筋，多壮筋绝；橘木之火以灸，即伤皮肌；榆木之火以灸，即伤骨，多壮即骨枯；枳木之火以灸，即陷脉，多壮即脉溃；桑木之火以灸，即伤肉；枣木之火以灸，即伤骨髓，多壮即髓消。"成书于北宋的《黄帝明堂灸经》记载："古来用火灸病，忌八般木火，切宜避之……有火珠耀日，以艾丞之，遂得火出，此火灸病为良，凡人卒难备矣；次有火照耀日，以艾引之，便得火出，此火亦佳。"成书于南宋的《针灸资生经》提道："古来灸病，忌松、柏、枳、橘、榆、枣、桑、竹八木，切宜避之，有火珠曜日，以艾承之得火，次有火镜耀日，亦以艾引得火，此火皆良。诸蕃部落用镔铁击阶石得火出，以艾引之。"由此可见，在灸法中，古代中医对八木十分的忌讳，认为松、柏、枳、橘、榆、枣、桑、竹的木料用作灸法会伤及经络血脉骨肉，这时艾的优越性便体现了出来，从"承火珠之火""引日照之火""引阶石之火"都可以看出艾因其良好的易燃性，在灸法中最宜使用。

古代医家早在现存最早的医方著作《五十二病方》中便提到了艾灸的治疗方法，之后的《灵枢》中更是将"艾"作为"灸"的代名词，唐代医家对艾灸的研究更加透彻，孙思邈在《千金要方》中记载了关于施灸时间、顺序、灸量等细节，提出了"热证可灸"的新理念，为后世艾灸发展做出了巨大的贡献。成书于北宋的《黄帝明堂灸经》详细记述了古代对于灸的用法，书中以"男左女右，手中指第二节，内度量恒温相去为一寸"来规定取穴的方法，以"有病先灸于上，后病于下，先灸于少，后灸于多"来规定施灸的顺序和用量，以"忌八般木火"来说明材料的禁忌，书中用灸的适应证广泛，涵盖内外妇儿等诸多疾病，在李时珍的《本草纲目》中，单用艾灸就可治疗中风口㖞口噤、癫痫诸风、小儿脐风等。

(二) 艾烟熏：艾烟袅袅除瘟疫

艾的燃烧不仅释放热量，也会释放带有特殊气味的艾烟，这一点古代医家早已注意到，《五十二病方》中就提道："朐痒：痔，痔者其直旁有小空……置柳蕈艾上，而燔其艾、蕈"，运用艾烟熏的方法治疗因蛲虫引起的肛周瘙痒，《华佗神方》中的治中风掣痛神方就通过艾烟熏痛处，《肘后备急方》中也有类似的用法："烧艾于管中熏之，令烟入下部，中少雄黄杂妙，此方是溪温……"，这是熏艾在古代典籍中的常见的用法，同时还有记载，用艾烟防治疫病："以艾灸病人床四角，各一壮，令不相染。"

战乱时期，士兵的尸体在战场上无人清理，尸体腐烂时产生有毒有害物，招来蝇虫等生物,它们携带大量致病菌四处传播,逐渐演变成瘟疫。葛洪发现,一位感染疫病的患者回到家中,就会将疫病带给家里的其他人,这样一感染就是一家人,从而发生全家因瘟疫去世的悲剧,葛洪在不断试验之后想出了一条妙计,将艾叶点燃,用产生的艾烟熏患者病床的四个角,并且健康的人要与患者分开休息,通过这个方法,瘟疫的传播速度也逐渐减缓,此类以艾烟来防止疫病的方法在后世广为沿用。此外中医古籍中所记载的艾烟的运用还包括治疗五官肿痛、咳嗽、喘证、偏头风等。

(三)艾浴:疗癣避秽治风寒

每逢五月,天气炎热。古代卫生条件差,这个时候就成为病菌滋生、蚊蝇繁殖的"旺季",所以古代也称五月为"恶月",但五月也是艾草丰收的季节,艾草植株香气浓烈,蚊虫遇到就会远远地躲开,我国智慧的先民敏锐地发现了这个现象,并用艾水洗澡,防蚊驱虫,艾浴的方法就这样口口相传,成了民俗,并在流传的过程中不断被发现新的功效。

艾浴的历史可以追溯到战国时期。战国时期的士大夫流行佩戴兰草,用艾叶进行沐浴,唐代甄权《药性论》中收载的艾叶"醋煎作煎治癣",可见在唐代通过艾叶洗浴来治疗疾病的方法已经得到广泛的运用,宋代《陆氏积德堂方》中使用艾叶熏洗治疗鹅掌风,到了明清时期,民间通过艾浴防治疾病空前流行,每逢端午时节,家家户户挂艾草,洗艾浴,所以端午节又被称为"卫生节"。时至今日,在李时珍的故乡蕲春县仍然有很多关于艾浴防治疾病的习俗,比如通过给新生儿用艾叶洗浴,将艾绒放在囟门与肚脐上,来预防新生儿感冒或是感染其他疾病,产妇临产前和临产后都要用艾水洗澡,帮助产妇行气活血,避秽消毒,恢复身体,以及通过用艾叶煎汤泡脚可治疗风寒感冒等。(见图3-2)

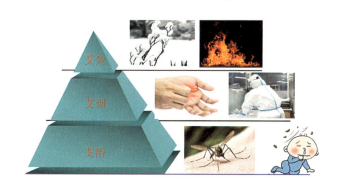

图3-2 艾疗外用

二、艾疗内治法

（一）经典汤剂之妙用

1. 艾叶单方：内外妇儿皆可用

艾叶单方进行治疗的案例在古籍中有不少记载。葛洪的《肘后备急方》中用艾叶治疗"鬼击之病"，也就是我们现代所说的心绞痛、肠扭转、胆绞痛等急腹症，原文载："鬼击之病，得之无渐，卒着如人力刺状，胸胁腹内，绞急切痛，不可抑按，或即吐血，或鼻中出血，或下血，一名鬼排……又方，熟艾如鸭子大，三枚，水五升，煮取二升，顿服之。"李时珍最为推崇蕲艾，《本草纲目》中以艾叶单方用于治疗外感壮热、妊娠卒中、中风诸证、咽喉肿痛、癫痫诸风、鬼击中恶、小儿脐风、头风久痛、头风面疮、心腹恶气、脾胃冷痛等多达 25 种疾病。

2. 芎归胶艾汤：养血安胎顾标本

汤剂治疗寒证以芎归胶艾汤暖宫养血安胎为代表。《金匮要略》提道："妇人有漏下者，有半产后因续下血都不绝者，有妊娠下血者，假令妊娠腹中痛，为胞阻，胶艾汤主之。"方用川芎、阿胶、甘草、艾叶、当归、芍药、干地黄，以水五升，清酒三升，合煮取三升，去滓，纳胶令消尽，温服一升，一日三次，不愈更作。文中论述了三种情况，第一种是妇人无任何诱因出现经血淋漓不绝的漏下；第二种情况是流产后下血不止；第三种情况是妊娠妇女出现下血不止，同时兼带有腹中疼痛，称为胞阻。冲脉为血海，而任脉又主胞胎。这三种情况都是因为冲任虚损不固所致，所以就可以用芎归胶艾汤调补冲任以止下血。方中当归、芍药、干地黄补血和血，以调补冲任，治本；阿胶补血止血，艾叶温经止血以治标；川芎、当归都可以活血，通补兼施，去瘀生新；同时艾叶暖宫散寒安胎，阿胶补血安胎；甘草调和诸药；最后加入的清酒又可以助药行。全方治标治本兼顾、活血补血兼施，不仅能补血活血，还能止痛安胎，可谓治疗女子冲任虚损下血之良方。

3. 柏叶汤：吐血不止此方宜

柏叶汤同样出自《金匮要略》，也是治疗寒证的代表方。《金匮要略》载："吐血不止者，柏叶汤主之"，方有柏叶、干姜、艾叶，以水五升，取马通汁一升，合煮，取一升，分温再服。柏叶汤治疗的是中焦虚寒，脾不统血而引起的吐血不止。而方中的君药却是凉血止血的侧柏叶，这就是此方值得探讨的地方。吐血不止与中焦虚寒互为表里，在这个疾病中，相较于中焦虚寒，吐血不止更加紧急，当先治疗，所以用侧柏叶折其血上行之势，同时也可制约温性药的药性，防止温性药耗津动血。再加上干姜、艾叶温经止血；马通汁引血下行。以侧柏叶治标，干姜、艾叶治本，标本兼治，便可治疗因中焦虚寒引起的吐血不止。

在过去，如遇吐血，医家首先对患者进行望闻问切，快速看一下血的量与质。如脸色苍白，口唇脸颊全无血色，脉象也虚弱无力，随时欲绝，舌色暗淡，苔白，血色清稀暗淡，平时怕冷，脸色、口唇偏苍白，经常感觉腹中寒冷，多为由中焦虚寒所致的吐血不止。止血为首要之举，此证便可选用柏叶汤。

（二）传统丸剂之运用

1. 艾附暖宫丸：温阳补虚调冲任

艾附暖宫丸出自宋代医家杨士瀛所编撰的《仁斋直指方论》，书中对此丸剂的医案描述如下："治妇人子宫虚冷，带下白淫面色萎黄，四肢酸痛，倦怠无力，饮食减少，经脉不调，血无颜色，肚腹时痛，久无子息。服药更宜戒恼怒生冷，累用经验。"带下白淫，月经量少，色淡，无血色，腹部还经常感到冷痛，这些都是子宫虚寒的表现，面色萎黄，倦怠无力，饮食减少说明此妇人素来脾胃虚弱。杨士瀛认为此女子之症源于子宫虚寒，气滞血瘀。依此证，治宜散子宫之寒而治标，补气养血而治本。子宫温暖，气血调和，就可以恢复子宫的正常功能，生养后代。随后杨士瀛便为此妇人开了流传至今的艾附暖宫丸。

方中艾叶（大叶者，去枝梗）、香附去毛，俱要合时采者，用醋五升，以瓦罐煮一昼夜，捣烂为饼，慢火焙干，吴茱萸（去枝梗）、大川芎（雀胎者）、白芍（酒炒）、黄芪（取黄色，白色软者）、蜀椒（酒洗）、续断（去芦）、生地黄、官桂，上为细末，上好米醋打糊为丸如梧桐子大。每服五七十丸，淡醋汤食远送下。本方用来治疗子宫虚寒引起的气滞血瘀，应当温阳补虚，行气解郁，君药为艾叶，艾叶辛温，可散子宫凝结之寒，理其气滞，散其血瘀，李时珍曾在《本草纲目》中写道："可以取太阳真火，可以回垂绝元阳。服之则走三阴，而逐一切寒湿，转肃杀之气为融和"，可见艾叶就如冬天的太阳一样，能化寒，却不炽热；吴茱萸擅温下焦之阳，又有行气之功，和香附可解气滞；

官桂味辛大热，擅温命门之火，和艾叶、吴茱萸、蜀椒驱散子宫之寒邪，振奋命门之火，又同川芎、当归温通血脉以消血瘀；白芍、生地黄、黄芪和而补气养血以治本；续断滋补肝肾。本方在散寒之时，不忘补气养血，滋补肝肾，而治其本，振奋阳气，胞宫就不会寒冷，气血充盈，冲任的虚损自然修复，气血调和则气不滞、血不瘀。

2. 归艾丸：温经暖宫育后代

归艾丸出自《朱氏集验方》卷十引蔡相药方。《类编朱氏集验医方》是由南宋朱佐编撰，收集了宋以前效验医方，其中包括家藏秘方及笔记小说中所记载的医方。全书共15卷，载方900余首，以疾病分类，共分为15大门类，统一以每一疾病先立论，后列方，其间附有效验之医案的格式编汇。归艾丸由熟艾、生地黄、生姜、白芍药、白茯苓、延胡索及当归组成。所谓熟艾，即以醋调面成饼，蒸熟，焙干待用。白芍药、白茯苓、延胡索及当归焙干为末。将生地黄、生姜洗干净，分开研烂，如"交加散"方的制作方法，即先以地黄汁炒生姜渣，生姜汁炒地黄渣。经过一夜后的腌制，用银器分开炒干，研为细末，将制作后的地黄和生姜与前面的药末及熟艾混合均匀，炼蜜为丸，如梧桐子大。每次服用50丸，每日3次，空心酒送下（空腹用温热的黄酒送服）。此丸剂中，交加散（出自《类证普济本事方》卷十）与艾叶相配，增加其温经暖宫之效，多用于治疗妇人平生无子。

研读中医典藏后，我们可以发现很多典籍中留有艾叶应用的印记，人们对艾疗的认识也逐渐深入，运用变得广泛，在生活中得到普遍的应用。艾疗多以汤剂、灸灼、艾烟、佩香、食疗、熏洗、药浴等形式，无论艾叶内服单用或是组方，还是艾叶不同形式的外治，对内、外、妇、儿、内分泌等疾病的防治发挥了确切的疗效，且随着现代医学对艾疗的深入研究，艾疗的应用形式多样化、防治范围也在不断扩大。

第二节　艾疗的临证防治

《黄帝内经》中记载"针之不及，药之不到，必须灸之"，说明艾灸对于治疗疾病具有独特的优势。艾草被誉为"百草之王"，是中国劳动人民认识和使用较早的一种中药。（见图3-3）在中国几千年的中医文化中，艾叶被用来防治疾病具有很长的历史。时至今日,熏艾草不仅作为一种民俗,熏灸、驱虫、食用、辟邪,逐渐过渡到药用,其应用范围逐渐扩大。

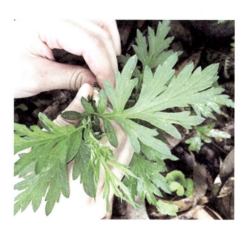

图 3-3 新鲜艾叶

一、艾疗在内科疾病中的应用

中医学认为艾疗对内科疾病具有显著疗效,艾疗有温经、去湿、散寒、止血、消炎、平喘、止咳、安胎等作用。现代研究证明,艾叶挥发油具有平喘、镇咳、祛痰、抗过敏、抗菌、抗病毒等作用,因而,艾叶及其有效成分艾叶挥发油被广泛应用于预防和治疗感冒等呼吸系统疾病;艾疗有健胃作用,可改善胃肠动力,因此艾疗可以防治泄泻等脾胃系统疾病。

(一) 感冒

感冒是由病毒所引起的上呼吸道感染疾病,临床常以发热、鼻塞、流涕、喷嚏、咳嗽、头痛、全身不适等为主要特征。本病可发生于任何年龄,四季均可发病,尤以冬春为多见。根据发病情况,可分为流行性感冒和普通感冒两类:前者起病急骤,具有较强的传染性,常可引起广泛流行;后者相对起病慢,无传染性和流行性。普通感冒预后良好,流行性感冒如不及时治疗,可变生他病,如病毒性心肌炎等。

[中医病因病机]

流行性感冒属中医的"时行感冒"范畴，普通感冒属中医的"伤风""感冒"范畴。其病因为六淫、时行病毒侵袭人体而致病，以风邪为主因。

[辨证论治]

风寒束表感冒多见恶寒重，发热轻，无汗，头痛，肢节酸疼，鼻塞声重，时流清涕，喉痒，咳嗽，痰吐稀薄色白，舌苔薄白，脉浮或浮紧，治宜辛温解表，代表方为荆防败毒散加艾叶。本方以荆芥、防风解表散寒；柴胡、薄荷解表疏风；羌活、独活散寒除湿，为治肢体疼痛之要药；川芎活血散风止头痛；枳壳、前胡、桔梗宣肺利气；茯苓、甘草化痰和中；艾叶温经散寒。

暑湿伤表感冒发生于夏季，症见面垢身热汗出，但汗出不畅，身热不扬，身重倦怠，头昏重痛，或有鼻塞流涕，咳嗽痰黄，胸闷欲呕，小便短赤，舌苔黄腻，脉濡数，治宜清暑祛湿解表，代表方为新加香薷饮加艾叶，方中金银花、连翘、鲜荷叶、鲜芦根清暑解热；香薷发汗解表；厚朴、扁豆化湿和中，艾叶祛除湿气。

[艾的应用]

艾灸：在足三里穴位处涂以少量的蒜汁、香油或红花油，放置艾炷，用线香点燃，直至艾炷全部烧尽，艾火自熄，除去艾灰，另按所需壮数，重新点燃艾炷。每灸完一壮，以纱布蘸冷开水抹净所灸穴位，复按前法再灸，一般可灸7～9壮。此种灸法较痛，故在烧近皮肤、患者感到灼痛时，可在施灸穴位周围用手指轻轻拍打以减轻痛感。

艾佩香：将艾草、陈皮、藿香、佩兰、白芷各等分，冰片少许，打成粗粉，缝制成小包，佩戴于胸前，常常嗅闻可预防流感（3岁以下儿童不加冰片，孕妇禁止使用）。

食疗：新鲜嫩艾叶，沾有面粉，蒸熟，放置容器内，以香油、蒜泥、葱白调制，服用，可以预防感冒。

艾叶泡脚：预防小儿感冒，具体方法：艾叶适量，加水2升左右煎煮，水开5分钟后，关火，盖上锅盖，至温度适宜时（防止药物有效成分挥发而影响疗效），将药物倒入盆中，然后置于盆中浸泡，可边洗脚边揉搓足底，晚上睡前用为佳，每日或隔日进行此法。

[国内外流行病学研究]

上呼吸道感染的发病不分年龄、性别、职业和地区，免疫功能低下者、儿童是易感人群。多数人每年都会发生该病，同一个人可在一年内多次罹患本病，通常在季节交替和冬季、春季发病。

［现代研究］

现代研究证明，艾叶挥发油具有抗菌（细菌和真菌）和抗病毒的作用，艾叶黄酮具有抗氧化和抑菌的作用。努尔比耶·奥布力喀斯木等通过观察菌丝体生长的情况发现，艾叶挥发油中的桉树脑和4－松油烯醇对青霉、疫霉、黑曲霉、链格孢、粉红聚端孢五种真菌均具有抑菌活性，其抑菌活性随艾叶挥发油浓度的增加而增强。刘萍等进行艾叶水煎液体外抑菌实验研究的结果证明，艾叶水煎液与复方艾叶均具有明显的抗菌作用。

（二）泄泻

泄泻是指因感受外邪、饮食所伤、情志失调、脾胃虚弱、脾肾阳虚等原因引起的以排便次数增多，粪便稀溏，甚至泄如水样为主证的病症。

［中医病因病机］

泄泻的病位主要在脾胃和大小肠，其中主脏在脾，其致病原因包括感受外邪，饮食所伤，情志失调，脾胃虚弱，脾肾阳虚等。其主要致病因素为湿，即《难经》所谓的"湿多成五泄"。

［辨证论治］

暴泻寒湿内盛多见泄泻清稀，甚则如水样，腹痛肠鸣，脘闷食少，苔白腻，脉濡缓。若兼外感风寒，则见恶寒发热头痛，肢体酸痛，苔薄白，脉浮，治宜散寒化湿，代表方为藿香正气散加艾叶。方中藿香解表散寒，芳香化湿，白术、茯苓、陈皮、法半夏健脾除湿，厚朴、大腹皮理气除满，紫苏、白芷解表散寒，桔梗宣肺以化湿，艾叶温经通络祛湿。

［艾的应用］

艾灸：温和灸治疗慢性腹泻，将艾卷的一端点燃，在对需施灸的腧穴进行熏烤，使患者局部有温热感，这种治疗方法属于艾条灸中的悬起灸，适用于一切灸法主治的病证。临床上较多用的是对神阙穴施以温和灸的方法。

艾佩香：将艾叶、高良姜、白芷、小茴香、蜀椒、干姜、肉桂等碾磨成粉，装在香囊中，将香囊放置在中脘穴（位于脐上约13厘米处），或者是挂在胸前。

食疗：艾叶洗净后剁碎，加入鸡蛋搅匀，加入盐、胡椒粉，锅热加油，煎熟即可，具有治疗腹泻的作用。

外敷：艾绒止泻，温州民间秘方艾绒敷脐治疗小儿脾肾阳虚之泄泻，疗效显著。取艾绒一握，夹在两手掌中间，合力旋转，用劲搓揉使艾绒发热，立即将艾绒紧贴在小儿脐部（神阙穴），外覆两三层柔软薄纸，再用布带缚定。

[国内外流行病学研究]

流行病学调查显示，全球每年有170万～250万人死于腹泻病，居感染性疾病死因顺位第三位，且绝大部分腹泻死亡发生于儿童，发展中国家部分地区每年儿童腹泻发病率高达12次/每人，一定程度上影响了人们的生命安全，并且带来了经济负担。

[现代研究]

艾叶为菊科多年生草本植物，《本草纲目》谓之"熟艾"，性味苦温微辛，苦能燥湿，温以护阳，辛可行气调胃。《本草正义》："艾叶，一止下痢，则以里寒泄泻而言，辛温升举，固其所宜。"研究表明，艾叶复方制剂（主要成分有艾叶水提液、甘草、维生素A、纳米氧化锌等）不仅可改善正常小鼠免疫细胞的功能，还可提高其体内非免疫细胞的功能，调节其体液免疫的功能，改善胃肠功能。

二、艾疗在妇科疾病中的应用

艾叶为中医治疗妇科疾病之常用药物，有温经止血、安胎、止痛等作用，在古代治疗妇科疾病中占有重要地位。早在《名医别录》中就载有其治"妇人漏血"。古代以艾叶为主药的著名方剂如胶艾汤、艾附暖宫丸等均为治疗妇科疾病之名方，其疗效显著。痛经与崩漏为妇科常见病，艾疗对其也有显著疗效。

（一）痛经

痛经为妇科常见病症，为月经前后或行经时出现腰酸痛和下腹坠痛，西医将其分为原发性和继发性两种。初潮后不久即出现，且无明显器质性疾病称为原发性痛经，由器质性疾病（如盆腔炎、子宫内膜异位症等）所引起者称继发性痛经。

[中医病因病机]

痛经主要病机在于邪气内伏，经血亏虚，导致子宫的气血运行不畅，"不通则痛"；或子宫失于濡养，"不荣则痛"，因此导致痛经，与冲任两经的功能失调有关，根据其病机和病症表现不同而分为气滞型、血瘀型、寒凝型和气血两虚型。

[辨证论治]

当归艾叶汤治疗痛经，近代著名的中医学家蒲辅周先生常用艾叶治疗痛经，如用当归艾叶汤：当归、生艾叶、红糖，煎煮取汁，分三次温服，每月经期服。治疗经行腹痛、下腹凉、手尖不温、属血寒者，效果较好。艾附丸，艾叶、四制香附等份为末，红糖熬膏为丸，开水送下，治疗妇科痛经、月经不调属胞宫有寒、肝气不舒者，此方简验便廉，亦是蒲老在农村治病常用之效方。

[艾的应用]

艾灸。主穴：子宫穴，三阴交穴。配穴：气滞血瘀型加太冲，太冲穴有疏肝理气、通络活血之功。湿热瘀阻型加足三里、丰隆健脾祛湿。肝肾亏虚型加肾俞、关元，肾俞具有补肾之效，配关元穴，有温补肾阳的作用。气血虚弱型加气海、关元、足三里、血海；足三里、血海具有调补脾胃、益气生血之功，配合气海、关元，补气血，通经络。

艾佩香：将益母草、瓦楞子、当归、艾叶、白芷、川芎等中药材作为原料，研磨成粉状，放入香囊中，放于患者枕边或床头，可有效缓解痛经症状。

食疗。治疗痛经：①艾蒿生姜鸡蛋汤。准备艾蒿、生姜、鸡蛋。将艾蒿放入一过滤袋，与姜片一同放入锅内煎煮，至沸腾。3分钟后，打入鸡蛋，煮熟即可。可以温经散寒，止痛。②枸杞子艾蒿粥。准备枸杞子、鲜艾蒿、大米、蜂蜜或盐适量。先将大米淘洗干净，在清水中浸泡。其间，将枸杞子洗净后，在温水中浸泡，泡软后捞出；将艾蒿洗净，切碎，备用。之后，将大米加水烧开，放入枸杞子、艾蒿，用文火煮粥，最后可加蜂蜜或盐适量调味。可散寒止痛，安神、镇静，可用于虚寒性腹痛、痛经、消化不良等。③对于寒食凝滞型痛经，准备艾叶、生姜、红糖适量，水煎半小时，取汁当茶饮。每次月经前期或经期中服用。

泡脚法：方用艾叶、桂枝、桑枝、当归、赤芍、木瓜，加水适量，煮沸后，放置盆内，待温度合适后，双脚浸泡药液中，至微出汗，每日早晚进行，可以舒经通络，有效缓解痛经。

肚脐贴：艾叶加工后取出艾绒，装在布袋内，贴附在患者的肚脐周围，具有温经通络的作用，作为日常保健，可以有效预防、缓解痛经。

[国内外流行病学研究]

据相关研究表明，我国痛经发病率约为33.1%，其中原发性痛经占53.2%，更有约13.5%的严重痛经患者无法正常活动，从而影响生活质量。

[现代研究]

现代药理学研究表明,艾叶的主要药物活性成分有挥发油、黄酮类化合物、鞣质类化合物、多糖类化合物、三萜类化合物、微量元素及绿原酸等。艾叶中的挥发油具有平喘抑菌的功效,黄酮类化合物、绿原酸及倍半萜类化合物具有抗炎的功效,鞣质类化合物具有收敛止血的功效。艾叶中的倍半萜类化合物可抑制血管的收缩,舒张血管。研究表明,生艾叶与醋艾炭均能缩短小鼠的凝血时间,而醋艾炭可明显抑制小鼠因接触热板或醋酸所导致的疼痛症状。

(二)崩漏

崩漏是月经的周期、经期、经量发生严重失常的病症,其发病急骤,暴下如注,大量出血者为"崩";病势缓,出血量少,淋漓不绝者为"漏"。崩与漏虽出血情况不同,但在发病过程中两者常互相转化,如崩血量渐少,可能转化为漏,漏势发展又可能变为崩,故临床多以崩漏并称。

[中医病因病机]

崩漏的发病是肾—天癸—冲任—胞宫生殖轴的严重失调。其主要病机是冲任不固,不能制约经血,使子宫藏泻失常。导致崩漏的常见病因有脾虚、肾虚、血热和血瘀。

[辨证论治]

治疗崩漏的临床经验多为艾叶复方应用,而且多是以胶艾汤为主方加减应用的。胶艾汤方中干地黄、芍药、当归、川芎养血和血,阿胶养阴止血,艾叶温经暖宫,甘草调和诸药,药物配伍既可和血止血,亦可暖宫调经。腹不痛者去川芎;血多者当归宜减量,加贯众炭、地榆炭、棕榈炭;气虚明显者或少腹下坠者加党参、黄芪、升麻;腹痛明显者,加杜仲、续断、桑寄生等。

亦用艾叶治疗妇科疾病,如用焦艾叶、当归,水煎服,治疗恶露淋沥不净;用焦艾叶、苎麻根,水煎服,治崩漏症(功能性子宫出血)等也有良效。中国民间亦有类似应用,如《中草药新医疗法资料选编》介绍,用艾叶炭、蒲黄、蒲公英,水煎服,治疗功能性子宫出血、产后出血等症。《湖北中草药志》亦介绍用艾叶、黄精、益母草,水煎服,治疗功能性子宫出血等,均有较好疗效。

在治疗时,艾叶具有温经通络的功效,可行气血,因此在药物剂量配伍时,注意减少艾叶的剂量与病情发展进程。

［艾的应用］

崩漏因发病比较急骤，出血量大且连绵不绝，因此治疗时以药物为主，以艾疗的治疗方法为辅：

艾灸：艾灸隐白穴合固冲汤治疗脾虚型崩漏。根据子午流注艾灸隐白穴可以治疗崩漏。受试者在无任何刺激的自然状态下，保持安静后开始施灸。在巳时，即上午9时至11时之间，艾灸足太阴脾经的井穴、隐白穴。（见图3-4）

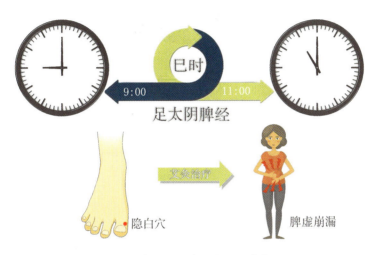

图3-4　子午流注艾灸隐白穴治疗崩漏

此外，也可以理血培元，调补冲任的原则治疗崩漏，基本穴位包括三阴交、隐白、百会、关元、肝俞、肾俞、脾俞等。具体辨证加减，有寒症加命门、中极，热症加大敦、太冲，有血瘀加气冲、冲门、支沟。艾灸前后要注意做好保暖措施，艾灸后还要多喝水。

艾佩香：将艾绒、石菖蒲、陈皮研磨成粉状，放入香囊中，随身携带或置放在床头，具有温通经络、芳香化浊之效，可缓解月经紊乱的症状。

穴位贴敷：将艾绒、陈皮、侧柏叶碾磨成粉状，用鸡蛋清进行调和，搅拌至糊状，取适量药糊，均匀涂抹于3厘米×3厘米的穴位贴片胶布上。（见图3-5）分别贴在关元、肝俞、肾俞、脾俞穴位上。在第一次贴敷时，每隔一小时观察穴位的变化，若是出现红、肿、热、痛、瘙痒等感觉，立即撕下，说明有过敏，不宜接受穴位贴敷治疗。

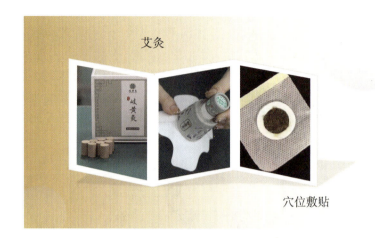

图3-5 艾灸与穴位贴

[国内外流行病学研究]

崩漏属于现代医学排卵障碍型异常子宫出血的范畴。全世界范围内育龄期妇女的发病率为10%～30%，至少有1/3的女性一生中会受该病影响。

[现代研究]

经研究证实，艾叶中的甾体类化合物及黄酮类化合物可抑制血小板的聚集。艾叶的不同组分均具有体外凝血的作用，但其不同组分体外凝血作用的强度不同。艾叶中鞣质类化合物的凝血作用最强，艾焦油、艾炭、艾灰的凝血作用依次减弱。采用传统炮制方法炮制的艾炭，其凝血、止血作用较强。这是因为，在炒炭或烘制的过程中可除去艾叶中的挥发油等活血组分。

三、艾疗在慢性疾病中的应用

慢性疾病全称为慢性非传染性疾病，不是特指某种慢性疾病。常见的慢性疾病主要有糖尿病、脑卒中、冠状动脉粥样硬化性心脏病、慢性支气管炎、糖尿病腰椎间盘突出、风湿性关节炎等。艾灸通过用艾绒熏灸穴位，借产生的艾热刺激人体穴位或特定部位，激发经气的活动来调整人体紊乱的生理功能，温经散寒以促进人体气血的运行，行气通络以增强人体的抗病能力，升阳举陷以恢复机体的正常功能，拔毒泄热以调节人体机体功能等，从而提升人体的免疫力，达到防病保健的目的。

（一）脑梗死后遗症

脑梗死后遗症是指在脑梗发病一年后，如果还存在半身不遂或语言障碍或口眼歪斜等症状，该时期也叫作脑梗死后遗症期，与恢复期相比，恢复速度及程度较慢。

[中医病因病机]

脑梗死属于中医学上的"中风"范畴。脑梗死多是在内伤积损的基础上，复因劳逸失度、情志不遂、饮酒饱食或外邪侵袭等触发，引起脏腑阴阳失调，血随气逆，肝阳暴张，内风旋动，夹痰夹火，横窜经脉，蒙蔽神窍，从而发生卒然昏仆、半身不遂诸症。基本病机总属阴阳失调，气血逆乱。病位在心脑，与肝肾密切相关。

[辨证论治]

脑梗后遗症风痰瘀阻证表现为半身不遂，口舌歪斜，舌强言蹇或不语，偏身麻木，头晕目眩、舌质暗淡，舌苔薄白或白腻，脉弦滑，治宜搜风化痰，行瘀通络，代表方为化痰通络汤加艾叶。方中法半夏、茯苓、白术健脾化湿；胆南星、天竺黄清化痰热；天麻平肝息风；香附疏肝理气，调畅气机，助脾运化；配丹参活血化瘀；大黄通腑泻热凉血；再加艾叶疏通经络。气虚络瘀证表现为半身不遂，口舌歪斜，言语蹇涩或不语，偏身麻木，面色㿠白，气短乏力，口流涎，自汗出，心悸便溏，手足肿胀，舌质暗淡，舌苔薄白或白腻，脉沉细，细缓或细弦，治宜益气养血，化瘀通络，代表方为补阳还五汤加艾叶。本方重用黄芪补气，配当归养血，合赤芍、川芎、桃仁、红花、地龙以活血化瘀通络，艾叶疏通经络。

[艾的应用]

艾灸：①护理人员指导患者取仰卧位，在患侧上肢、下肢分别取相应穴位，将点燃后的艾条放置在温灸盒中，在患者对应穴位位置固定温灸盒，以患者感觉无痛、皮肤微红为宜，其间注意调整温度以及观察患者皮肤情况，可疏通经络、调补气血。艾灸时，要经常询问患者感觉，避免发生烫伤；对于不能言语或者甚至意识不清的患者，应以远距离、少灸量、短时间的艾灸为主，施灸者手指放在艾灸穴位的周围，以探知温度。②作为治疗中风后遗症的中医疗法，"醒脑开窍"的针刺方法被广为应用。"醒脑开窍"针刺法是国医大师石学敏院士于1972年创立的治疗中风病的大法。主方Ⅰ：人中、内关，先刺双侧内关，继刺人中，采用提插捻转结合的泻法。针体刺入穴位后，将针体向一个方向捻转360°，使肌纤维缠绕在针体上，再施雀啄手法，以流泪或眼球湿润为度。主方Ⅱ：内关、印堂、上星透百会、三阴交，先刺内关，手法操作同上。再刺印堂，继刺上星。三阴交采用提插补法，仅刺患侧，不刺健侧。辅穴：极泉、尺泽、委中，极泉、尺泽直刺施用提插泻法，以上肢抽动3次为度。委中取仰卧位抬起患肢取穴，术者用左手握住患肢踝关节，以术者肘部顶住患肢膝关节，刺入穴位后，针尖向外15°，进针1～1.5寸，用提插泻法：以下肢抽动3次为度。

艾灸结合推拿：推拿对于中风后遗症患者肢体功能的改善具有积极的作用。首先，先用拿法作用于患者的上肢，揉法作用于患者的躯干，病点按周围的穴位，活动肢体关节；然后以同样的方法作用于下肢；先患侧、后健侧。然后施以艾灸或温针灸。

艾佩香：将艾叶、天麻、胆星、天竺黄、半夏、陈皮、赤芍、归尾、川芎等药物等量混合研磨成细粉，放置于香囊内，患者可长期佩戴于胸前，可醒脑开窍。

中药擦拭：对于脑梗死后遗症半身不遂，可采用中药擦身的方法，药物组成：艾叶、桂枝、生甘草、红花、桑枝、草乌（制）、川芎、透骨草、伸筋草，熬制后，用毛巾浸中药擦洗患肢，擦洗至皮肤微发热。可疏通经络，恢复肢体功能。（见图3-6）

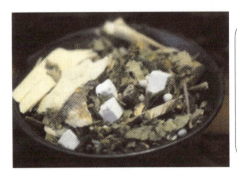

痹症中药擦拭方
组成：艾叶、桂枝、生甘草、红花、桑枝、草乌（制）、川芎、透骨草、伸筋草
方法：熬制后，用毛巾浸中药擦洗患肢，擦洗至皮肤微发热
作用：疏通经络、健骨强肌

图3-6 痹症中药擦拭方组成

[国内外流行病学研究]

据2019年世界著名医学杂志《柳叶刀》的调查数据，全球新发脑梗死

1370万人，中国新发脑梗死551万人，中国的脑梗死人数占世界的40%。中国脑梗死人群的发病率是美国的两倍，发病平均年龄为66.5岁，比美国发病年龄早早提前了10年，特别值得注意的是，中国脑梗死复发率为40%，其中55岁以上的老年人发病率高，男性发病率比女性高。

［现代研究］

研究发现，艾叶挥发油具有活血的作用。脑梗死通常是由于脑部血液供应障碍所引起的脑部缺血、缺氧，进而出现局部脑组织的缺血性坏死或者是软化灶。艾叶具有活血化瘀的功效，因此对于脑梗死的患者有一定的治疗作用。

（二）腰椎间盘突出症

腰椎间盘突出症是较为常见的疾患之一，主要是因为腰椎间盘各部分（髓核、纤维环及软骨板），尤其是髓核，有不同程度的退行性改变后，在外力因素的作用下，椎间盘的纤维环破裂，髓核组织从破裂之处突出（或脱出）于后方或椎管内，导致相邻脊神经根遭受刺激或压迫，从而产生腰部疼痛，一侧下肢或双下肢麻木、疼痛等一系列临床症状。

［中医病因病机］

腰痛病因为内伤、外感与跌仆挫伤，基本病机为筋脉痹阻，腰府失养。内伤多责之禀赋不足，肾亏腰府失养；外感为风、寒、湿、热诸邪痹阻经脉，或劳力扭伤，气滞血瘀，经脉不通而致腰痛。

［辨证论治］

寒湿腰痛症见腰部冷痛重着，转侧不利，逐渐加重，每遇阴雨天或腰部感寒后加剧，痛处喜温，得热则减，苔白腻而润，脉沉紧或沉迟，治宜散寒行湿，温经通络，代表方为甘姜苓术汤加艾叶。方中干姜、甘草、丁香散寒温中，以壮脾阳；苍术、白术、橘红健脾燥湿；茯苓健脾渗湿；艾叶可温经通络，止痛。湿热腰痛表现为腰髋弛痛，牵掣拘急，痛处伴有热感，每于夏季或腰部着热后痛剧，遇冷痛减，口渴不欲饮，尿色黄赤，或午后身热，微汗出，舌红苔黄腻，脉濡数或弦数。治宜清热利湿，舒筋止痛，代表方为四妙丸加艾叶。方中黄柏、苍术辛开苦燥以清化湿热；防己、萆薢利湿活络；当归、牛膝养血活血；龟板补肾滋肾；艾叶祛湿通络。瘀血腰痛见痛处固定，或胀痛不适，或痛如锥刺，日轻夜重，或持续不解，活动不利，甚则不能转侧，痛处拒按，面晦唇暗，舌质隐青或有瘀斑，脉多弦涩或细数。病程迁延，常有外伤、劳损史，治宜活血化瘀，通络止痛，代表方为身痛逐瘀汤加艾叶。方中当归、川芎、桃仁、红花活血化瘀；没药、五灵脂、地龙化瘀消肿止痛；香附理气行血；牛膝强腰补肾，活血化瘀；艾叶能理气血、温经脉。

[艾的应用]

艾灸：艾灸疗法治疗腰椎间盘突出以行气活血、舒筋活络、散寒祛湿和强健筋骨为主。根据患者的实际病症给予针对性的艾灸治疗：①阳虚寒盛型，艾灸承山，四腰穴和肾俞等；②肝肾亏虚型，艾灸太溪、肝俞、丰隆、肾俞等穴位；③气滞血瘀型，艾灸阳陵泉、肾俞、五腰和血海等穴位。艾灸主要有回旋灸、雀啄灸和温和灸三种，依据患者的耐受程度，将火源的距离进行调整，结束后，需要让患者静待半小时后才能出门，避免受潮和受凉。

艾灸结合针刺、推拿：艾灸常与针刺、推拿结合治疗腰痛，具有叠加效应。在临床治疗腰痛患者，一般采用推拿手法按照从胸腰结合段至足踝处，给予滚法、点法、拿法、肘按、扳法、松动术等手法刺激膀胱经、胆经及其穴位。（见图3-7）推拿治疗结束后配合温针灸，选穴为肾俞、大肠俞、环跳、委中、承山穴。

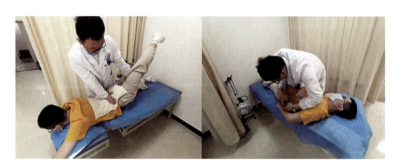

图3-7　推拿疗法

艾靠垫：将中药材金毛狗脊、生艾叶、花椒、怀牛膝等量研成细末，装在布袋里，按照常人腰部的生理曲度，制定相应尺寸的靠垫，可放置在办公椅、沙发等位置，可有效辅助缓解腰痛。

食疗：将羊腿（切块）、艾叶、制附片、葱段、生姜片放入锅内，蒸2小时左右，食肉喝汤，可治疗腰膝酸软，关节痛。

热敷。"艾叶壮骨汤"组方：艾叶、杜仲、伸筋藤、苏木、透骨草、地龙、威灵仙、当归、五加皮、续断、骨碎补、狗脊、牛膝。随证加减：寒重者加制川草乌、制马钱子，以温经散寒，湿重者加薏苡仁，阴虚重者加炙黄柏、生地黄以泻火坚阴养肝肾，阳虚重者加肉苁蓉、巴戟天，瘀重者加血竭破瘀通络，痛甚者加乌药，气虚者加生黄芪。用适量清水浸药，水煎取汁适量，理疗时药导用。

医体融合：治疗腰椎间盘突出时，除了应用艾灸、针刺、推拿、中药等中医疗法外，配合体育锻炼的方法，疗效更佳。比如八段锦、太极拳、易筋经等传统功法，跑步、小飞燕等运动方法。为患者制定适宜的运动处方，促进康复。（见图3-8）

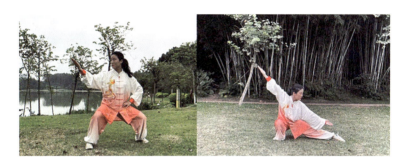

图3-8 中医传统功法

[国内外流行病学研究]

好发年龄在20～50岁，男女发病比例为（4～6）：1。患者多有长期弯腰劳动或久坐工作的经历，首次发病常在半弯腰持重或突然扭腰过程中发生。95%左右的腰椎间盘突出发生在腰4～腰5及腰5～骶1椎间盘间隙。

[现代研究]

现代研究认为艾灸具有温热效应，对腰椎间盘突出症患者起到能量支持和镇痛效果。临床研究发现艾灸可通过增加热休克蛋白质7（HSP-70）的表达，改善机体细胞的物质及能量代谢，这是艾灸产生温通、补虚效应的生物学机制；此外，艾灸可以调节人体前列腺素E2、前列腺素F2α及精氨酸加压素的异常含量，起到镇静、止痛的作用。

（三）风湿性关节炎

风湿性关节炎是一种常见的急性或慢性结缔组织炎症，通常所说的风湿性关节炎是风湿热的主要表现之一，临床以关节和肌肉游走性酸楚、红肿、疼痛为特征，与A组乙型溶血性链球菌感染有关，寒冷、潮湿等因素可诱发本病。

[中医病因病机]

风湿性关节炎在中医学上属于"痹证"范畴,痹证的发生与体质因素、气候条件、生活环境及饮食等有密切关系。正虚卫外不固是痹证发生的内在基础,感受外邪是痹证发生的外在条件。邪气痹阻经脉为其病机根本,病变多累及肢体筋骨、肌肉、关节,甚则影响脏腑。

[辨证论治]

风寒湿痹证行痹症见肢体关节、肌肉酸痛,上下左右关节游走不定,但以上肢为多见,以寒痛为多,亦可轻微热痛,或见恶风寒,舌苔薄白或薄腻,脉多浮或浮紧,治宜祛风通络,散寒除湿,代表方为防风汤加艾叶。方以防风、麻黄、秦艽、葛根祛风除湿;肉桂、当归温经活血;茯苓健脾渗湿,姜、枣、甘草和中调营;艾叶祛湿通经。痛痹症见肢体关节疼痛较剧,甚至关节不可屈伸,遇冷痛甚,得热则减,痛处多固定,亦可游走,皮色不红,触之不热,苔薄白,脉弦紧,治宜散寒通络,祛风除湿,代表方为乌头汤加艾叶。方中川乌、麻黄温经散寒,宣痹止痛;芍药、甘草缓急止痛;黄芪益气固表,并能利血通痹;蜂蜜甘缓,益血养筋,制乌头燥热之毒;艾叶疏通经络,止痛。着痹症见肢体关节疼痛重着、酸楚,或有肿胀,痛有定处,肌肤麻木,手足困重,活动不便,苔白腻,脉濡缓,治宜除湿通络、祛风散寒,代表方为薏苡仁汤加艾叶。方以薏苡仁、苍术健脾渗湿;羌活、独活、防风祛风胜湿;川乌、麻黄、桂枝温经散寒;当归、川芎养血活血;生姜、甘草健脾和中;艾叶温通经络止痛。

[艾的应用]

艾灸:①艾灸通过对穴位的刺激,激活局部特异性受体,如热敏免疫细胞、热休克蛋白等,温热刺激信号通过神经和体液通路作用于靶器官而发挥治疗效应。艾灸强壮穴进行治疗,取足三里、关元、阳陵泉、阿是穴。②火龙灸,又称火龙督脉铺灸,对风寒型类风湿关节炎有显著疗效。患者俯卧位,露出背部,铺上2~4层毛巾,将生姜剁碎放置在毛巾上面,然后铺上适量的艾绒,点燃。其间每隔5分钟给患者擦除汗液,注意艾灸盒要放平稳、安全,避免烫伤患者。(见图3-9)

针刺结合艾灸:即温针灸治疗风湿性关节炎的疗效优于单一的针刺或艾灸疗法。选穴:足三里、关元、阳陵泉、阿是穴,给予针刺。取1厘米的艾炷,放置在针柄上,留针半小时,其间注意防止烫伤。

食疗:艾叶、薏苡仁、薄荷、豆豉、丝瓜。薄荷、艾叶煮沸后捞出艾叶,

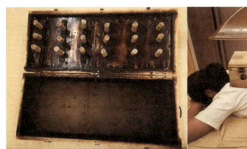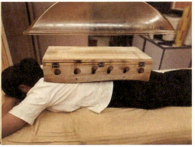

图 3-9　火龙灸疗法

其他食材放入锅内,加水至 2 升,沸后用文火煎至成熟,即可食用。可清热利湿,解表祛风,治疗风湿性关节炎。

外敷:①取干净艾叶放入容器内,加入醋稍焖后,放入锅内翻炒至微焦,取出稍晾凉,用干净纱布包好热敷于关节疼痛处,热敷温度适宜,切勿烫伤皮肤,每天进行。②药物组成:制川乌、制草乌、桂枝、伸筋草、透骨草、艾叶、小茴香、刘寄奴、红花、桑枝、冰片、川芎,用药包密封,煎煮半小时,拿出药包放入盆中,待药包温度降到患者可以接受的程度后热敷,并以 TDP 灯照射患肢。

[国内外流行病学研究]

风湿性关节炎多发于冬春阴雨季节,寒冷和潮湿是重要的诱因。任何年龄均可发病,最常见人群是 5～15 岁儿童和青少年,3 岁以内的婴幼儿极少见。全球的发病率为 1%～2%,男女比例为 1∶3,我国的发病率为 0.4%。

[现代研究]

研究发现,生艾叶与醋艾炭均能缩短小鼠的凝血时间,而醋艾炭可明显抑制小鼠因接触热板或醋酸所导致的疼痛症状。也有研究表明,醋艾炭、煅艾炭、生艾叶、醋艾叶对实验性炎症反应具有显著的抑制作用。在古方中,艾叶也常被用于治疗痛症。现代药理学研究发现,艾叶具有抗炎的作用。但艾叶的抗炎作用在古方中未能得到体现。

(四)糖尿病

糖尿病作为一种常见的内分泌代谢紊乱性疾病,是由于胰岛素分泌相对不足或胰岛素作用障碍所引起的以高血糖为特征的代谢紊乱性疾病。近年来,随着我国经济条件的改善，人们生活水平的提高，饮食结构的改变和体力劳动强度的降低，我国糖尿病的患病率也在逐年上升，糖尿病已经成为严重的公共健康疾病。

[中医病因病机]

糖尿病在中医上属于"消渴病"的范畴，消渴病的病因比较复杂，禀赋不足、饮食失节、情志失调、劳欲过度等原因均可导致消渴。消渴病变的脏腑主要在肺、胃、肾，其病机主要在于阴津亏损，燥热偏胜，而以阴虚为本，燥热为标，两者互为因果。

[辨证论治]

气阴亏虚症见口渴引饮，能食与便溏并见，或饮食减少，精神不振，四肢乏力，体瘦，舌质淡红，苔白而干，脉弱，治宜益气健脾，生津止渴，代表方为七味白术散加艾叶。方中用四君子汤健脾益气，木香、藿香醒脾行气散津，葛根升清生津止渴，艾叶能理气血，具有补气血的作用。阴阳两虚症见小便频数，混浊如膏，甚至饮一溲一，面容憔悴，耳轮干枯，腰膝酸软，四肢欠温，畏寒肢冷，阳痿或月经不调，舌苔淡白而干，脉沉细无力，治宜滋阴温阳，补肾固涩，代表方为金匮肾气丸加艾叶。方中以六味地黄丸滋阴补肾，并用附子、肉桂以温补肾阳；艾叶温通经脉助阳。

[艾的应用]

艾灸：①温和灸：点燃艾条，悬于施灸部位上方，艾条在施灸部位上左右往返移动或反复旋转，使皮肤有温热感而不至于灼痛。②隔姜灸：切取厚度适宜的新鲜老姜片，中间用针刺扎数孔。施灸时，把姜片放置在所选穴位的皮肤上，将艾炷放在其上并点燃，待患者感到局部有灼痛感时，略略提起姜片或更换艾炷再灸。艾灸时，应时常询问患者感觉，注意不要烫伤患者的皮肤。

艾灸结合推拿：糖尿病患者有局部肌肉麻木的症状，艾灸结合推拿可以有效地改善糖尿病周围神经病变。推拿具有疏通经络、行气活血的作用，采用推拿、点穴、搓法等手法，围绕患者麻木的四肢及周围穴位进行操作，注意力量不宜过大。手法治疗结束后，再施行温和灸或隔姜灸。

食疗：艾叶、葛根粉、大米，艾叶煮水沸腾后，捞出艾叶，将葛根粉、大米放入锅内，煮熟后食用，可有效防治糖尿病及并发症。在本食谱中，注意减少大米的比例（含糖量高）。

泡脚：将艾叶、苏木、生甘草、红花、没药、草乌（制）、川芎、透骨草、伸筋草共同水煎熬汁，煎好后放置温度适宜时泡脚。此方有温经通络、活血止痛的作用。但值得我们注意的是，艾叶泡脚虽有疏风散寒、活血通络、提升人体免疫力等的作用，但是糖尿病患者却需谨慎，在用艾叶泡脚时需要注意足浴水温度不宜过高，以37℃的水温为宜；其次就是足浴时间不宜过长，15分钟足矣，最后是要避免使用刺激性药物泡脚，且足部皮肤有伤口、溃烂等时不宜足浴。

艾灸鞋：市面上的艾灸按摩鞋，在穿上鞋的时候，点燃艾灸装置，可以刺激足底穴位，具有提升阳气、疏通经络、防治糖尿病的功效。（见图3-10）

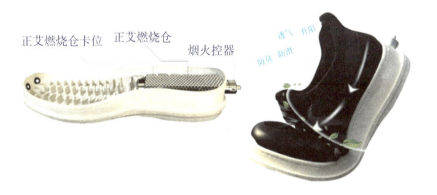

图3-10 艾灸按摩鞋示意

医体融合：中医从整体出发，其特点是整体观念及辨证论治，通过辨证求因，最后确立治法，不降糖而糖自降。运动疗法可以促进血液循环，缓解轻中度高血压，减轻体重，提高胰岛素敏感性，减轻胰岛素抵抗，改善血脂情况，改善心肺功能，促进全身代谢。八段锦、太极拳等传统功法与中医理论相契合，慢跑、瑜伽等亦可提升人体免疫力，因人制宜的运动处方可以有效防治糖尿病。

[国内外流行病学研究]

中国人口基数大，经济水平快速发展，但对糖尿病的认识、干预却不足，导致患者人数多，约为1.14亿，远超过其他国家的患病人数。糖尿病及其并发症会造成持久深远的严重危害，截至2017年底，全球约有400万人死亡，约占该年龄段所有原因导致死亡总人数的10.7%，已成为我国重要的公共卫生问题。

[基础及临床研究]

有研究发现，艾叶乙醇提取物对糖尿病小鼠糖脂代谢具有显著调节和改善作用，且呈现一定的剂量依赖性。不同剂量的艾叶多糖均能增加糖尿病小鼠的肝糖原含量，其中中低剂量的艾叶多糖能增加血清胰岛素含量，而高剂量的艾叶多糖虽然没有增加血清胰岛素含量，但降血糖作用最强。说明艾叶多糖对Ⅰ型糖尿病小鼠有降血糖、改善糖耐量和显著增加肝糖原存储量的作用。此外，亦有药理研究发现艾叶中绿原酸类化合物具有降血糖的药理作用。

第三节 艾疗在传染病中的应用

在我国的传统医疗中，艾叶是防治瘟疫的一种重要药物。古人们用艾叶来辟"邪"，例如在春夏之交时节采摘艾叶悬挂于自家房屋墙上或门窗之上防治瘟疫等；到了现代，有医学研究已表明，艾叶中的挥发油对于瘟疫类疾病具有抗菌、抗病毒、增强免疫功能、抗炎镇痛作用以及对呼吸系统疾病的防治作用。如今一系列的突发公共卫生事件不断地严重威胁人类健康，在人类与传染病的斗争中，从抗击严重急性呼吸综合征（SARS, severe acute respiratory syndrome coronavirus）、甲型H1N1流感、中东呼吸综合征（MERS, Middle East Respiratory Syndrome）、手足口病，到现阶段暴发于世界各地的新型冠状病毒肺炎，在抗疫的临床治疗中总是能见到艾叶的身影，与其相关的艾疗作为一种优秀传统的中医疗法，在疫情发生的各个阶段也发挥了自身的特色，备受医家们的青睐。

一、艾疗防治新型冠状病毒肺炎

（一）新冠肺炎的病因病机

详见第二章第四节相关内容。

（二）艾疗在新冠肺炎各阶段应用的理论探究

新冠肺炎预防期可佩戴艾叶香囊来进行预防，早在先秦时期的《山海经》

中就有"薰草……佩之可以已疠"的记载,可见在当时已开始使用香佩防疫。药理研究表明,艾叶中的挥发油挥发出来后,不仅能抑制或杀灭周围环境中的细菌和病毒,还可分布于人口鼻呼吸道中,能杀灭进入人的口鼻呼吸道中的细菌病毒,或在口鼻中形成一道微膜屏障,阻止细菌病毒的侵害,因此佩戴香囊能降低新冠的发病率,并且其具有一定的早期防护效果,无毒副作用;同时,艾叶香囊也有预防时疫、除污浊、防病毒、净化空气的功效,值得大众及家庭推广使用。

针对隔离期的患者,在《新冠肺炎疫情隔离医学观察指南》中就提出了集中隔离区的选址问题,并指出隔离场所应相对独立,与人口密集居住与活动区域保持一定的防护距离。因此,面对不断变化的疫情,广东省也因地制宜适时调整防控措施,建设了更加智能化且集中的"健康驿站"。该隔离"驿站"秉持着安全、舒适、智慧的设计理念,关键是拉开了隔离点和居民区的距离,具备专业设施,可以按更严格的标准处置隔离患者的污水、垃圾,同时可以避免偶发因素(例如被隔离人员的垃圾被周围居民捡走)导致的传播,减少隔离点内部的交叉感染概率。"健康驿站"的使用,最大限度地降低了疫情扩散的风险,保障了市民群众生命健康的安全和社会经济的持续稳定发展。同时,对于处在隔离期患者的防治,医护人员也充分发挥了艾灸"既病防变"的作用,这也是充分利用了中医治未病理论。在防治新冠肺炎的过程中,尽早应用艾灸干预、切断病源、防止传变,对密切接触的隔离患者行艾灸,从而起到宣通气机、调补气血的功效。同时对于新冠疫情期间部分隔离患者的负面情绪,艾灸疗法起到了舒缓患者焦虑不安情绪的功效;针对疫情期间有部分患者也常出现失眠症状,艾灸也可以发挥调节阴阳、疏肝理气的作用,从而缓解病人失眠状态,缩短病程。

对于感染新冠肺炎的患者,可用艾疗如艾灸、艾叶烟熏、艾叶药浴、艾叶汤剂配合治疗。艾灸具有解热、抗病毒、调整免疫功能的作用;艾叶烧熏疗法可辟秽邪,消疫毒,有效控制疫情的传播与蔓延,常用于病室及公共场合消毒;艾叶药浴可增强人体的免疫机能,增强抗病能力,提高免疫力的作用;根据患者病情按照中医辨证,合理使用艾叶汤剂治疗。

在疾病的恢复期,可继续采用艾灸治疗,培补正气,清除余邪,调和脏腑,有助于促进机体尽快恢复健康。同时也可运用艾叶药浴进行再次预防。早已有多种研究证实了长期应用艾叶洗浴可明显减少疾病的发生率,艾叶药浴能通过特定的局部刺激,疏通经络、调和气血进而调节全身机能,被动提升人体阳气，抵抗外界邪气。值得一提的是，在抗击新冠疫情的过程中，一线医护人员、工作人员连续作战、身心俱疲，也可运用药浴疗法祛邪除浊，疏通气血，调和营卫，以增强正气，避免感染。

对于新冠疫情的防控，艾叶相关疗法无论是在隔离期、新冠治疗期还是恢复期都发挥了很大的作用。医护人员使用艾叶烟熏消毒发热门诊、隔离区、病区等；使用艾灸给低热患者退热、增强患者身体免疫力；采用艾叶相关汤剂配合西医治疗来使感染新冠的患者恢复健康。种种疗法无论是对于新型冠状病毒肆虐的今天，还是面对未来的某些重大公共卫生事件都有着重要的意义，因此，我们也应该积极推广艾叶防治疫病的方法，为抗击新冠疫情发挥出应有的作用。

（三）艾疗防治新冠肺炎

1. 艾灸疗法

（1）预防期。对于成人，可取普通艾条2支，同时点燃，依次悬灸中脘、关元、双侧足三里（见图3-11），易上火的患者可加灸双涌泉穴，灸后可饮淡盐水。对于小儿，可取艾条1支，点燃艾条后依次灸身柱、肺俞，至皮肤潮红为度。

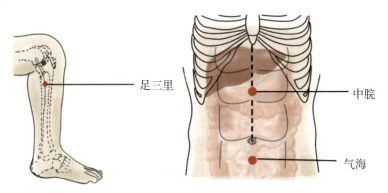

图3-11 艾灸穴位示意

（2）隔离观察期。取足三里（双侧）、气海、中脘，用艾条温和灸每个穴位；在气海、中脘中每次选择1个穴位，用艾条行温和灸。

（3）临床治疗期。取合谷、太冲穴，使用艾条行温和灸；足三里用艾条行雀啄灸；神阙可选择用温灸盒灸。

(4) 恢复期。每日艾灸足三里、上巨虚、地机3个穴位，依次给每个穴位行温和灸，可以温阳散寒、除湿健脾和胃；或者是艾灸气海、合谷、三阴交3个穴位，可提升正气，温通阳气，提高身体免疫力。

2. 艾叶烧熏疗法

采用干燥的艾绒、苍术，按照同等比例，将苍术用酒精浸泡一天，捞出后稍沥干酒精，与艾绒混合点燃，吹灭火苗，然后进行烟熏。在无酒精的情况下，也可将苍术打成粗粉，和艾绒混合均匀，点燃烟熏。艾绒燃烧烟雾较大，如无法适应艾绒烟雾，也可单独用苍术熏。

3. 艾叶佩香疗法

香囊方可选用艾叶、藿香、佩兰、木香、薄荷、白芷、苍术等，方中苍术、艾叶、木香、藿香等为历代医籍中常用的防疫香木与芳草，制作时需要将以上中药研末，等分量装入香囊中，患者将香囊悬挂于胸前或置放在床边。（见图3-12）该方具有芳香辟秽、化浊解毒的功效，适用于新冠早期的预防。

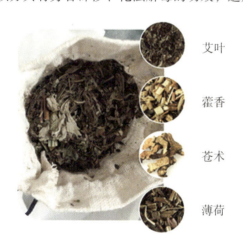

图3-12 艾叶香囊方

4. 艾叶药浴疗法

取艾叶、麻黄、厚朴、苍术、藿香等中药材，将上药煎煮后倒入盆内，再加适量热水趁热熏洗全身或泡脚，艾叶药浴可刺激局部经络，调和气血，增强人体免疫力。

（四）艾叶入汤剂防治新冠的医案

患者男，56岁，因"发热、咳嗽15天"收治于某市传染病医院。因新冠病毒核酸检测为阳性，西医诊断为新型冠状病毒肺炎普通型，中医诊断为瘟疫，湿浊蕴肺证。以祛湿化浊、清肺透邪为治法，方剂采用清肺排毒汤加减，具体药物有麻黄、炙甘草、杏仁、生石膏、桂枝、泽泻、猪苓、白术、茯苓、柴胡、黄芩、姜半夏、生姜、紫菀、冬花、射干、细辛、山药、枳实、艾叶。服用汤剂的同时予以西医对症支持治疗，患者服用7剂后症状逐渐消失，核酸检测结果转为阴性。

二、艾疗防治甲型 H1N1 流感

甲型H1N1流感（简称甲流）是指感染甲型H1N1流感病毒引起的急性呼吸道疾病，早期类似普通流感，患者会出现发烧、咳嗽、疲劳、食欲不振等症状，部分病例可伴有消化道症状。该疾病的病毒主要通过飞沫经呼吸道传播，从2009年开始，新型甲型H1N1流感在全球范围内大规模流行，感染人数众多。各年龄段人群普遍易感，儿童和老年人、慢性病患者人群或孕妇感染后重症发生率高于普通人群。

（一）中医对甲型H1N1流感的辨析

该病主要病因为风热疫毒，核心病机是风热毒邪，犯及肺卫。从本病的临床表现来看，风热时疫从口鼻而入，引起以肺系为主的系列病变，具有转变快、变化多的特点。起初，疫邪充斥表里，卫气同病，病在上焦，以肺卫为主，有高热、恶寒、咳嗽、咽喉疼痛、头痛、身痛等症状；若夹湿邪，可伴有纳差、腹泻、呕吐、肌肉痛等症状。病情进一步发展，邪气深入气分，可出现高热、咳喘等肺经热毒炽盛症，甚者可逆转心包，出现内闭外脱之危重症；或因热邪消耗气阴，肺化源绝，呼吸急促、窘迫而致病人死亡；邪气还可深入营血分，闭窍动血。

（二）艾疗在甲型H1N1流感应用的理论探究

在甲型H1N1流感初期，患者可出现咽痛、发热、流涕、咳嗽、鼻塞、头痛等类似流感样症状，总结为毒热壅肺闭肺、毒瘀互结、肺气壅闭，初期患者可佩戴艾叶香囊来预防甲流进一步加重，也可以采取艾灸疗法温补阳气，提升抵抗力，可以更好地抵抗病邪入侵，预防流感，同时艾灸人体相应穴位，可对流感引起的发热、咳嗽、怕冷、乏力等症状进行调理。

甲型 H1N1 流感进展期，其证候演变规律为热毒壅肺、闭肺毒伤、肺络喘脱、厥脱气阴两伤，以温病肺胃气分病变为核心。采用艾灸疗法进行退热的同时，可大量喷洒艾叶水，达到消毒的效果。

恢复期患者应提高自身免疫力，可常使用艾叶洗澡或者泡脚来预防流感，长期应用艾叶洗浴可明显减少流感的发生率，说明艾叶洗浴能增强人体的免疫机能，增强抗病能力，提高免疫力。

（三）艾疗防治甲型 H1N1 流感的实践

1. 艾灸疗法

治疗流感的主要穴位有大椎、关元、足三里、肾俞、肺俞、风门、风池、大杼、神阙、列缺、外关、合谷、百会等穴。在具体施灸时以上穴位不必全灸，可以根据自身的情况因人因病进行选穴，每次可选 3 个穴位，依次给穴位行温和灸。如使用艾条温灸足三里和风门穴，在流感多发季节可以预防流感，并且经常灸足三里，可增强身体的抵抗力；在流感高发季节连续多次进行施灸，对于易患感冒者起到预防效果。

2. 艾叶烧熏疗法

将石菖蒲、艾叶按同等比例进行烧熏。在烧熏时将房间的门窗关闭，使艾叶持续进行燃烧，烧熏的时候人要离开房间，待烧熏结束后将门窗打开使空气流通即可，坚持几周后效果更理想。

3. 艾叶佩香疗法

通过自制香囊或香薰来有效预防甲型 H1N1。香囊方多使用芳香化浊类中药，如苍术、艾叶、藿香、当归、白芷、山柰、草果仁等，制成的香囊既可以方便佩戴，也可挂在车里和家中，具有驱虫、避疫、防流感的功能。此外，还可添加山楂，研成细末制成香盘燃烧，可每晚睡前点燃香薰。

4. 艾叶药浴疗法

（1）方法一：将艾叶包（艾叶饼）置于清水中，放在锅里，待水完全烧开后再用小火煮片刻，加入适量凉水至适宜温度就可以洗澡或者泡脚了。

（2）方法二：将烧开的开水浸泡艾叶包（艾叶饼）后，待水温降至适宜温度（也可加凉水）即可使用。

（3）方法三：直接将艾绒泡脚粉放于热水中，待水温降低后洗澡或者泡脚即可，使用频率提高，效果更明显。

5. 艾叶汤剂喷洒疗法

（1）方案一：使用艾叶和石菖蒲这两种中药材进行喷洒。具体操作是将石菖蒲、艾叶按同等比例放入水中，待水煮沸后为宜，加水稀释，再对病室或医院各个角落进行喷洒，从而达到预防流感的目的。

（2）方案二：中药材：贯众、艾叶、薄荷。具体操作方法：先将贯众加入适量水中煎熬（其他两味药煮沸片刻后再下），然后将汤药用喷洒器在公共场所喷洒消毒用，每日可喷洒数次，具体次数根据人群密集程度确定。该方法具有提高人体免疫力、清热解毒的功效，能够对健康人预防甲型H1N1流感起到有效作用。

（四）艾叶入汤剂防治甲型H1N1流感的医案

患者男，37岁，因7天前受凉后出现咽痛，3天前因出现高热、咳嗽、咯黄脓痰入院，入院后CT示"两下肺炎症"，入院2天后又出现Ⅰ型呼吸衰竭，咽拭子查甲型H1N1流感病毒核酸阳性。西医予以抗感染、吸氧等对症支持治疗后效果不明显，且病情继续加重，出现呼吸困难、胸闷、疲倦、不思饮食等症状。便予中医治疗，辨证属时邪疫毒侵袭，热毒壅肺，肺失宣肃，添加中药处方：炙麻黄、生石膏、甘草、杏仁、浙贝母、连翘、鱼腥草、黄芩、桑白皮、蚤休、桔梗、野荞麦根、南沙参、麦冬、瓜蒌皮、艾叶。患者当日白天服药，晚间即觉精神好转，体温下降至37.8℃，咳嗽、咯吐黄色脓痰好转，痰血消失。服2剂后体温即正常，胸闷减轻。治疗10日后复查甲型H1N1流感病毒核酸提示阴性，遂转入普通病房继续治疗。

三、艾疗防治手足口病

手足口病也被称为"手足综合征"，是由肠道病毒引起的常见急性发热出疹性传染病。多发生于5岁以下儿童，表现口痛，厌食，低热，手、足、口腔等部位出现小疱疹或小溃疡，多数患儿1周左右自愈，少数患儿可引起心肌炎、肺水肿、无菌性脑膜脑炎等并发症。

（一）中医对手足口病的辨析

手足口病属于中医"温病、瘟疫"范畴，具有"卫气营血"的传变规律。病因为感受手足口病时邪，此邪具有湿热、风热的特点，岭南地区尤以湿热为甚。病位主要在肺、脾，常累及心、肝。小儿脾常不足，肺脏娇嫩，易于感受外邪，罹患本病。

（二）艾疗在治疗手足口病中应用的理论探究

在手足口病初期，时邪由口鼻而入，内侵肺脾，卫表被遏，肺气失宣，常见发热、头痛、咳嗽、流涕等；邪毒循经，熏蒸口舌，则口腔疱疹、口痛、拒食、流涎；湿热熏蒸四肢，则手足疱疹。该时期主要治法为清热解毒，化湿透邪。可佩戴艾叶香囊清热利湿解毒。局部皮疹可采用药浴治疗，因艾叶性温，可祛风逐湿解毒，能抑制病毒 DNA 末端脱氧核苷酰转移酶的活性，抑制病毒 DNA 的继续合成；并能抑制细菌的生长，从而达到抑菌消毒的作用。

重症期患者，毒热内盛，气营两燔，则出现四肢臀部疱疹分布稠密，全身症状深重；若邪热闭肺，肺气郁闭上逆，则气促、咳嗽、痰壅、鼻煽，气机不利，血行瘀滞，则颜面苍白，唇甲发绀；若邪毒逆传心包，内陷厥阴，可出现壮热、神昏、抽搐等毒热动风之危象；甚或邪毒炽盛，正气不支，出现四肢厥冷，脉微欲绝等阴竭阳脱之危候。治法以息风止痉，回阳固脱为宜，在艾叶药浴的基础上对患者进行施灸，可缓解危急症状。

疾病恢复期，常见气阴不足，络脉不畅之证，治法以益气养阴，化湿通络为主，主要应用艾灸缓解小儿纳差等症状，同时给患儿添加艾叶药枕达到芳香化浊辟秽之功。

（三）艾疗防治手足口病的实践

1. 艾灸疗法

可选的主穴有曲池、合谷、足三里、三阴交、脾俞、肺俞、委中等穴，可从中选取 2～3 个穴位进行施灸。配穴一般是根据症状来选，如发热、咳嗽症状，配大椎、少商穴。如有食欲不佳，呕吐或腹泻，配中脘、天枢穴。操作方法可以选用艾灸贴或者是艾灸疗法，将艾灸贴一端引燃，指向艾灸穴位的位置开展艾灸穴位贴敷，使患儿觉得有温热而无灼痛，至皮肤稍起红晕为度。

2. 艾叶烧熏疗法

将藿香、艾叶等中药加入敞开的容器里,每天加热熏蒸房间,或直接使用艾条焚熏房间。还可使用中药饮片煎煮熏蒸,如取藿香、艾叶、佩兰,将上述中药加水在敞开器皿中煎煮熏蒸。

3. 艾叶佩香疗法

选用藿香、艾叶、肉桂、山萘等上乘中药配制成丸剂,置于儿童手链中。该手链具有芳香化浊辟秽、清热利湿解毒之功效。儿童只需每天佩戴在手上,晚上睡觉时可摘下,每隔半月换手链中的中药丸即可。

4. 艾叶药浴疗法

将艾叶、食盐放置适量水中煎,稍冷却后,将皮疹手足浸泡于水中;臀部皮疹可采取坐浴的方式,坚持使用效果更佳。(见图3-13)

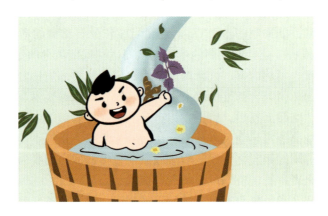

图3-13　小儿药浴

5. 艾叶药枕疗法

取藿香、艾叶、白菊花适量。将各味药洁净处理,去除杂质,制成药枕使用,可有效防治小儿手足口病。(见图3-14)

6. 艾叶喷剂

取艾叶、金银花、板蓝根、菊花、竹叶、荷叶、桔梗等中药进行煎煮,过滤后再次进行煎煮,待冷却后,将中药水分装于喷雾瓶内,喷洒于患儿的手足上,可达到清热解毒之功效。

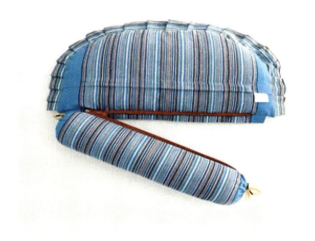

图 3-14 药枕

(四)艾叶入汤剂防治手足口病的医案

患儿,女,10 岁,因"高热 2 天伴头痛乏力"入院。入院症见精神疲惫,发热 39.5℃,头痛无汗,恶寒,唇红面赤,口渴欲饮,舌红苔白干燥,脉浮紧而数。查体可见双下肢散现出血性小丘疹,口唇黏膜下也可见出血性小丘疹。故诊断为手足口病,治法以发汗解表,兼清郁热为主,予以大青龙汤加减,具体药物有麻黄、桂枝、杏仁、石膏、生姜、大枣、甘草、艾叶。患儿当晚服用药物中药后,体温渐降,第二天清晨测体温 38℃,继服中药,中午测体温正常。服药 5 日后,患儿诸症愈。

四、艾疗防治登革热

登革热是登革病毒经蚊媒传播引起的急性虫媒传染病。典型的登革热临床表现为起病急骤,高热,头痛,肌肉、骨关节剧烈酸痛,部分患者出现皮疹、出血倾向、淋巴结肿大、白细胞计数减少、血小板减少等。

(一)中医对登革热的辨析

该病属中医"疫病"范畴,其主要病机为卫气同病,并呈气热逼营之势,湿遏少阳，毒热弥漫三焦，热入营血，耗血动血，余热未尽，气阴两伤。登革热起病多先侵袭卫分，或郁于半表半里，三焦膜原，阻碍气机，疫毒邪气可进一步化燥化火，逼迫营分，甚至入营动血，成气营两燔甚至气血两燔之势，络损血瘀，迫血妄行，表现为斑疹及各种出血。

（二）艾疗在登革热应用的理论探究

艾疗在治疗登革热中的应用主要是在急性发热期，该时期疫毒炽盛，可出现发热、恶寒、无汗、乏力、倦怠、头痛、肌肉疼痛、口渴、出血性皮疹等症状，主要治法为清暑化湿，解毒透邪。临床上常使用艾灸疗法来达到退热的目的，同时加入艾叶中药汤剂，如甘露消毒丹中加入艾叶可达到一定的解毒效果。

处于极期的患者多见恶心、呕吐、口渴、热退，或发热迁延、烦躁不安等症状。其证型属毒瘀交结，扰营动血，治法以解毒化瘀、清营凉血为主，治疗上除艾灸外可加用清瘟败毒散加减。

在恢复期因余邪未尽，气阴两伤，患者常出现脾胃方面的症状如纳差、恶心、口渴等，也可使用艾灸来健脾开胃，改善患者症状，同时佩戴艾叶香囊达到芳香健脾的功效。

（三）艾疗防治登革热的实践

1. 艾灸疗法

主穴取大椎、下都、合谷穴。配穴：发热期配曲池、足三里、中脘、天枢、阳白、太阳穴，出疹期配血海、血愁、膈俞、委中穴，恢复期配华佗夹脊穴、涌泉。取普通艾条2支，同时点燃，对各个穴位依次进行悬灸。若在急性发热期高热一直不退，可取大椎和双侧曲池穴，将艾条距施灸部位的皮肤行温和灸，使局部皮肤可产生温热感及红润，坚持灸几次，可达到一定的退热效果。

2. 艾叶药枕

取藿香、艾叶、苍术等量粉碎制成药枕，该药枕具有芳香健脾化湿功效，登革热患者在患病治疗期间午休或晚上睡觉时使用该枕头，每周更换一次枕内中药即可。

3. 艾叶内服汤剂

（1）急性发热期。可选择甘露消毒丹加减，主要药物有艾叶、藿香、葛根、青蒿、薏苡仁、羌活、白蔻仁、滑石、竹叶、赤芍、法半夏、生甘草。皮疹者加紫草，口渴较甚者加生地黄，发热明显者加柴胡、金银花，身痛湿重明显者加苍术、木瓜。

（2）极期。选用清瘟败毒饮加减，主要药物有艾叶、生石膏、生地黄、水牛角、金银花、黄连、黄芩、赤芍、茜草、牡丹皮、炒山栀子、青蒿、生甘草等。神志昏迷、谵妄、抽搐者可加用紫雪散、安宫牛黄丸、片仔癀。

（3）恢复期。方选薏苡竹叶散加减，主要药物有艾叶、竹叶、生薏苡仁、南沙参、法半夏、西洋参、麦冬、生山药、砂仁、芦根、生甘草等。

（四）艾叶入汤剂防治登革热的医案

患某，38岁，女，因"发热伴全身酸痛2天"入院。入院时症见寒热往来，全身肌肉酸痛，无汗，口干不欲饮水，恶心欲呕，大便稀溏，小便短黄。经检查确诊为"登革热病"，中医诊断为湿热温病，属气热逼营，湿毒内蕴证。治疗上以清热凉营，化湿解毒为法。予以西医对症治疗的同时，加用中药方清瘟败毒饮加减治疗，主要药物有石膏、生地黄、水牛角、黄连、栀子、桔梗、黄芩、赤芍、玄参、连翘、竹叶、牡丹皮、藿香、佩兰、艾叶。煎汤内服，患者服药3剂后，身热退尽，肌肉酸痛已除，呕恶已止，并继续治疗，7日后，患者病愈出院。

第四节　岭南艾疗特色

我们越是深入了解艾这种植物，越会被它身上的魅力所折服。把艾作为工具、媒介或原料运用到临床与生活中，是几千年来人们智慧的延续。一方水土养育一方人，基于不同地域特征建立起的动植物学、中药学、中医学理论，皆有独特的实践价值。探讨岭南地区独具特色的艾草应用状况，将更有利于帮助艾草成为医疗发展及改善日常生活的强大助力。

一、岭南艾疗的应用状况

岭南地区将艾草作为医疗材料应用到临床中的历史可追溯至晋代。名医葛洪善用灸法治疗疾病，艾叶又因其性温，有温经散寒、调和阴阳、疏通气血等作用，成为灸法最好的材料。葛洪的妻子鲍姑发掘了岭南特色植物——红脚艾，也是将其作为施灸原料应用于临床。葛洪与鲍姑不仅是艾草的伯乐，他们在临床中积累的艾灸经验，也为后世岭南艾疗的发展奠定了深厚基础。

　　漫漫历史长河中，众多岭南医家传承经验，实践创新，用艾灸疗法治疗多种疾病的范例层出不穷。儿科专家刘昉擅用灸法作为儿科外治法，岭南医家叶广祚专论热性病的灸法治疗，医家陈复正详述儿科灸法独具实用价值……不论是具有地域特色的学术理论沿革，还是受同时期全国主流思想的影响，艾灸疗法在每个阶段都受到岭南医家的青睐，并且经过不断地总结传承，形成指导后世的宝贵财富。岭南艾灸疗法至今仍是岭南医疗临床上不可或缺的重要治疗手段。

　　现代已故岭南针灸名医、广东省名老中医司徒铃教授，临床上强调灸法，弟子们称之为"司徒氏灸法"。对于虚劳患者，司徒铃教授常用"四花"灸法，"四花"乃膈俞、胆俞，左右共四穴，艾炷点燃后犹如四朵火花，因此而得名。（见图3-15）这是将背俞穴的经穴特性与艾灸温热疗效相结合的举措，具有温经通络、补益气血、健脾固肾等功效。他对急症与疑难病的灸法治疗经验丰富，善用特定穴，首创压灸百会穴治疗眩晕病，还将灸法用于癫痫发作昏厥等急症和哮喘等顽疾上。

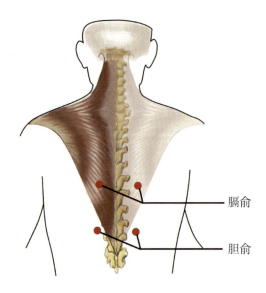

图3-15　四花穴

现任广州中医药大学第一附属医院针灸康复中心主任庄礼兴教授，长期从事临床、科研、教学工作，经验丰富。庄教授主张"对于针刺临床效果不佳的疑难杂病，灸法代之可奏效"。他师从司徒铃教授和靳瑞教授，擅长将岭南特色灸法广泛用于疑难病的治疗，例如创新性地将"四花灸"运用于多种顽固性疾病，如痉挛性斜颈、面肌痉挛等，都取得了显著疗效。庄教授改良运用司徒铃教授"艾炷压灸百会穴"疗法，针对临床女性患者头发多、艾炷操作不便的情况，采用温针百会穴或温灸百会穴，同样可对眩晕病，证属肝肾亏虚、气血不足等起明显改善作用。现任广东省中医院针灸科主任符文彬教授师从司徒铃教授，同样重用灸法，临床擅长运用化脓灸、麦粒灸治疗虚证、寒证、瘀证。曾有"精灸"配合针刺治疗突发性聋的临床经验，精灸是符教授学习继承司徒铃教授灸法，结合自身临床经验发明的灸法技术，它的特点是艾炷小，艾绒细，取穴精，火力集中，治疗时间短。因其具有"温阳不伤阴，补气不耗津液"，损伤小且效力佳等显著优点，故可以被广泛作用于人体众多穴位，治疗多种疾病。

二、艾疗在岭南地区的特色用法

邓铁涛教授认为："岭南医学是祖国医学普遍原则和岭南地区实际结合的产物。"岭南地区因其独特的地理位置，形成鲜明的气候特征，低纬度地域特点与季风海洋性气候使岭南地区气候炎热且空气中湿度较高。《岭南卫生方》提道："岭南气常燠而地多湿，人居其间，类多中湿。"久居此地的岭南人易患温病，其中又以暑湿、湿热较为常见。因此，艾疗是防治岭南特色疾病的重要手段。

（一）岭南艾疗除湿气

岭南以湿气重著称，空气中湿度偏高为有形湿邪，湿受热蒸又形成无形之湿气，有形之湿与无形之湿结合，使岭南地区六淫致病是以"湿邪"为先。叶天士在论及湿热病因时也提及"粤地潮湿，长夏涉水，外受之湿下起"。

脾喜燥恶湿，岭南人长居此地，身处湿气较重的环境中，脾气易受损。湿气在人体内积聚，蕴结脾胃而至运化失常，常见脾虚痰湿或痰湿内蕴。又因本地气候炎热，热盛则汗泄，耗气伤津形成气虚体质；湿为阴邪，积聚体内损伤阳气形成阳虚体质。气虚无力推动体内水液运行，水液停聚，形成内湿；阳虚蒸腾气化无力，同样致使水液蓄积，形成内湿。

［主要症状］

气短疲乏、头晕困倦、四肢沉重、食欲不振、口苦口臭、舌苔厚腻、面部易出油、湿疹频发等。

［艾的应用］

（1）艾灸。艾灸是通过热量的传导，并结合艾草"宣理气血，除湿开郁"之药性，带动气血沿经络通道快速前行，打通瘀阻的经络，使其恢复通畅的一种医疗方法。对于岭南人易受湿气侵袭所患病症，通常针对中脘、脾俞、胃俞、足三里等穴位进行艾条灸、隔姜灸等操作以达到祛湿化浊之效。但湿性黏滞，不易去除，运用艾灸疗法驱除湿邪的过程中需要注意：每个穴位至少要灸20分钟，否则很难起到驱邪外出的作用，而且一定要长期坚持。

相较于传统燃烧艾条的方法，新型艾灸贴、无烟艾灸盒、艾灸器等产品在网络渠道热销，有操作更加简便、不受时间地域限制等优势。艾灸疗法在岭南地区的应用逐渐生活化、广泛化，受众面广、接受度高、疗效出众。

（2）艾浴。将一小把艾草放入锅中煮沸，晾至合适温度倒入盆中泡脚，可发汗祛湿，补充阳气，经常使用配合合理作息，可改善疲乏易困的症状，通过疏通气血，也可缓解皮肤易出油的状况。艾叶简单煎煮，取汤液外洗治疗皮肤湿疹瘙痒，尤其在天气格外炎热的夏季，小孩子三伏天易生痱子，使用艾叶煮水清洗患处，材料易得又制作简便，使用起来安全有效。

除了自煮艾草之外，更为简便的艾草泡脚包、浴包等产品深受岭南年轻人的追捧。艾草除了在岭南医家手中大放异彩，岭南人日常生活中也离不开它。

（3）艾食疗。岭南人食用凉茶的历史悠久，同时也很擅于将草药与多种食材结合，制成适合不同季节服用的药膳，闻名中外。广东客家人自古喜欢用艾草根煲汤，取艾草连根加水煮制，趁热服用，有祛湿暖胃之效；将艾草打碎加入龙眼肉、枸杞、茯苓、薏苡仁等做成的艾草糕点，味道层次丰富，广受人们欢迎，同时也有很高的温补脾胃、健脾祛湿的药用价值。

（4）艾疗与火罐。运用各种艾疗祛除湿邪的同时，如果配合另一种中医传统特色疗法——拔火罐（见图3-16），则能达

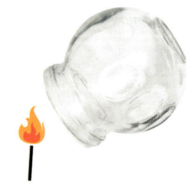

图3-16 拔火罐示意

到事半功倍的效果。拔罐与艾灸是祛湿方法中常见的外治法，也是岭南人炎炎夏日里祛湿养生的首选。选用真正的"火罐"可以在拔出湿气的同时带走寒气，是气罐、压力罐不能替代的优势。通常在背部、肩颈部腧穴或肌肉丰厚处施以火罐治疗，时间不宜过长，待罐移除后配合艾灸箱等进行艾疗，患者要注意保暖，勿将进行火罐治疗后的皮肤长时间暴露在空气中，以免寒气入体。艾灸与火罐配合治疗后，体内湿气随汗排出，患者立觉全身轻松。同时需要注意的是，"火罐"的操作具有一定的危险性，患者应到正规机构寻求专业人士的帮助。

（二）岭南艾疗祛寒气

湿为阴邪，阴盛则阳病，损伤人体阳气。久居岭南，长期感受湿邪侵袭的当地人，阳虚体质也较多见。岭南文化造就了迥异于中原的饮食、生活习惯。因常年气温较高，雨水充足，热带水果品种繁多；河流池塘密布，渔业发达，海鲜资源丰富，使得岭南人口味甜腻，喜食水果、海产等阴柔之品。又因常年气候闷热，贪凉喜冷成为岭南人日常生活中自主调节的方式之一；另喜饮清热祛湿、消暑解毒等草药煎制而成的凉茶。湿困之余寒凝同样明显。

［主要症状］

面色无华、脾胃虚弱、腹痛腹泻、手足不温、四肢无力、四肢关节疼痛沉重、女性月经不调、痛经闭经等。

［艾的应用］

（1）艾灸。中医理论指导"寒者热之"，结合药力与火的温和热力双重功效的艾灸也是散寒的一把好手。通过改善血液循环，调节代谢紊乱，调节免疫循环功能等发挥作用。常针对中脘、大椎、命门、腰阳关、督脉等部位施艾条灸、温针灸等操作。其中督脉为"阳脉之海"，总督一身之阳，督脉灸又称"火龙灸""长蛇灸"，将艾灸配合不同功效的药物在人体背部督脉上铺灸，操作时艾炷多、火力足、温通力强，是治疗虚寒性疾病的经典。广东省中医院针灸科开展的火龙灸疗法，是团队经典中医特色技术，在传统督灸基础上加以改良，治疗范围不仅局限于督脉，还扩展至足太阳膀胱经、腹部任脉等，施术时配合科内研制的温阳药酒，温经通络，调和阴阳效力更佳。

夏季是治疗寒湿症最好的时机。中医治疗强调"天人相应"，夏季是一年中阳气最旺的季节，人体自身的代谢也处于相对较旺的水平，此时进行寒症治疗可以达到事半功倍的效果。虽然三伏天的岭南地区高温正盛，但受寒症困扰的人们常抓住这个机会进行艾灸温补,对于秋季疾病的预防也有很好的疗效。

(2) 艾浴。在艾草广为流传的几种用法中,煎汤洗浴,用于驱寒祛毒,是百姓熟知且运用较多的一种。艾浴是药浴的一种,艾叶的有效成分通过煎煮溶于水中或随蒸汽弥散,被皮肤、黏膜等吸收,发挥直接的治疗作用。艾叶浴尤其适宜于妇女,艾叶本身具有调经暖宫的作用,对于寒性体质、月经过多、经行腹痛、手足欠温、宫寒的人,艾浴非常有效。除全身洗浴外,艾叶泡脚对上述女性问题也有明显的缓解作用。

小儿肌肤娇嫩,正气不足,易受邪气侵袭。洗艾水澡可有效预防感冒鼻塞或感染其他疾病。对于已经患风寒感冒的患者,用艾草一把煎汤洗脚,同时用艾叶与葱煎汤热服,汗出后很快痊愈。

岭南地区民间常有产妇产后与小儿满月时进行艾汤沐浴的习俗。坐月子期间,用艾叶、鸡血藤、生姜等煮水,自然晾凉至适宜温度为产妇洗头,可以理气血、助睡眠,帮助恢复受损身体,防止产后虚弱易感外邪,还有消毒清洁之效。岭南客家人则会在家中产妇坐月子期间,到药店配置中药洗澡药包,常用药物有枫树根、山苍树、金银花藤、香藤根等,其中必不可少的便是艾草。

(3) 艾食疗。将艾草与生姜同煮,待沸腾后打入鸡蛋,共同煮制几分钟,一碗艾叶生姜鸡蛋汤可温经散寒,对于手脚冰凉、小腹冷痛、月经不调的虚寒患者有效;艾叶、枸杞子与大米文火熬煮成枸杞子艾叶粥,散寒止痛,对虚寒性腹痛、痛经、消化不良有改善作用。(见图 3-17)

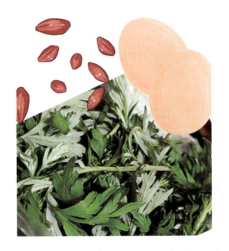

图 3-17 艾叶粥食材:枸杞、鸡蛋、艾草

（三）岭南艾疗化痰浊

痰是体内水液代谢失常形成的病理产物，同时又是致病的病理因素。它的产生与肺、脾、肾三脏功能失调有关，外感六淫邪气侵犯于肺，肺内津液凝聚为痰；湿邪侵犯于脾，或内伤七情、过度思虑、劳倦及饮食不节，也容易造成水湿停滞，凝结为痰。中医所说的痰，既包括可排出体外的液体物质，如咳嗽咯痰；又可指停聚肌体局部的块状物，如痰核；还可以指流注内脏经络之间产生反应的痰象。（见图3-18）

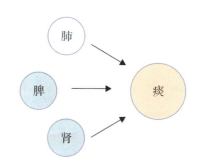

图3-18 痰与脏腑

岭南居民常受湿邪侵袭，又喜进食生冷，尤其是受热后恣饮冷水，冷热交替极易伤脾，湿从内生积聚为痰；岭南地区人口密度大，身处快速发展的社会环境中，生活压力也较大，过度劳倦体虚伤阳，与湿相合更易停聚为痰而患病。

［主要症状］

咳嗽咯痰、脘痞纳少、纳谷欠香、倦怠无力、肢体浮肿、关节肿胀、有按之坚硬的肿块等。

［艾的应用］

（1）艾灸。艾叶本身具有镇咳平喘的作用。针对老年人长期咳嗽咯痰，或损伤正气或因肺气不足无力将痰咳出，病程迁延难愈，可每天用艾条或艾灸盒等在大椎、肺俞、膏肓等穴位上施灸，达到祛痰止咳、激发正气的作用。中医病证中的瘰疬，基本病机也是气滞、痰凝、血瘀。用艾条灸至阳、膈俞穴，起行气散结、温化痰凝的作用，临床疗效十分显著。

(2) 艾疗与小儿推拿。对于出现咳嗽咯痰现象的小儿，可单灸双侧肺俞穴，由于小儿皮肤脏器比较娇嫩，每次施灸时间不宜过长，这时可以配合小儿推拿手法，对多种病症皆有良好效果。如痰多久咳时，可以用大拇指按揉小儿天突穴，天突穴位于胸骨上窝凹陷中（见图3-19），按揉时需注意时间不宜过长，按揉力度不应过大，否则会出现小儿恶心、呕吐等不良反应。此外，拇指按揉小儿丰隆穴，也能起到良好的化痰作用。

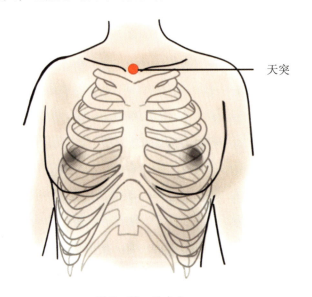

图3-19 天突穴

（四）岭南艾疗助保健

尽管艾草非岭南地区道地药材，在众多草药中也不是珍稀名贵品种，但正是由于虽普通却可疗众病，它成了岭南人生日常生活中不可缺少的居家好物。我国民间自古就有五月初五，挂艾叶、悬菖蒲、洒雄黄、洗艾浴的习俗，至今悬挂艾草、菖蒲的情景还仍然能在岭南、闽南地区见到。当地有儿歌道："五月五，是端阳，门插艾，香满堂……"除了在特定时节的运用，艾草也变换出多种形态参与到生活中，成为保健佳品。

除了"香满堂"这一优点，悬挂艾草或将艾草扎成束点燃，以艾烟充斥居家环境，更多的是起到"避邪祛瘴"的作用，现代药理研究证明其有消毒杀菌的作用。岭南多山，植被茂盛雨水充沛，在这种环境影响下，瘴气偏盛，瘟疫流行，当地居民自古深受其害，同时蚊虫苍蝇等容易滋生。将艾制成艾卷、艾棒晒干，点燃熏屋，也是很好的驱蚊杀虫工具。现代研究表明，艾叶中的挥发油有清新杀菌、抗病毒等功效，经过提取制成的艾叶精油、艾香等产品，在防疫保健工作中发挥重要的作用。

艾叶在生活保健中的运用还包括，将艾叶与干姜放入纱布包裹蒸制，趁热放至脐部热敷，可治疗顽固性腹泻，疗效显著，无任何副作用；将熟艾粉碎装袋制成艾袋，放在袜中可防治寒湿脚气，放在腰腹部可改善老人脐腹畏冷症状。种种艾叶的应用既展现了岭南居民的生活智慧，也表明了艾叶是应用广泛、发展前景广阔的宝物。

近年来，对于岭南地方特色品种——红脚艾，科研团队通过一系列现代技术进行分子物提取分析，发现其具有杀菌消炎、抗过敏的作用，因此催生出艾叶精油、洗手液、艾叶面膜等实用好物，深受民众喜爱。小小的艾草在岭南地区的大舞台上，在智慧的岭南人民手中，必将展现出更强大的力量。

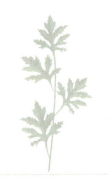

第四章　生活中的艾青

随着我国社会工业化、城镇化及人口老龄化进程加快，人们的生活方式发生了巨大的变化，心脑血管疾病、肿瘤、慢性呼吸系统疾病、糖尿病等慢性病发病率逐渐升高。在全面推进健康中国事业的进程中，人们对于疾病的预防保健意识不断增强。青蒿和艾叶不仅在临床治疗中有着极高的药用价值，也被广泛用于日常保健。

第一节　生活中的青蒿

自屠呦呦因"青蒿素"获得诺贝尔奖以来，人们对中药材青蒿的关注和开发日益增多，越来越多的青蒿产品被生产出来，青蒿的身影更广泛地见于百姓的日常生活中。

一、青蒿佩香

香囊属于中医佩香疗法的一种，早在殷商时期的甲骨文中就有记载。人们将芳香药末装入特制的布袋中，佩戴在身上，以达到健身防病的效果。香囊的使用在我国源远流长。史料记载，周朝有佩戴香囊的防病习俗，湖南马王堆一号墓出土了具有祛邪避秽作用的香囊，唐代孙思邈的《备急千金要方·伤寒方上》中也有许多关于佩戴香囊以防治疾病的记载。民间也曾有"戴个香草袋，不怕五虫害"之说。

(一) 防疫香囊

在疫情期间，具有防疫祛邪作用的中药香囊因美观、便携，也得到人们的广泛喜爱（见图4-1）。在各级卫健委发布的新冠肺炎诊疗方案中，均可见到配戴中药香囊作为防疫的手段。青蒿因其气味芳香，具有祛邪避秽的功效，是香囊的常用药物之一。研究发现，防疫香囊的挥发物质，可提高血清 IgA、IgG 的水平，增强机体免疫力。

香囊方：青蒿、板蓝根、贯众、细辛、藿香、徐长卿、紫苏叶、草果仁、茵陈、白豆蔻、鱼腥草、香茅、菖蒲、雄黄、薄荷等。

制法：将诸药洗净、干燥、打粉，装入香囊内胆中，余药放入铁罐中，香囊佩戴身旁嗅吸，铁罐敞口放于房间各处。气味消失后，更换内容物。

功效：禳病除邪。青蒿性味辛寒苦，归胆经肝经，能清热解毒、除骨蒸、截疟；板蓝根、贯众、鱼腥草清热解毒；细辛祛风散寒，开窍；藿香芳香化浊，祛湿；徐长卿祛风化湿，止痛止痒；紫苏叶解表散寒，行气和胃；草果仁燥湿温中；茵陈清利湿热；白豆蔻行气宽中；菖蒲开窍醒神；雄黄性味辛苦温，具有解毒杀虫之功效；薄荷宣散风热，清利头目。诸药配伍，疏风解表散邪，行气化湿和胃，内外同调。

适应证：可用于瘟疫流行时期的个人防护。

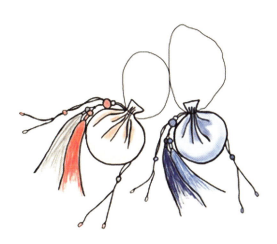

图4-1 防疫香囊

(二）防蚊香囊

疟疾大多经由蚊虫叮咬传播，同疟疾一样，登革热、黄热病等公共卫生重大疾病均是由蚊虫叮咬传播的，因此，灭蚊、驱蚊成为一种十分有效的切断传播途径的方式。青蒿除了是疟疾治疗的药物外，因其气味独特，还具有驱蚊防疟、清解暑热的作用。盛夏时节，将香囊置于枕下，是夏季防暑防蚊的小妙招。对于在疟疾、登革热、黄热病等传染性疾病高发地区学习和工作的海外人员，随身携带防蚊香囊，既美观，又可有效防蚊。

香囊方：青蒿、艾叶、薄荷、藿香。

制法：将诸药洗净、干燥、打粉，装入香囊内胆中，香囊既可随身佩戴，方便嗅吸，也可悬挂于房间各处。气味消失后，更换中药内容物。

功效：芳香化浊、解毒避秽、驱蚊。

适应证：可用于驱蚊，以预防疟疾、登革热、黄热病等。

在夏秋季节，收割青蒿，待其晒干后点燃，驱蚊避虫与蚊香有异曲同工之妙，青蒿廉价易得，燃烧时发出淡淡的清香，比其他芳香类药物更接地气，成了普通人家的香料。

此外，青蒿也可与其他药物配伍使用以加强药效，若头身沉重如裹，体倦，胸闷不舒，可加入薄荷、香薷等和胃化湿；若头颈胀痛，头晕眼花可加野菊花、桑叶等清热明目。

（三）和胃香囊

香囊方：青蒿、薄荷、香薷。

制法：将诸药洗净、干燥、打粉，装入香囊内胆中，既可随身佩戴，方便嗅吸，也可悬挂于房间各处。至气味消失后，更换内容物。

功效：芳香醒脾，和胃化湿。青蒿、薄荷芳香辛散，有宣散风热，清利头目之功。香薷归肺胃经，和中利湿。

适应证：胃脘痞满、食欲减退、头身困重。

（四）清热明目香囊

香囊方：青蒿、野菊花、桑叶。

制法：将诸药洗净、干燥、打粉，装入香囊内胆中，随身佩戴，方便嗅吸，气味消失后，更换内容物。

功效：清热解暑，清肝明目。青蒿清热解暑；野菊花清热解毒，消肿止痛；桑叶疏散风热，清肝明目，清肺润燥。

适应证：头颈胀痛、头晕眼花、双目干涩。

除了佩香，古人常通过焚烧芳香类药物以防病除邪，并将药物制成熏香、炷香等便于焚烧的制品。暑邪侵扰机体，导致人体烦躁不安，恶心呕吐，严重者甚至出现神志昏蒙。轻症者可焚烧青蒿、淡豆豉、菖蒲等，重症者焚烧蒜头等。

二、青蒿食疗

中国的饮食文化博大精深。药膳不同于普通膳食，多根据药物药性，结合其味道，与日常食物、佐料相配，达到"药食相配，药借食力，食助药威"的功效。

2500多年前，在同一片土地上，有一群人，一边劳动一边放声歌唱着"呦呦鹿鸣，食野之蒿"。《尔雅》中记载："蒿，菣也。"古代生产力低下，农业不发达，食不果腹的平民和奴隶常常采摘青蒿作为野菜食用。到南梁时期，仍有人食用青蒿，陶弘景记载"处处有之，即今之青蒿。人亦取杂香菜食之"。可见遍地的青蒿是人们较常食用的野菜。

如今，青蒿因其滋味远不及艾叶和茵陈蒿，已经很少出现在我们的菜单中。青蒿性寒，味苦，具有清虚热、除骨蒸的作用，对治疗暑热、温病、疟疾、黄疸、痢疾等疾病有较好的作用。《神农本草经》中将青蒿列为下品之药，"主疥瘙痂痒、恶疮、杀虱、留热在骨节间、明目"。

在古代，人们生活水平低下，尤其是长期劳作的奴隶和农民，生活环境阴暗、潮湿，很容易出现疥疮、瘙痒，并有虱子等寄生虫，对于请不起医生的老百姓，采一把青蒿食用，最好不过。在大饥荒时期，青蒿作为可食用野菜，也挽救了无数生命。

（一）青蒿汤

青蒿入汤，取其清虚热、除骨蒸的功效，常搭配甲鱼、猪蹄等常见滋阴养血之品，或滋补肝肾之枸杞，如青蒿桃花甲鱼汤、青蒿枸杞甲鱼汤、青蒿蹄花汤等，可用于素体阴虚，或热病后期阴液亏虚，表现为皮肤干燥、双目干涩、咽干咽痛、鼻腔干涩、嘴唇干裂者。

需要注意的是并非所有青蒿都可入药，目前黄花蒿是青蒿中具有较高药用价值的蒿类。虽然青蒿无毒，能在饥荒时期作为饱腹的重要食材，但青蒿有药物的偏性，并非性平的食物，不适合长期食用。

（二）青蒿酒

早在晋代葛洪的《肘后备急方》中就有青蒿酒（见图4-2）治疗疟疾的记载，研究表明，某些药物制成酒剂后，能强化自身功效或产生其他剂型所没有的功效。《本草纲目》中记载"青蒿捣汁，煎过，如常酿酒饮"。端午踩曲，重阳投料，经过三次投料、两次投粮的酿造期，再蒸煮、发酵，满一年时间方可取酒。青蒿酒绵甜爽口，醇厚丰满，细腻优雅，回味悠长。

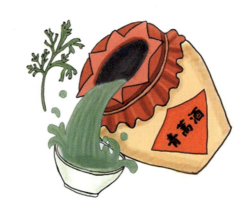

图4-2 青蒿酒

三、青蒿熏洗

中药熏洗是将中草药经清水煮沸后，用蒸汽熏疗，再用药液淋洗、浸浴全身或局部的疗法。首先，中药熏洗通过高温蒸气开放毛孔、改善循环，加快新陈代谢，促进药物吸收，减轻水肿和炎症，从而为组织修复提供有利条件。其次，中药熏洗的温热刺激能够使神经敏感性降低，减轻肌肉的僵直及痉挛，提高痛阈。适用于骨科、皮肤科、周围血管疾病及某些内科疾病如失眠、高血压等。包括淋洗法和熏洗法。

青蒿用于熏洗的记载首见于《五十二病方》，"取弱（溺）五斗，以煮青蒿大把二，鲋鱼如手者七，治桂六寸，干姜二果（颗），十沸。抒置瓮中，（埋）席下，为窍，以熏痔，药寒而休，日三熏"。目前，青蒿熏洗多用于防治皮肤病如湿疹等。

处方：苦参、蛇床子、生百部、益母草、生大黄、青蒿、石菖蒲、黄柏、地肤子、徐长卿。

功效：清热利湿，养血润肤。

适应证：急、慢性期湿疹。急性期可见局部红色丘疹，或皮肤潮红，或丘疹水疱，皮损溃烂，渗出液较多。慢性期可见局部鳞屑、苔藓化，皮损处有融合及渗出倾向。

操作步骤：应用淋洗法。将中药加清水煎煮20分钟，过滤去渣后，将药液趁热装入小喷壶内使用。或用消毒纱布蘸药汤连续淋洗患处。每次15～20分钟，每日1～2次，10天左右为一疗程。

四、青蒿产品

（一）青蒿牙膏

青蒿牙膏，蕴含青蒿提取物，萃取青蒿活性成分，可减少口腔细菌，调理口腔生态平衡，改善口腔异味，保护口腔和牙龈健康。青蒿素作为第一个被国际公认的天然药物，从中国传统药材青蒿中提取而得，其抑菌消炎功效已得到普遍证实和广泛使用。青蒿牙膏能有效缓解牙龈肿痛，改善牙龈出血、修护黏膜损伤、消除口腔炎症。

（二）青蒿皂

作为"国之神草"，其实青蒿用于治疗皮肤病已有两千多年历史。《神农本草经》中就有记载："青蒿主疥瘙痂痒，恶疮，除湿杀虫……"青蒿具有强大的抗菌除螨、提高皮肤免疫功能的功效，尤适用于皮炎、湿疹、痤疮等皮肤病，不仅能有效抑菌消炎，且能明显缓解皮肤瘙痒，去痘除螨，天然安全无毒害，适合日常保养使用。青蒿沐浴露、青蒿洗发水等产品也日益增加，以满足人们的日常需求。（见图4-3）

第二节　生活中的艾叶

《中国疫病史鉴》记载，西汉以来的两千多年里，中国先后发生过300多次疫病流行，由于中医的有效预防和治疗，使疫情控制在有限的区域和时间内。《扁鹊心书》中说："保命之法，灼艾第一。"在《黄帝内经》中记载：

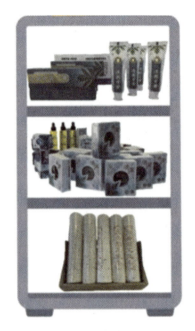

图4-3 青蒿产品

"药之不及,针之不到,必须灸之。"除了药用外,艾叶还常用于食疗、香囊及文创产品中。

一、艾灸

晋唐时期,著名医家葛洪在《肘后备急方·治瘴气疫疠温毒诸方第十五》中记载,"断温病令不相染。又方,密以艾灸患床四角各一壮",通过在患者床的四角燃烧艾叶可起到预防疾病传染的效果。此外,人们可通过艾灸,借助艾条或艾炷燃烧后产生的温热刺激,直接作用于人体表面的穴位,通过经络传导直达病所,可达到保健治病的目的。

(一) 艾的选择

1. 艾炷

由艾绒制成,呈圆锥状。在艾灸疗法中,可以根据治疗的需要选择相应大小的艾炷。（见图4-4）通常来说，较大的艾炷用来灸大面积的身体部位，如背部、腹部。较小的艾炷用来灸四肢或头面部。儿童宜用较小的艾炷。使用艾炷灸时，将艾炷置于施灸部位点燃。

2. 艾条

由艾绒卷制成的棒状灸具。（见图4-4）判断艾条的好坏主要依据艾绒的纯度。一般艾条的包装上会标明艾绒的等级，如艾绒等级为6∶1，表明制成1000克艾绒，所需艾叶为6000克。等级越高，纯度越高，品质就越好。

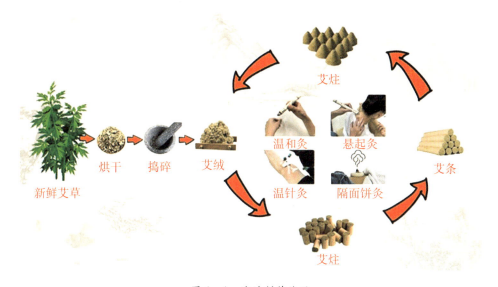

图4-4 艾的制作使用

（二）艾灸方式

1. 直接灸

直接灸是艾炷灸的一种，又称明灸、着肤灸，是将艾炷直接放在穴位上施灸的一种方法。根据灸后对皮肤刺激程度的不同，分为瘢痕灸和无瘢痕灸。施灸时将皮肤烧伤化脓，愈后留有瘢痕者，称为瘢痕灸。若施灸过程中不使皮肤烧伤化脓，不留瘢痕者，称为无瘢痕灸。在急性病例中，如同针刺一样，在急剧强烈的刺激下，当即生效；而在慢性病例中，则是通过灸疮这种继发性损伤，温和持续与稳定地刺激从而产生效果。

（1）无瘢痕灸。施灸前先在施灸的部位涂以少量凡士林，以便于艾炷黏着。然后将大小合适的艾炷置于施灸部位，点燃施灸。当患者感到微有灼痛时，即用镊子将艾炷夹去，更换新艾炷再灸。连续灸3～7壮，一般以灸至局部皮肤轻度红晕而不起泡为度。常用于虚寒性疾病的治疗。

（2）瘢痕灸。施灸前先在要施灸的部位涂以少量凡士林，以便于艾炷黏着。然后将大小合适的艾炷置于施灸部位，点燃施灸。每壮艾炷必须燃尽，除去灰烬后方可继续施灸。灸治完毕后，应将局部擦拭干净，然后在施灸部位上敷贴玉红膏，可1～2天换敷贴一次。正常情况下，灸后1周左右，施灸部位化脓形成灸疮，5～6周灸疮自行痊愈，结痂脱落后留下瘢痕。常用于哮喘、慢性胃肠炎、发育障碍等慢性疾病的治疗。如有凝血功能障碍、糖尿病、皮肤病，面部穴位或身体虚弱者，不宜施用。

2. 间接灸

间接灸也称作隔物灸，即在施灸时用生姜片、蒜片或者盐等特定物垫在穴位处皮肤上，再把艾炷放于其上点燃。相对于直接灸法，隔物灸的热力较为温和。

（1）隔姜灸。将新鲜的生姜切成直径2～3厘米、厚0.2～0.3厘米的薄片，中心用针穿刺数孔，然后将姜片置于要施灸的部位，再将艾炷放在姜片上点燃施灸。当患者微有灼痛时，可将姜片抬离皮肤片刻，再放下继续施灸，至艾炷燃尽再更换艾炷，每次每穴3～5壮，灸至皮肤潮红为止。

功效：解表散寒、温中止咳。

适应证：多用于治疗外感表证和虚寒性疾病，如感冒、呕吐、腹痛、泄泻等。

（2）隔盐灸。又叫神阙灸。用纯净的食盐填敷于脐部，至脐窝填平，上置艾炷点燃施灸，至患者感觉灼痛，即可更换艾炷。也可在食盐上放置薄姜片，上置艾炷施灸。

功效：回阳、救逆、固脱。

适应证：多用于治疗急性寒性腹痛、吐泻、痢疾、小便不利、中风脱证等。

（3）隔蒜灸。取厚度约1毫米的蒜片垫在皮肤上，其后操作方法同隔姜灸。

功效：拔毒、消肿、定痛。

适应证：主要对早期肺结核，未化脓的疖肿以及虫蝎咬伤等有显著疗效。

（4）隔附子灸。取熟附子用水浸透，切片3～5毫米厚，中间用针穿刺一些小孔，放于穴位处，上置艾炷施灸。也可以将附子切细，研末，用黄酒调和成五分硬币大、4毫米厚的饼状，放于穴位处，上置艾炷施灸。

功效：温肾壮阳、回阳救逆、散寒止痛。

适应证：适用于各种阳虚病症，如阳痿、早泄、遗精、心腹冷痛、虚寒吐泻、寒湿痹痛以及疮疡久溃不敛等。

（5）隔面饼灸。以面粉饼作为隔垫物进行艾灸的一种灸法，最早见于唐代的《备急千金要方》。明代医家万密斋，用此法治痢疾，采用以醋和面的方法"用麦面以好米醋和成薄饼，敷在脐上，用艾薄薄铺于饼上，燃之"。现代通过加用姜、蒜等物制作成面饼作为隔物，使治疗范围进一步扩大。

功效：养心、益肾、除热、消肿、止渴。

适应证：适用于腹中冷痛、功能性子宫出血、痈肿、恶疮、外伤血瘀等。

此外，隔胡椒灸主要适用于胃寒呕吐、腹痛泄泻、风寒湿痹以及局部麻木不仁等；隔陈皮灸适用于治疗胃脘胀痛、饮食不振、呕吐呃逆等症；隔苍术灸治疗耳聋、耳鸣等（孕妇禁用）；隔甘遂灸用于治疗小便不通等；隔皂角灸用于治疗蜂蜇、蚊叮以及虫咬等。

3. 悬起灸

悬起灸又叫艾条灸、艾卷灸，是用纸包裹着艾绒卷成的圆柱形艾卷，点燃其一端，在穴位处施灸的方法。根据具体的操作方法不同，悬起灸可分为温和灸、雀啄灸和回旋灸三种。

（1）温和灸。穴位和艾条之间保持一定的距离，以患者感到温热而无灼痛感为宜。温和灸热力温和，对身体的刺激作用较小，也是最为常用的艾条灸法。

（2）雀啄灸。施灸时，把艾条燃烧的一端对准穴位，就像麻雀啄食的动作，重复一起一落。雀啄灸的温热刺激感较为强烈，施灸时注意艾条下降时不要灼伤皮肤。

（3）回旋灸。艾条的燃烧端距离穴位一定高度，以穴位为中心，回旋或左右往返移动进行施灸。回旋法可以给穴位处以较大范围的温热刺激。

功效：温通经脉、散寒祛邪。

适应证：主要适用于病位较浅、病灶局限的风寒湿痹、神经性麻痹以及小儿疾患等。

4. 实按灸

实按灸是把艾条点燃后，垫上纸或者布，趁热按到穴位处或患处，使热力透达深部的施灸方法。先在施灸部位铺上10层棉纸或5～7层棉布,再将点燃的艾条隔着纸或布,紧按其上,稍微停留1～2秒即可。如果艾条熄灭,则要重新点燃再灸,如此反复10次左右。同样也可以将7层棉布包裹住艾条燃烧端,按在穴位或患处施灸。

功效:温经通络、散寒止痛。

适应证:主要适用于病位较深的风寒湿痹、痿证和虚寒证。

5. 艾熏灸

艾熏灸也是较为常见的艾灸方法。把适量艾叶或艾绒放入容器内蒸煮,然后盛于盆内,用蒸汽熏灸穴位或患处,即为艾熏灸。同样也可以将适量艾绒放入器皿中点燃,用烟来熏灸。

功效:温经通络、散寒止痛。

适应证:适用于关节疼痛,遇冷加重证属风寒湿痹者。

6. 温针灸

温针灸又称为温针、传热灸、烧针尾、针柄灸及烧针柄等,是一种艾灸与针刺相结合的方法。温针灸的主要刺激区为体穴、阿是穴。进针得气后,留针不动,针根与表皮相距二三分为宜。于针柄上裹以纯艾绒制成的艾团,或取约2厘米长之艾条一段,套在针柄之上,无论艾团、艾条段,均应距皮肤2～3厘米,再从其下端用线香点燃施灸。施灸中如果不热,可将艾炷放得靠下一些,过热觉痛时可将艾炷稍向上提,以觉温热而不灼痛为度。每次如用艾团可灸3～4壮,艾条段则只须1～2壮。

功效:温经通脉、行气活血。

适应证:本法多用于关节痹痛、肌肤不仁等证属寒盛湿重、经络壅滞者的治疗。

7. 温灸器灸

温灸器也称作灸疗器,是专门制成的用以施灸的器具。家庭中常用的灸疗器有艾条器和温灸盒。将艾绒或者艾条点燃,放入灸疗器中,再将其放在穴位或病患处,进行熨灸,直到施灸部位皮肤红润、温热。此法操作简便,不仅适用于虚寒性的胃脘痛、泄泻等症,也对于老年人保健很有益处。

(三) 艾灸经脉取穴

人体内经脉一般可分为十二经脉、奇经八脉。十二经脉对称分布于人体的两侧,分别循行于上肢或下肢的内侧或外侧,每一经脉分别属于一脏或一腑,即胆经、肝经、肺经、大肠经、胃经、脾经、心经、小肠经、膀胱经、肾经、心包经、三焦经。十二经脉通过手足阴阳表里经的联接而逐经相传，构成了一个周而复始、如环无端的传注系统。气血通过经脉即可内至脏腑，外达肌表，营运全身。各经脉主治其所属脏腑本身的疾病以及经脉循行部位的局部病症，若对应脏腑、循行部位出现疾病，可以通过艾灸对应经脉的穴位来治疗。

奇经八脉是督脉、任脉、冲脉、带脉、阳维脉、阴维脉、阴跷脉、阳跷脉的总称。督脉调节阳经气血，为"阳脉之海"，督脉与脑、肾、脊髓的关系十分密切，同时主生殖功能。任脉，主调节阴经气血，为"阴脉之海"；主调节月经，妊养胎儿。冲脉调节十二经气血，有"十二经脉之海""五脏六腑之海"和"血海"之称，主生殖功能、调节气机升降（主要是肝、肾和胃）。带脉主司妇女带下。阴跷脉、阳跷脉控制眼睛的开合和肌肉的运动。阴维脉、阳维脉维系阴经、阳经。当出现上述奇经八脉所主病症，可艾灸奇经八脉对应穴位进行调理。

（四）钟控健疗

由于地球的自转和公转，地球上所有生物的生命活动都表现出一定的周期性和节律性，这种周期性和节律性被称为生物节律。内外环境的多种因素如温度、光照、饮食、营养物质，均可作用于机体的生物钟网络，在维持机体昼夜节律稳定中发挥重要作用。机体的生物节律发生紊乱，可诱发神经系统、免疫系统、内分泌系统等相关疾病。通过优化既定疗法的给药时间，来达到最大治疗效果，即钟控疗法。（见图4-5）中医理论认为，人与天地相应，人体的生理病理受自然界影响而呈现一定的规律。经脉气血受自然界影响，其盛衰也有一定规律，中医理论中将这一规律称为子午流注，并提出"因时施治""按时针灸"，以达到最大的治疗效果。

1. 一天中艾灸最佳"钟控"窗

根据不同体质和病症，艾灸的时间也不一样，如调理脾胃功能，可以在早上9—11点灸，养肾在下午5—7点灸，失眠症要在临睡前施灸。中午11点至下午1点是午时，是心经工作的时间，心在五行中属火，古人有"子午觉，卯酉功"之说，所以，午时不适合艾灸，如果午时艾灸，很容易引起上火。一般艾灸养生保健一般以上午10—11点、下午2—4点为宜。

2. 一年中艾灸最佳"钟控"窗

人感天地之气而生，必然受天地之气影响。中医学认为，人的生命即似一

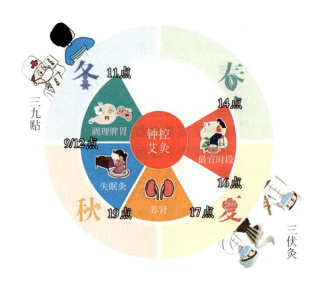

图 4-5 钟控健疗

团阳气。人的生命源于太阳,太阳为火,人亦如此,以火立极。生命的阴阳变化,需要火力来作为枢机。夏季尤其是三伏天,为一年中阳气最旺之时,此时人体阳气最旺,新陈代谢旺盛,最应该顺应天序,养好阳气。此时艾灸不仅可以抵抗夏季的暑、湿,还可以为秋冬储备阳气,让人体在冬天有足够的阳气对抗阴寒之气,提高抗病能力,一整年都少生病。节气时,天地气机变化剧烈,也是最需要枢机发挥作用的时候。艾灸用的是纯阳之火,二十四节气前后的一星期左右最宜用艾灸防病、调病。

(五)艾灸禁忌证

一是某些传染病、高热、昏迷、惊厥期间,高血压危象、肺结核晚期、大量咯血、呕吐、贫血或身体极度衰竭,形瘦骨立等忌灸。二是极度疲劳,过饥、过饱、酒醉、大汗淋漓、情绪不稳不宜艾灸。三是大血管走行的体表区域,黏膜附近,皮肤较薄、肌少、筋肉结聚处不宜艾灸;另外,面部、颈部、心前区、大血管以及关节部位不宜用瘢痕灸。四是孕妇的腹部和腰骶部禁止施灸。

(六) 艾灸注意事项

一是艾灸穴位顺序应当遵循先阳后阴、先左后右、向上后下的原则。即先灸上部，后灸下部；先灸背部，后灸腹部；先灸头身，后灸四肢；先灸左侧，后灸右侧。二是艾灸时不要喝冷水、吃凉饭，这样做如同给艾灸撤火，不利于疾病的治疗。灸后保持局部皮肤温度，防止感受风寒，影响疗效。三是晕灸处理。艾灸后偶然出现发热疲倦、口干、头晕、烦躁等现象，不必过于担心，可以尝试活动活动身体，饮用适量温开水，或针刺合谷、后溪等穴位，可迅速缓解不适症状。四是艾灸过敏处理。若出现局部或全身过敏性皮疹者，一般于停止艾灸后几天内可自然消退。在此期间应服用抗组胺药和维生素 C 等，多饮水。如兼有发热、奇痒、口干、烦躁不安等。情况严重者应及时去医院就诊。

(七) 五脏艾灸保健方法

1. 肺系疾病的艾灸保健

选穴：气海、关元、大椎、肺俞。（见图 4-6）

操作方法：采用温和灸，点燃艾条后，悬于穴位之上，艾火距离皮肤 2～3 厘米进行熏烤。每穴灸 5～10 分钟，各穴依次施灸。以皮肤表面微微发红为度，每天 1 次。

方义：大椎归属督脉，为督脉与手足三阳之会。本穴具有调节全身阳气、扶正祛邪、解表退热的作用，是治疗外感发热、疟疾、颈椎病之特效穴，临床运用非常广泛。因本穴处于第 7 颈椎下，而第 7 颈椎为脊背椎骨的最高大者，故名"大椎"，别名"颈百劳""上杼"。肺俞为肺经背俞穴，功效调补肺气。关元为小肠募穴，是人体阴阳交会之地、元气聚集之所，可补益元气。气海穴可大补元气，总调下焦气机。诸穴合用，增益肺气，扶正祛邪，提高人体免疫力，预防外邪侵袭肺卫。

感冒者，加列缺、合谷、风池、太阳、外关，体虚者，配足三里；外感咳嗽者，加列缺、合谷；内伤咳嗽者，加中府、太渊、三阴交，伴气短乏力者，加足三里；哮喘实证者，加列缺、尺泽、中府、定喘等；哮喘虚证者，加膏肓、肾俞、太渊、太溪、足三里、定喘。

2. 脾胃系疾病艾灸保健

选穴：神阙、足三里、三阴交、中脘。（见图 4-7）

操作方法：神阙采用隔姜灸或隔盐灸。其余穴位采用温和灸。点燃艾条

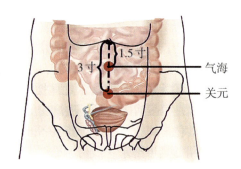

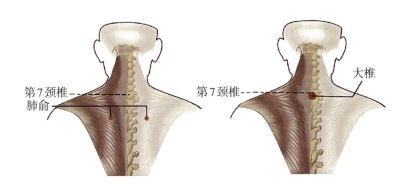

图 4-6 肺系疾病艾灸常用穴位

后，悬于穴位之上，艾火距离皮肤 2～3 厘米进行熏烤。每穴灸 5～10 分钟，各穴依次施灸。以皮肤表面微微发红为度，每天 1 次。

方义：神阙属任脉，在脐中央，通过督脉与一身阳气相通，功效培元固本、回阳救脱、和胃理肠，为保健要穴。足三里穴常被叫作长寿穴，具有明确的调节肠道功能，能健脾化湿，生发胃气。此外很多古籍上都记载了足三里穴可以延缓衰老，现在研究也认为足三里穴能够调节身体的免疫功能。三阴交为足三阴经的交会穴，具有健脾利湿之功。中脘为胃之募穴，腑之所会，可健运中州，调理中焦脾胃气机。

胃痛者，加内关，脾胃虚寒者，加脾俞、胃俞，气滞血瘀者，加膻中、膈俞；腹痛者，加天枢、关元、公孙，脾阳不足者，加脾俞；便秘者，加大肠俞、天枢、上巨虚、支沟，证属气血虚弱者，加脾俞、气海；泄泻者，加天

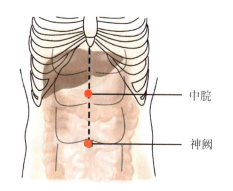

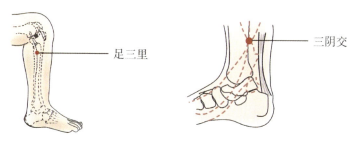

图 4-7 脾胃系疾病艾灸常用穴位

枢、大肠俞、上巨虚、阴陵泉，慢性泄泻者，加脾俞、胃俞、百会；肾阳虚衰者，加肾俞、命门、关元；呕吐者，加上脘、内关、胃俞、脾俞；呃逆者，加内关、膈俞、膻中等。

3. 心系疾病艾灸保健

选穴：内关、厥阴俞、神门、三阴交、膻中。（见图 4-8）

操作方法：采用温和灸，点燃艾条后，悬于穴位之上，艾火距离皮肤 2～3 厘米进行熏烤。每穴灸 5～10 分钟，各穴依次施灸。以皮肤表面微微发红为度，每天 1 次。

方义：内关为心包经络穴，有调理心气、疏导气血的功效，心包背俞穴厥阴俞配募穴膻中，可调心气，宁心神，调理胸中气机。心经原穴神门有宁心安神之功，三阴交为肝、脾、肾经的交会穴，具有益气养血安神之功。

心悸者，加郄门，属水气凌心者，加三焦俞、水分；属心脉瘀阻者，加心俞、膈俞。失眠者，加百会、照海、申脉、安眠，属心脾两虚者，加心俞、脾

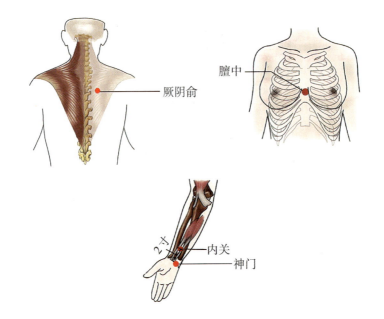

图 4-8 心系疾病艾灸常用穴位

俞、足三里；属心肾不交者，加心俞、肾俞、太溪；属心胆气虚者，加心俞、胆俞。

4. 肝胆疾病艾灸保健

选穴：期门、太冲、肝俞、三阴交。（见图 4-9）

操作方法：采用温和灸，点燃艾条后，悬于穴位之上，艾火距离皮肤 2～3 厘米进行熏烤。每穴灸 5～10 分钟，各穴依次施灸。以皮肤表面微微发红为度，每天 1 次。

方义：期门为肝之募穴，太冲为肝之原穴，二者配合疏肝解郁。肝俞为肝之背俞穴，肝经之气血由此注入膀胱经，具有疏肝利胆之功效，艾灸此穴可激发肝脏经气，达到扶正祛邪的作用。三阴交为足三阴经交会穴，肝、脾、肾经气血在此进行重新分配，具有调肝补肾之功。

胁痛者，加支沟、阳陵泉，属肝气郁结者，再加内关、行间，气滞血瘀者，加膈俞、阳辅，属肋间神经痛者，配合相应夹脊穴、阿是穴。肝硬化腹水属水湿困脾者，加足三里、脾俞，属阳虚水停者，加神阙、气海、关元、水分、中极等。

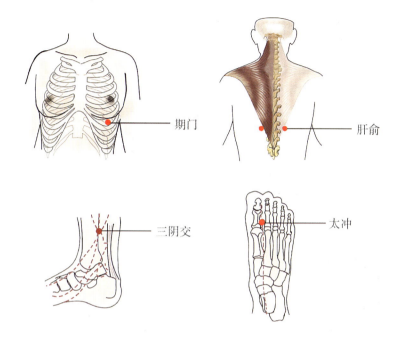

图 4-9 肝胆系疾病艾灸常用穴位

5. 肾系疾病艾灸保健

选穴：涌泉、太溪、肾俞、三阴交、关元。（见图 4-10）

操作方法：采用温和灸，点燃艾条后，悬于穴位之上，艾火距离皮肤 2～3 厘米进行熏烤。每穴灸 5～10 分钟，各穴依次施灸。以皮肤表面微微发红为度，每天 1 次。

方义：关元为足三阴经与任脉交会穴，是人体元气的根本，振奋肾气，三阴交乃足三阴经之交会穴，健脾补肝益肾，温下元之气，肾俞补益元气，培肾固本，太溪为肾之原穴，滋阴补肾。涌泉穴为肾经的首穴，具有补肾安神、滋阴降火之功。

小便不利者加中极、阴陵泉、膀胱俞、秩边，属脾气虚弱者，加脾俞、足三里，肾阳不足者，加命门；遗精者，加志室、次髎，肾气亏虚，加气海、命门；滑精者，加足三里；梦遗者，加心俞、神门、内关；阳痿肾阳不足者，加命门，心脾亏虚者，加心俞、脾俞、足三里。

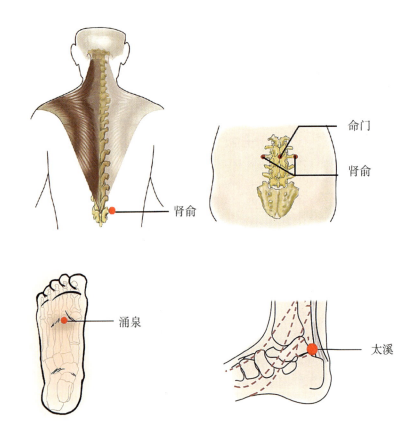

图 4-10 肾系疾病艾灸常用穴位

6. 妇科疾病艾灸保健

选穴：关元、气海、三阴交、足三里。（见图 4-11）

操作方法：采用温和灸，点燃艾条后，悬于穴位之上，艾火距离皮肤 2～3 厘米进行熏烤。每穴灸 5～10 分钟，各穴依次施灸。以皮肤表面微微发红为度，每天 1 次。

三阴交归属足太阴脾经，是足之三阴交会穴，本穴具有健脾、益肝、补肾之功，是治疗妇科病的第一穴。经常按揉三阴交穴，可以调补肝、脾、肾三经的气血，达到健康长寿的目的。关元培本固元、补益下焦，凡元气亏损者均可使用。气海可益气和血，温经散寒。足三里属足阳明胃经，为保健要穴，功擅补益气血。

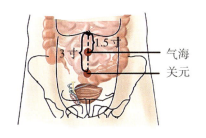
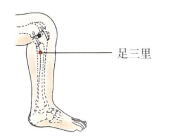
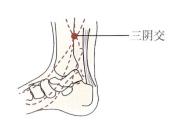

图 4-11　妇科疾病艾灸常用穴位

月经先期者，加血海、地机，月经量多者配隐白；月经后期者，加神阙、子宫、命门；月经先后无定期者，加肝俞，肾虚者加肾俞、太溪，脾虚者加脾俞；痛经者，加地机、次髎、十七椎、中极，属气滞血瘀者再加太冲、血海；血枯经闭者，加归来，属肝肾不足者，再加太溪、肝俞，气血亏虚者加脾俞；血滞经闭者，加中极、血海、合谷，属寒凝者，再加子宫、命门、神阙。崩漏者，加隐白，属脾虚者，再加脾俞，肾阳虚者，加肾俞、命门；带下异常者，加带脉、中极、阴陵泉、白环俞，属肾虚不固者，再加肾俞，脾虚者加脾俞。

腰部是人体的重要部位，前后分别有任脉、督脉经过，横向还有带脉循行，对于痛经、带下等妇科疾病有着重要的治疗作用。腰部喜暖，不喜寒凉，将艾叶加入腰带中（见图4-12），或配合桂枝、川芎、独活、透骨草等中药，系于腰部，可起到行气活血、温经止痛、壮腰补肾之功。

二、艾叶烟熏

艾叶烟熏在古代就有广泛应用。在古代，当瘟疫肆虐时，一个村庄里往往

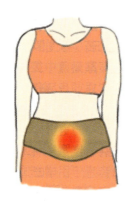 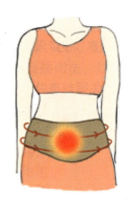

图 4-12　艾灸腰带

有很多人因感染瘟疫而死亡，这些被瘟疫感染的人被村民认为是"中邪""撞鬼"或"中毒气"。而那些在家里悬挂艾叶或熏艾的村民没有被瘟疫感染，因而他们坚信艾叶有避邪作用。艾叶的这种"避邪"作用实际是通过空气消毒达到预防瘟疫传染的作用。

战国时期的《庄子》中就有"越人熏之以艾"，孔瑶子《艾赋》中有"奇艾急病，靡身挺烟"的记载，孙思邈在《备急千金要方》中把熏烟防疫作为主要防疫方法之一。（见图4-13）

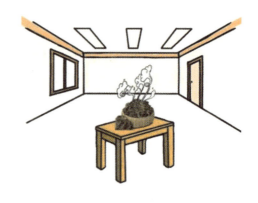

图 4-13　艾叶烟熏

现代研究表明，艾叶燃烧的烟对引起不同的传染性、流行性疾病的多种致病细菌、真菌和病毒都有明显的抑制作用。艾叶烟熏，可以在室内形成空气药分子膜层，而悬挂的艾叶中的挥发性物质，在人体周围的空气中也能形成天然消毒气幕。经呼吸系统侵犯人体的细菌、病毒最易蓄积于鼻腔与咽喉，艾草中天然的杀菌、抗病毒成分可于鼻腔、喉头与气管中形成"药膜"，达到灭菌、杀毒、防止染病的效果。故悬挂艾叶及燃烧艾叶有预防瘟疫流行的作用。至今，在突发公共卫生事件中，燃烧艾叶仍是学校、医院等场所阻断疾病传染的有效途径之一。

在工作或生活的房间里，点燃艾叶或艾条，燃烧并烟熏大约半个小时（一般每 10 平方米的房间用一根艾条燃烧结束即可），继续密闭 1 小时，再打开门窗通风。一般不建议每天熏艾制品，一周熏 3～4 次即可，具体可根据自身情况进行调整。

三、艾叶熏洗

艾叶性温，可温经散寒，止血止痛，现代研究显示，艾叶具有增强免疫力、止血与抗凝血、抗菌、抗炎、抗病毒、抗氧自由基等作用。将艾叶用清水熬煮，放置在患处进行熏蒸，待药液稍凉后，淋洗于患处，或将患处置入药液中浸泡。适用于疖、痈、丹毒等外科疾病、周围血管疾病、软组织损伤以及皮肤科疾病。

（一）熏洗方法

1. 全身熏洗法

将艾草用量加倍，煎汤倒入浴盆里，进行全身沐浴。或把药汤倒入大木桶或大水缸内，桶内放一小木凳，高出水面 10 厘米左右，患者坐在小木凳上，用布单或毯子从上面盖住（仅露头部在外面），勿使热气外泄，待药汤不烫人时，取出小木凳，患者再浸于药汤内沐浴，以出汗为度。熏洗完毕后，擦干全身用浴巾盖住，卧床休息，待消汗以后，再换穿衣服。全身熏洗法主要用于全身性皮肤病疾患。高血压、心脏病重症患者慎用，如出现头晕、胸闷、呼吸困难等情况立即停用。

2. 局部熏洗法

（1）手熏洗法。把煎好的艾草药汤趁热倒入盆内，将患手架于盆上，进行熏蒸，外以布单将手连盆口盖严，不使热气外泄，等到药汤不烫人时，可把患手浸于药汤中进行洗浴。

（2）足熏洗法。把煎好的艾草药汤倒入木桶内，桶内安置一小木凳，略高出水面，患者坐在椅子上，将患足放在小木凳上，用布单将腿及桶口盖严密，进行熏蒸，待药汤不烫人时，取出小木凳，把患足及小腿浸于药汤中泡洗。根据病情需要，药汤可浸至踝关节部或膝关节附近。（见图 4-14）

（3）坐浴法。把煎好的药汤趁热倒入盆内，待药汤不烫人时，臀部浸于盆中泡洗。也可用坐浴椅，先把盆放在椅下进行熏蒸，后将盆移至椅上坐浴。这种方法，主要用于肛门及会阴部的疾病。老人及身体虚弱者应坐稳，以免跌倒摔伤；应用熏洗法时，如果无条件熏蒸，可直接泡洗患处。

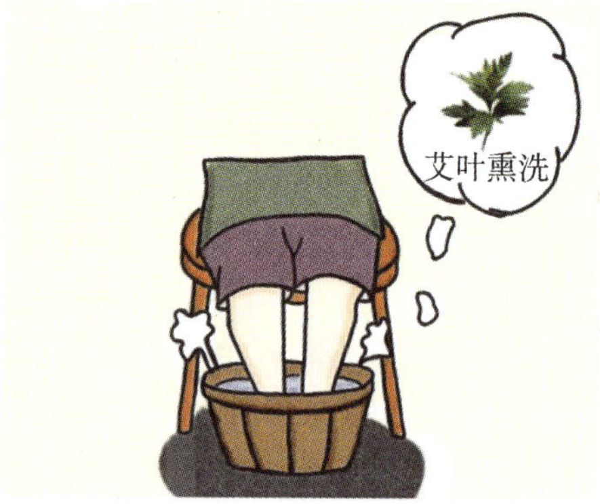

图4-14 艾叶熏洗

（二）熏洗注意事项

1. 注意保暖

冬季熏洗时，应注意保暖，夏季要避风。全身熏洗后皮肤血管扩张，血液循环旺盛，全身温热出汗，必须待汗解和穿好衣服后再外出，以免感受风寒，发生感冒等病症。

2. 药汤温度

汤液温度要适宜，不可太热，以免烫伤皮肤；也不可太冷，以免产生不良刺激。如果熏洗时间较久，药汤稍凉时，须再加热，这样持续温热熏洗，才能收到良好的治疗效果。

3. 煎煮存放

夏季要当日煎药当日使用，汤药不要过夜，以免发霉变质，影响治疗效果和发生不良反应。药物可连续煎煮使用2～3天。

4. 不良反应

在全身熏洗过程中，如患者感到头晕不适，应停止洗浴，卧床休息。如熏洗无效或病情反而加重者，则应停止熏洗，改用其他方法治疗。

5. 熏洗工具

熏洗后的木盆或木桶一定要及时清洗，保持清洁，防止感染。

（三）熏洗禁忌

1. 病理情况

（1）急性传染病、严重心脏病、严重高血压病等，均忌用全身熏洗。

（2）危重外科疾病，严重化脓感染疾病，需要进行抢救者，忌用熏洗。

（3）慢性肢体动脉闭塞性疾病，严重肢体缺血，发生肢体干性坏疽者，禁止使用中高温（超过38℃）熏洗。

2. **生理情况**

（1）妇女妊娠和月经期间，均不宜进行熏洗。

（2）饱食、饥饿，以及过度疲劳时，均不宜熏洗。

（3）饭前饭后半小时内，不宜熏洗。

（四）常见疾病的熏洗疗法

1. **风湿痹证**

处方：川芎、伸筋草、威灵仙、艾叶、木瓜、川乌头、没药、乳香及草乌头。

方法：将上述药物加入清水中，浸泡后熬煮，放置在患处部位进行熏蒸治疗，时间为15～20分钟，将药液淋洗于患处，或将患处置入药液中浸泡，时长为20～30分钟。或将药物研成粗末装入布袋内，扎紧袋口，放入搪瓷盆内加水煎汤，趁热熏洗，并取出药袋，带汤趁热在患处进行湿热敷，汤洗与热罨连续交替产用。

频次：2天1次。

2. **皮肤瘙痒**

处方：艾叶、花椒、地肤子、白鲜皮。

方法：将上述药物加入清水中，煎沸20分钟，过滤去渣后，将药液放入盆内熏洗使用。或将药液趁热装入小喷壶内使用。或用消毒纱布蘸药汤连续淋洗患处。每次15～20分钟。

频次：每日1～2次，10天左右为一疗程。

四、艾叶食疗

古人食艾的历史非常悠久，艾无毒，性温，味苦，能理气血，温经散寒，有止血安胎的作用，常用于治疗久病、月经不调、崩漏、胎动不安等疾病。由于这些药用特性，艾草不仅被用作药物，也被人们用于日常饮食当中。（见图4-15）唐代孟诜在《食疗本草》中记载："春初采，为干饼子，入生姜煎服，止泻痢。三月三日，可采作煎，甚治冷。若患冷气，取熟艾面裹作馄饨，可大如弹子许。"详细记载了以艾为食的做法、功效、主治。艾草以多种多样的类型与饮食结合，如艾草糕点、艾草茶、艾草粥、艾草酒、艾草汤等。

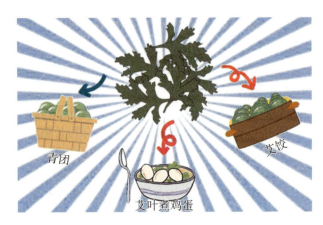

图 4-15　艾叶食疗

（一）青团

青团是最具代表性和影响力的艾草美食。据考证，青团约始于唐代，唐代诗人白居易在诗中写道："寒食青团店，春低杨柳枝。"经国务院批准，青团已被列入第一批国家级非物质文化遗产名录，是清明节具有特色的民俗之一，打青团已经成为清明节的特色时令食品制作活动之一。青团是一种用艾草汁和面做成的绿色糕团，色泽鲜绿，气味清香，口感爽滑。清乾隆年间，有一位诗人、散文家叫袁枚，他在《随园诗话》中留下了家喻户晓的名句"不食人间烟火"，同时袁枚也是一个不折不扣的美食家，在他的美食秘籍《随园食单》中记载了青团的做法："捣青草为汁，和粉作团，色如碧玉"，各地区对青团的取材不尽相同，有的采用鼠曲草，有的用浆麦草，有的用泥胡菜，但基本以艾草居多。取新鲜艾草制作为佳，故青团多在清明节前后制作。每年清明至端午，艾叶鲜嫩，3月初艾草发芽，至4月下旬可采收第一茬。青团是江浙地区的经典美食。在江浙地区，端午节之前都是梅雨季节，绵延不绝的雨季使人体内湿气较重，而艾草恰恰可以散寒祛湿，所以江浙一带清明时节便将艾草制作成青团食用。春季人体阳气生发，艾叶也可以帮助人体升提阳气。

（二）艾面

我国有很多地区都有用艾草做艾面的习俗，尤以新疆地区最为多见。每到4—5月份，适应性极强的艾草开始装点新疆的戈壁、荒野，给苍凉的大地送来无限绿意，无限生机。艾面是新疆的季节性面食，新疆地区民族众多，艾面的做法也较繁杂，最有名气的当属巴里坤县的艾面，有捞面和汤面两种烹饪方法，在春夏之交，天气炎热，捞面低温，清凉解暑，故夏季多以捞面为主。相传新疆艾面起源于唐代一位远征西域的岭南将军，在途经哈密的七角井这个地方时，因长时间的跋涉，再加上对异域气候环境的不适应，最终积劳成疾，终日不思饮食，恶荤腥，只想吃点新鲜蔬菜。可茫茫戈壁，根本见不到蔬菜，手下只好采摘一些艾叶，做熟后给将军食用。见到绿色的艾叶，将军胃口大开，食用艾草后，将军的病有所好转。后来，手下又用艾叶和面做成艾面，供将军食用，将军身体很快就康复了。从此，每到艾叶初生之时，人们都会采摘艾叶做艾面食用，在新疆地区这一习俗一直流传至今。广东地区也至今仍保留着食艾的传统。

（三）艾饺

艾饺是浙江一带的节令美食，艾饺味道清香，微苦，色泽碧绿，别有一番风味。

（四）艾粄

清明节制作清明粄，是流传于客家地区上千年的习俗；而制作艾粄是清明粄中的首选，客家人有"清明前后吃艾粄，一年四季不生病"的说法。

此外，还有艾草饭、艾香花卷、艾香馒头等，这些艾叶制作的小糕点，不仅色泽光鲜亮丽，而且能理气血，祛寒湿，止血安胎。艾草多食嫩芽，春季摘取的嫩芽直接食用涩味较淡，若食材过夜，涩味会逐渐强烈，此时焯水后加入少量苏打粉可减少涩味。

（五）艾酒

酒是日常饮料，也是必不可少的保健品。天生万物以利苍生，艾是医家之草，以艾叶制酒我国古今皆有。端午时节为春夏之交，当是时，阴阳转换，百病易生。此时饮用艾草酒能温胃散寒，抵御外邪。

根据文献记载，一些北方地区的风俗将五月视为"毒月""恶月"，并由此有了"忌晒席""忌造屋""忌同房"等多项忌讳。同时要在这一天饮菖蒲酒、艾酒、黄酒、雄黄酒，以禳毒除病。五月初五更是九毒之首，东汉王充的《论衡》、应劭的《风俗通义》以及南朝宋范晔的《后汉书》等书籍都多次提到了五月初五的习俗。

相传，爱国诗人屈原在农历五月初五投江之后，人们害怕屈大夫的尸首被江里的鸟兽虫鱼吃掉，便把粽子等食物投入江中，以期分散鱼类的注意力。但某一天屈原突然托梦说，抛入江中的食物全部被一条凶恶的蛟龙吃了。于是，人们在第二天便将一坛雄黄酒倾倒入江中，果然江中浮出一条蛟龙，人们杀掉了这条蛟龙，并饮用雄黄酒来庆祝，同时，将多余的雄黄酒在身上涂抹，以避免虫蛇蚊蚁的伤害，从此端午节饮雄黄酒的习俗便流传下来。但由于雄黄酒本身毒性很强，人们逐渐转为用艾叶、艾酒等取代雄黄和雄黄酒。

（六）艾叶食谱

艾叶因其温补气血之功，常与鸡肉、牛肉、羊肉等肉类搭配、煮汤食用，如艾叶母鸡汤、艾叶煲猪脚、胶艾炖羊肉、艾叶煮鸡蛋、枸杞子艾叶粥等，也可单独晒干后，沸水冲泡做茶饮即艾叶茶。

此外，艾叶也可与三七粉同泡，三七活血化瘀，二药合用具有温经散寒，化瘀止痛的功效，可治疗瘀血所致的痛经。香附理气宽中，调经止痛，大枣能补气血，将艾叶与香附、大枣同用，能温胃散寒，行气止痛。

五、艾叶佩香

艾叶成熟于每年五月，据《荆楚岁时记》载："采艾以为人形，悬门户上，以禳毒气。"在端午日，家家户户都会在门口悬挂或插上用红纸扎好的艾草，以保佑家人的吉祥平安。端午时值仲夏，古代医家认为，端午日是草木药性在一年里最强的一天，这天采的草药治皮肤病、祛邪气最为灵验、有效。采艾叶制成中药，悬挂在门庭既有驱蚊虫的功效，更有趋利避害招百福的寓意。除此之外，艾叶与其他药物搭配制成的香囊，还具有预防传染病及美容保健的功效。

（一）防疫香囊

材料：艾叶、苍术、佩兰、藿香、白芷、薄荷、木香。

制法：将诸药洗净、干燥、打粉，装入香囊内胆中，合约20克，长期随身佩戴，嗅吸，每日至少3次。至气味消失后，更换香囊内容物。

艾叶性味辛苦温，归肝脾肾经，能散寒止痛，温经止血。苍术燥湿健脾，祛风散寒，性散能发汗；佩兰、藿香芳香化浊，祛湿；薄荷宣散风热，清头目。可用于瘟疫流行时期的个人防护。

（二）芳香美颜香囊

材料：桃花、红花、玫瑰花、百合花、艾叶。

制法：将以上诸药洗净，干燥，粉碎，将药粉用纱布包装，放入香囊中，佩戴，直至气味消失后，更换香囊内容物。

桃花、红花活血化瘀；玫瑰花疏肝解郁，活血止痛，百合养阴润燥，养心安神，艾叶温经通络。可用于面部色斑、皮肤黧黑、皮肤粗糙、面色沉暗者。

六、艾叶产品

艾叶气味清新独特，具有芳香化湿之功，同时还可防蚊祛疫，因此生活中出现越来越多的艾叶产品。但有极少数过敏性体质的人对艾或艾绒比较敏感，可能引发哮喘、鼻炎等病症，对于这类人群尽量避免使用艾叶相关制品。

（一）艾叶蚊香

《本草从新》说："艾叶苦辛，生温，熟热，纯阳之性，能回垂绝之阳，通十二经，走三阴，理气血，逐寒湿，暖子宫……以之灸火，能透诸经而除百病。"早年间人们就将艾草收割、晒干、切碎和细木屑拌匀再用纸包裹起来，用来驱蚊虫，这就是早期的"蚊烟"，又叫"艾香"。由于目前还没有针对登革热的特异治疗方法，中国也尚未批准登革热疫苗的使用，人们仍需警惕登革热疫情。而艾草与蚊香的结合使用能有效预防传播登革热的蚊子的叮咬。

（二）艾叶枕头

艾草入枕，其敦厚淳朴的艾草香，可帮助人快速进入睡眠。手足三阳经循行颈部，艾叶枕不仅作用于头颈，药香更能通过呼吸流通体内，顺着经络传至全身，增强身体抵抗力，同时可防蚊虫叮咬。由于艾叶性辛温，阴虚内热，具有五心烦热、盗汗、烦躁等症状的患者不宜使用。

（三）艾叶口罩

艾叶逐寒祛湿、助阳扶正，现代研究显示艾叶具有消炎杀菌、提高免疫力之效，经仿古物理脱绒技术，萃取艾草精华，制作而成的"艾叶口罩"，既能提高机体免疫力、又能防御病毒侵袭，是预防新冠肺炎、流行性感冒等各种流行性疾病必不可少之品。（见图4-16）

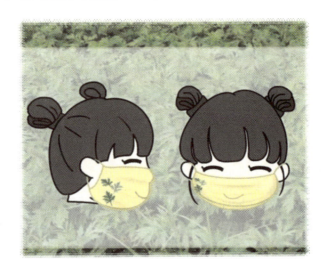

图4-16　艾叶口罩

（四）艾叶精油

"采艾以为人，悬门户上，以禳毒气"，在我国传统习俗中，尤其是在端午节前后，百姓通常会在门前"插艾草"，其释放的药草香除了令人觉得心旷神怡、有醒神的功效外，还具有防病祛邪、防蚊虫的作用，也有祈求家人身体健康的美好寓意。当代人会在端午节前后把家里窗门闭紧，随后用菖蒲、艾草、雄黄合剂烟熏2～4小时，同样具有抑菌作用。或是选择用艾草叶制作的香囊香包，放于室内或车里。

艾叶精油也具有极佳的效果，能缓解疲劳，通调经脉，并且能养血活血化瘀。此外，它还能散寒止痛，促进血液循环系统，提高人体免疫力，对于肩颈疼痛、痛经等都有很好的缓解效果。在日常生活中，出现关节痛和皮肤痒痛及免疫力下降时，亦能应用艾叶精油来调理。

（五）艾叶坐垫

清代名医吴尚先曾在《理瀹骈文》中说："若内服药不能达到或恐伤胃气者，以坐为优矣。"用艾叶或艾绒制成坐垫是改善寒性体质、宫寒的良方，而这个秘诀就在于我们人体有个神秘穴位——会阴穴，这个穴位是人体长寿的要穴。看电视、吃饭、坐车的时间只需要坐在这个艾绒坐垫上，就能轻松通过"坐"的方式防治多种疾病。运用艾绒经常按摩及调理会阴穴，能疏通体内郁结，尤利于治疗便秘、腹泻、痛经、宫寒、痔疮、腹胀、失眠等症，有行气活血之功。

（六）艾叶眼贴

艾叶眼贴是萃取艾草的精华制作而成的（见图4-17），常见的艾叶眼贴有缓解眼部疲劳、去除黑眼圈、促进眼部循环的功效。

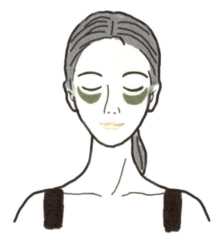

图4-17　艾叶眼贴

（七）艾叶浴液

皮肤是人体抵御外邪的第一道防线，同时具有分泌、吸收、感觉、排泄等多种功能。基于皮肤的这一生理特性，将艾叶作为主要成分，配以相应的中药，制成浴液，直接作用于皮肤、关节、肌肉等部位，可达到多种治疗目的。（见图4-18）如加玫瑰、泽兰、佩兰、白芷等芳香药物，可起到香体润肤的功效；加桂枝、干姜、羌活、独活、豨莶草等，可起到祛风通络、散寒除湿之功；加入夜交藤、酸枣仁、当归、茯神等，可有养心安神之效；加苦参、蛇床子、土茯苓等，可起到清热利湿、抑菌消炎的作用；加金樱子、淫羊藿、旱莲草、桑寄生等，可有温补肾阳、固本培元之功。

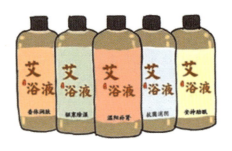

图 4-18 艾叶浴液

艾草及其提取物可以做成多种不同形式的产品，如艾草颈椎贴、艾草驱蚊水、艾草足浴包等，不仅能够有效发挥出艾草温经散寒除湿、驱蚊除疟等功效，而且多种多样的形式易于人们的选择和日常使用。且艾草价廉效验，无需昂贵的开销即可取得良好的治疗效果及日常保健功效，是不可多得的中草药之一。

第三节　艾青文创

传统中医药文化既是中国传统历史文化中的珍宝，亦是中国综合国力的重要组成部分。想要传承和发扬祖国传统医药文化遗产，促使我国经济社会发展和加快创新型国家建设，就必须要加强中医药文化软实力建设。中医药艾叶文化向文化创意产品转化的研究，就是在顺应当代科学技术快速发展和消费层次不断提升的背景下，对中医药文化的文化资源和艺术价值的挖掘。而青蒿和艾叶作为中医药传统文化中历史悠久且具有代表性的文化，在日常生活中应用的普及度很高，这是人们追求天然健康生活的真实表现。日常生活中与艾青相关的工艺及产品也越来越多。

一、艾青日用品

将生活中随处可见的日用品和博大精深的中医药结合起来，让中医药元素以更加容易让人接受的方式深入人心，在小小的文创产品中了解更多中医药文化。艾青系列插图可用于多种物品，包括T恤、书签、马克杯、伞等，不仅美观，而且实用性强，有着十分广泛的应用范围。

T恤在日常生活中随处可见，白色T恤搭配绿色青蒿及艾叶元素，同时结合奥运五环及体操运动，配色清新亮丽，充满青春气息，将传统中医药与现代体育运动相结合，体现了"医体融合"的现代中医理念。

马克杯（见图4-19）将青蒿及艾叶等中医元素相结合，既体现了马克杯的实用性，同时符合大众审美，以此实现中医药文化的广泛传播，提高中医药的大众认可度。

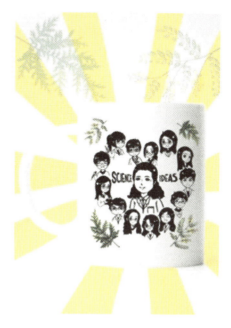

图4-19　艾青马克杯

以青蒿元素点缀伞面（见图4-20），并搭配以青蒿治疟理论来源的中医经典《肘后备急方》主题元素，配色清新明亮，兼顾美观和实用性，使中医药文化深入日常生活。

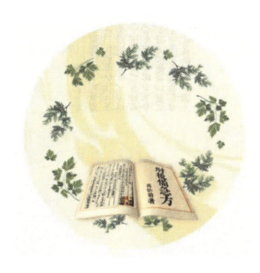

图4-20　青蒿文创伞

鲍姑使用艾叶治病救人的故事在岭南地区广为流传，将其绘制于书签这一日常生活中常见的文创载体上（见图4-21），不仅美观，同时使中医药经典故事得到传播，使中医药文化深入人心。

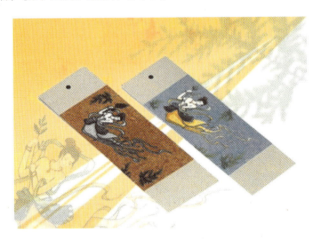

图4-21　艾文化书签

二、艾叶扎染

扎染又称为扎缬、绞缬、夹缬和染缬，起源于黄河流域，是我国民间的一种传统的手工染色工艺，距今已有数千年历史，扎染工艺被列入国家级非物质文化遗产。现存最早的扎染制品出自新疆地区。据记载，早在东晋，扎结防染的绞缬绸就大批量地生产了。扎染这种工艺早在东晋时期就已经成熟了。后来比较著名的有大理白族、彝族扎染。《资治通鉴备注》详细描述了古代扎染过程："撮揉以线结之，而后染色，既染，则解其结，凡结处皆原色，与则入染矣，其色斑斓。"

绿净春深好染衣，本草留印防虫蚁。布料织物给了植物艾草一个载体，而艾草将温暖沉静的气质毫无保留地传递给了织物。（见图4-22）当然，由于其独特的香气及其药用价值传递到了布料上，穿戴艾草染制的衣料可有效防止蚊虫叮咬。

在历史的演变中，巫、医、俗的发展与青蒿艾叶紧密相连，二者在传统文化中意义重大。千年以来，青蒿艾叶已逐步渗透我们的日常生活。如今青蒿艾

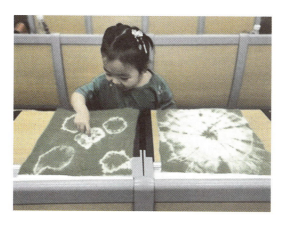

图 4-22　艾叶扎染

叶文化逐渐兴盛，青蒿牙膏、青蒿皂、艾灸养生、艾草茶等青蒿艾草衍生品层出不穷。无论是对青蒿艾叶在日常运用价值上的开发挖掘，还是将青蒿艾叶养生文化融入产品中，对中医药文化的传播、进一步助力健康生活都具有重大意义。

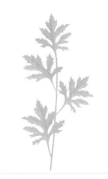

第五章 青蒿艾疗走向世界

"一带一路"是中医药文化"走出去"的重要契机。在李国桥青蒿抗疟团队的努力下,青蒿素已经成为中医药文化走向全球的先驱,更是在抗击新冠肺炎疫情方面发挥出潜力。在全球抗疫的大背景下,全国各地出台的疫情防控方案中,艾疗被纳入其中,成为抗击新冠肺炎的重要防治手段之一。青蒿与艾疗不仅是中国送给全世界人民的宝贵礼物,更是承载中医药文化走向世界的桥梁。而青蒿、艾疗顺利被打造为中医药海外传播"名片",在海外展现其重要优势,离不开其悠久的历史渊源、强大的应用价值以及丰富的中医药文化内涵,更为海外中医药传播提供了典型范例。

第一节 青蒿的现代研究与应用价值

青蒿治寒热诸疟方记载于中医典籍《肘后备急方》,而青蒿素提取的灵感正是来源于此。"523"项目开启了青蒿素治疗疟疾的现代化研究进程,此项目取得的国内外先进成果多达 89 项,青蒿素抗疟就是其中最为突出的代表性成果之一。随后,更是由此衍生了更多效果更好的青蒿衍生物、青蒿素类附方。"青蒿素抗疟"作为中国智慧,在推向世界的过程中,李国桥教授带领团队先后前往东南亚的越南、柬埔寨、泰国、缅甸、老挝、印度尼西亚,非洲的肯尼亚、尼日利亚、南非等数十个国家开展抗疟工作,尽管环境艰苦,青蒿素抗疟工作者依然坚持与疟疾作斗争,守护着当地人的健康(见图 5-1)。

时至今日,广东省政府、广东高校和药企依然为疟疾这一人类公共卫生问题漂洋过海，贡献中医智慧，向世界提供中国方案。广东抗疟团队仍以青蒿抗疟工作为任战斗在国际抗疟一线。因此，从提取出青蒿素，研发出疗效显著的青蒿素衍生物，到登上国际抗疟舞台，这都是在研究人员的努力之下，一步步发展和转化而来的。

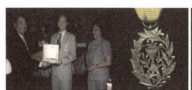
△ 2006年6月，柬埔寨洪森总理授予李国桥"莫尼沙拉潘"金质骑士级勋章

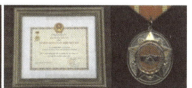
△ 2011年6月，越南政府授予李国桥"友谊勋章"

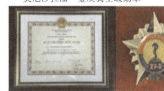
△ 2007年3月，越南卫生部授予李国桥"为了人民健康"奖章

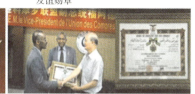
△ 2013年8月，科摩罗联盟副总统兼卫生部长福阿德·穆哈吉为李国桥颁发"总统奖章"

图 5-1　李国桥教授转战多国抗疟所获得的荣誉

一、青蒿的现代研究

（一）前期筛选

1978年，在青蒿素鉴定会上宣告了中国抗疟药青蒿素的诞生之后，关于青蒿治疗疟疾的研究并未就此停滞。投入临床试验的青蒿素能够高效、快速地抢救危重疟疾患者，但随着临床试验的进行，研究人员发现经青蒿素治疗好转后的病人会出现复发的情况，抗疟作用并不能达到长效，这促使中国科研人员在这个领域继续探索。

青蒿素难溶于水和油，难以制成澄清的针剂用于肌内注射或是静脉注射，因此运用青蒿素抢救危重患者需要寻找合适的给药途径。李国桥教授根据在前线救治疟疾的经验，认为鼻饲或是肛门灌注给药均可用来治疗疟疾的危重患者。

此外，由于当时国内青蒿琥酯注射剂的生产难以达到世界卫生组织的《药品生产质量管理规范》（Good Manufacture Practice of Medical Products，GMP）标准，他便提出按照国际标准首先研制青蒿素栓剂，投入临床进行试验，同时对注射剂药厂按照国际 GMP 标准进行改造，并开展了一系列的临床试验。

1983 年 3—4 月青蒿素栓剂在广州中医药大学开始了Ⅰ期试验，随后在海南岛东方县的疟疾研究基地完成了青蒿素栓剂的Ⅱ、Ⅲ期试验。其中，李国桥青蒿抗疟团队与中医研究院中药研究所共同完成了青蒿素栓剂治疗疟疾的临床试验 589 例，结果显示青蒿素栓剂治疗疟疾的效果要明显优于二盐酸奎宁静滴与磷酸哌喹口服，证明了青蒿素栓剂在临床应用上的价值。

（二）青蒿素类哌喹复方的研发

青蒿素复方研制时间轴如图 5-2 所示。

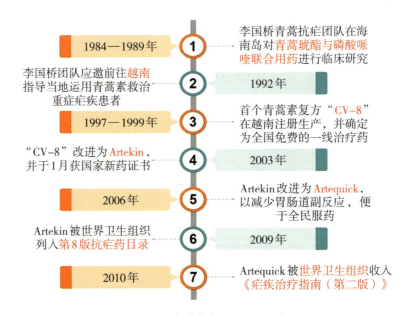

图 5-2　青蒿素复方研制时间轴

1. 应邀前往越南协助当地抗疟

20 世纪 80 年代初期，广州中医学院（现广州中医药大学）青蒿抗疟团队在海南岛开展青蒿琥酯和磷酸哌喹联合用药的临床研究，取得了较好的成果。20世纪80年代末期，越南进入经济改革建设时期，大量人口流动，疟疾多处暴发流行，大量脑型疟等重症患者死亡。基思·阿诺德（Keith Arnold）博士于20世纪80年代初曾在海南岛李国桥教授小组的研究基地合作观察甲氟喹的疗效，因此，他邀请李国桥教授赴越南参与脑型疟患者的救治及研究工作。1992年，李国桥青蒿抗疟团队应邀前往越南，运用青蒿素帮助救治脑型疟疾，这一研究也是新复方药研究的起点。

李国桥青蒿抗疟团队应邀前往胡志明市，指导当地运用青蒿素救治重症疟疾患者。李国桥教授建议在越南全国疟疾流行区立即广泛采用青蒿琥酯作为治疗药，他们从中国带来青蒿琥酯注射剂，在 Cho Ray 医院示范救治脑型疟，脑型疟病死率迅速被控制在10%以下，显著优于此前用奎宁救治的效果。

当时，青蒿琥酯和蒿甲醚作为商品药上市已有多年，但都未能广泛应用于疟疾流行区，原因之一便是疗程长。1988年，李国桥等在疗程比较实验中，证明其疗程必须为7天，治愈率才能达到95%，7天服药的用药量和药费负担增大，因此患者的依从性也较差。另一方面，由于青蒿素的效果迅速，患者服药后次日就退热，症状消失，患者往往将剩下的药留至下一次发病才用，导致原虫复燃和诱生抗药性。面对这种情况，李国桥教授认为可行的办法是与已知的抗疟药配伍，尽快研制出一个短疗程、效果好、能阻断传播且成本低的复方，以期在流行区的基层医院推广使用，降低疟疾流行强度，从而降低发病率尤其是大幅度降低重症疟疾的发生率，最终达到降低疟疾病死率的目标。

在20世纪80年代后期，李国桥青蒿抗疟团队认为在满足以上条件的基础上，防止脑型疟的发生更为重要。1989年，该团队在海南岛东方县疟疾研究基地开始研制第一个青蒿素哌喹复方，该复方经改进并在越南完成临床研究后，1997年由越南卫生部第26制药厂注册生产，定名为疟疾片 CV-8（C = China，V = Veitnam，通过临床联合用药确定的第8号配方），成为越南国家免费的一线用药。青蒿素哌喹复方于2003年改进为 Artekin，2006年进一步改进为 Artequick，分别进入国际市场销售。

2. 第一个青蒿素复方 CV-8（双氢青蒿素哌伯喹复方）的研制

1991—1992年，越南疟疾暴发、流行，多重抗药性恶性疟也比较严重，尚未有一种理想的一线治疗药。为此，广州中医学院三亚热带医学研究所李国桥青蒿抗疟团队和越南胡志明市 Cho Ray 医院热带病临床研究中心合作，研制了 CV-8，一种速效、高效、低毒和速杀配子体的双氢青蒿素哌伯喹复方。

1992年，该团队把1984—1988年在我国海南岛进行过临床研究，并有着较高治愈率的一剂疗法（青蒿琥酯与磷酸哌喹联合用药）在越南试用。在海南岛，当时追踪了47例患者，28天未见有复燃的现象，但在越南复燃率却上升到30%。专家们经分析认为，当地是多重抗药性恶性疟流行地区，而且也可能存在不同疟原虫株的差别，于是他们在当地重新进行临床联合用药多种方案的研究。

经在广州中医药大学进行Ⅰ期临床研究与在越南进行Ⅱ、Ⅲ期临床研究后，越南Xuan Loc医院、Qui Nhon医院、Tan Phu医院、Lam Dong省第二医院、Cho Ray医院热带病临床研究中心和Binh Tang省抗疟站皆加入临床试验的队伍，完成了多项联合用药方案的临床研究。

在Xuan Loc医院和Qui Nhon医院进行的CV-8与FSM随机开放对照治疗试验中，CV-8三天疗程治疗恶性疟76例。Fansimef（FSM，甲氟喹+周效磺胺+乙胺嘧啶）一次服3片（每片含甲氟喹基质250 mg，磺胺多辛500 mg，乙胺嘧啶25 mg），单剂疗法，治疗恶性疟50例。CV-8组的杀虫速度、原虫转阴时间和退热时间均优于FSM。两组28天治愈率均在90%以上，但FSM组出现RⅡ、RⅢ各1例，CV-8组则全部迅速达到临床治愈（见表5-1、图5-3）。

表5-1　CV-8和FSM治疗恶性疟的结果

药物	例数	退热时间/h ($M \pm SD$)	原虫转阴时间/h ($M \pm SD$)	追踪28天疗效				
				例数	RⅠ	RⅡ	RⅢ	治愈率/%
CV-8	76	23.4 ± 13.4	51.6 ± 18.1	73	4	0	0	94.5
FSM	50	39.0 ± 29.0	59.4 ± 19.8	50	1	1	1	94.0

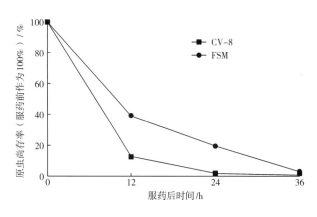

图5-3　比较两药（CV-8与FSM）的原虫清除速度

Qui Nhon 医院用 CV-8 治疗恶性疟与青蒿琥酯（Artesunate, ATS）进行了比较，ATS 用口服 5 天疗程总量 600 mg。CV-8 的退热时间、原虫转阴时间和治愈率均显著优于 ATS（$P<0.05$）（见表 5-2）。

表 5-2　CV-8 和 ATS 治疗恶性疟的比较

药物	例数	退热时间/h ($M \pm SD$)	原虫转阴时间/h ($M \pm SD$)	追踪 28 天复燃情况	
				例数	%
CV-8	33	11.6 ± 6.7	22.9 ± 10.1	1	3.0
ATS	23	24.0 ± 12.0	30.3 ± 10.2	5	21.7

CV-8 三天疗程共治疗疟疾患者 598 例（含间日疟 21 例），28 天复燃率为 6.1%。由于 CV-8 含有低剂量伯氨喹（3 天总量为 22.72 mg），专门观察了服药后的 $P.fG$（恶性疟原虫配子体）转阴时间。CV-8 治疗 28 例，$P.fG$ 转阴时间为 3.9 天；FSM 治疗 23 例，$P.fG$ 转阴时间为 17.8 天。

1990 年，青蒿琥酯替代奎宁成为当时临床一线抗疟药，越南的疟疾发病和死亡人数显著下降。在越南治疗疟疾期间，李国桥青蒿抗疟团队看到原来的抗疟主力奎宁疗效欠佳。于是他们提出以复方的形式，既能保证高效、速效、低毒的优点，又解决在人体内代谢排出快的问题，还能延缓抗药性的出现。在历经多次挑选组合后，青蒿素的第一代复方组合"CV-8"在越南注册和生产，这标志着由过去单独使用青蒿素转变成青蒿素复方，杀灭原虫作用更持久。1998 年，李国桥向世界卫生组织推荐了 CV-8，在临床应用中提高疗效，从而扩大应用范围。1999 年，越南卫生部将疟疾片 CV-8 确定为全国免费的一线治疗药，对越南控制疟疾流行发挥了重要作用。

正是看到"CV-8"在越南杀灭疟原虫的良好疗效，2000 年李国桥受世界卫生组织邀请参加出席恶性疟疾防治药物抗性的研讨会，专题报告"CV-8"的研究成果，这次研讨会成功引起全世界的疟疾专家的关注，这是青蒿第一次登上国际舞台，为青蒿素复方走向世界奠定基础。

3. Artekin（双氢青蒿素磷酸哌喹片）的研制

CV-8 的良好疗效及先进的研究成果引起 WHO 的关注。1998 年，WHO 西太区疟疾和寄生虫顾问 Allan Schapira 访问广州中医药大学，考察 CV-8 研制情况和临床评价。2000 年 3 月，应 Allan Schapira 的邀请，李国桥、王新华赴泰国清迈出席热带病研究和培训特别规划署举办的有关抗疟药抗药性及政策的专题组会议，王新华报告 CV-8 的研究成果，会后应 TDR 的要求，李国桥把 CV-8 的全部技术资料提交世界卫生组织热带病培训规划署。2001 年 5 月，世界卫生组织热带病培训规划署提出改进 CV-8 配方的意向。Allan Schapira 和牛津大学的 Jeremy 到广州商议改进配方的具体建议，李国桥向他们展示了新复方 Artekin 片，该复方对双氢青蒿素和磷酸哌喹的配比重新进行了调整，并且不含伯氨喹和甲氧苄啶，他们带走了 200 病例的药量返回牛津大学驻越南研究基地进行临床试验。2001 年初，广州中医药大学热带医学研究所与医药企业达成合作研发 Artekin 的意向，同年年底，Artekin 正式投入研发。

在柬埔寨实居省进行的随机对照治疗试验中，Artekin 和 Artekin + TMP (Trimethoprim，甲氧苄啶) 两药各治疗无并发症恶性疟 50 例，治疗后患者退热时间和原虫转阴时间相似。追踪观察 28 天，两组均无复燃（见表 5-3）。副作用发生率两药均较低，Artekin 组药后未见不良反应，Artekin + TMP 组药后发生恶心 3 例，呕吐、头晕、耳聋和瘙痒各 1 例。

表 5-3 Artekin 与 Artekin + TMP 治疗恶性疟结果

药物	例数	平均原虫转阴时间/h ($M \pm SD$)	平均退热时间/h ($M \pm SD$)	28 天治愈率/%
Artekin	50	31.7 ± 9.0	12.7 ± 7.2	100
Artekin + TMP	50	32.8 ± 8.8	16.5 ± 7.9	100

柬埔寨马德望省是多重抗药性恶性疟严重流行区，2001 年 Artekin 和 Artekin + TMP 的随机对照治疗试验在此地区进行，两药各治疗恶性疟 25 例，治疗后患者退热时间和原虫转阴时间相似（见表 5-4）。追踪观察 28 天，Artekin 组完成 28 天随访 18 例，无一复燃；Artekin + TMP 组完成 28 天随访 20 例，1 例患者于 14 天复燃。两组的疗效见表 5-4，副作用发生率两药均较低（见表 5-5）。

表5-4 Artekin 和 Artekin + TMP 治疗恶性疟结果

药物	例数	平均原虫转阴时间/h ($M \pm SD$)	平均退热时间/h ($M \pm SD$)	28天治愈率/%
Artekin	25	36.3 ± 19.9	41.6 ± 25.2	100
Artekin + TMP	25	35.8 ± 17.0	31.1 ± 20.5	95

表5-5 副作用观察结果

副作用	Artekin ($n=24$)	Artekin + TMP ($n=25$)	P 值
恶心	2 (8.3%)	3 (12%)	>0.05
呕吐	1 (4.2%)	0	>0.05
腹痛	2 (8.3%)	3 (12%)	>0.05
食欲缺乏	1 (4.2%)	1 (4%)	>0.05
皮疹	0	1 (4%)	>0.05
腹泻	0	1 (4%)	>0.05
瘙痒	0	1 (4%)	>0.05

中国海南岛为抗氯喹恶性疟流行区，2001年 Artekin 与 Artekin + TMP 的临床对照试验在此进行。两药各治疗恶性疟30例，药后患者退热时间和原虫转阴时间相似，住院观察28天，两组各有一例复燃（见表5-6）。副反应发生率两药均较低。

表5-6 Artekin 与 Artekin + TMP 在中国海南岛的疗效

药物	例数	平均原虫转阴时间/h ($M \pm SD$)	平均退热时间/h ($M \pm SD$)	28天治愈率/%
Artekin	30	56.7 ± 16.3	20.2 ± 11.3	96.7
Artekin + TMP	30	58.4 ± 18.6	22.8 ± 1.05	96.7

2001年英国牛津大学热带医学部驻越研究组在越南胡志明市的左关医院研究基地，用 Artekin、Artekin + TMP、甲氟喹 + 青蒿琥酯按 2∶2∶1 随机分组，治疗无并发症恶性疟。Artekin 组162例，Artekin + TMP 组156例，甲氟喹 +

青蒿琥酯组77例。追踪观察56天，Artekin组治愈率＞97%，各种副作用＜5%，肝肾功能无明显异常。

随后，在缅甸、柬埔寨等国进行了Artekin的扩大治疗试验，在缅甸国防部卫生厅进行的试验中，使用Artekin治疗无并发症恶性疟84例，均为成人患者，观察28天，治愈率为91.7%，复燃7例（未能排除部分为新感染），复燃率8.3%。平均原虫转阴时间（23.2±7.7）h，平均退热时间为（19.8±6.3）h。

柬埔寨国防部卫生厅进行的Artekin扩大治疗试验，采用Artekin+TMP为对照。Artekin组治疗恶性疟42例，完成28天随访11例，没有复燃；Artekin+TMP组治疗34例，完成28天随访14例，没有复燃。原虫转阴时间和退热时间两组相似。

在扩大治疗试验的126例患者中，对临床副作用进行了观察记录，结果表明，发生率最高的恶心（3.2%）和呕吐（2.4%），与Artekin+TMP对照组相似。恶心和呕吐症状为一过性的，不需对症状进行任何处理而自行停止。其他症状是疟疾急性期的常见症状，发生率低，未能排除与病情有关。

相关实验结果表明：

（1）Artekin治愈率达95%以上。Artekin在中国、柬埔寨和越南等地四个研究中心进行治疗恶性疟临床试验，同时用Artekin+TMP和甲氟喹+青蒿琥酯作对照。用Artekin共治疗无并发症恶性疟266例，28天治愈率为96.7%～100%；Artekin+TMP治疗无并发症恶性疟261例，治愈率为95%～100%。Artekin在柬埔寨和缅甸进行扩大治疗试验的2组患者中，治疗恶性疟126例，完成28天随访95例，治愈率为92.6%（88/95），复燃率为7.4%（未能排除新感染）。

（2）Artekin副作用发生率低。Artekin的主要副作用是恶心、呕吐，恶心发生率为2.88%（6/208），呕吐发生率为1.44%（3/208）。说明患者对Artekin具有良好的耐受性。

（3）Artekin对柬埔寨、越南、缅甸及泰国区域原虫具有特异性。柬埔寨、越南、缅甸、泰国为多重抗药性恶性疟严重流行区，是全球恶性疟治疗失败率和复燃率较高的地区。这些地区无并发症恶性疟的高治愈率，说明该区域原虫对Artekin高度敏感。与Artekin+TMP比较，疗效相似，而临床副作用稍低于Artekin+TMP。

同年年底，Artekin完成临床试验，参与临床试验的团队，除李国桥青蒿抗疟团队外还有牛津大学热带医学驻越南胡志明市研究组、缅甸国防部卫生厅、柬埔寨国防部卫生厅等单位。该复方疗程为 2 天 4 次服药，共治疗恶性疟 765 例，28 天复燃率低至 3.3%。Artekin 于 2003 年 1 月获国家新药证书，新药生产商品名为 Duo - Cotexin。2003 年底，Artekin 在全球疟疾流行区，同包括复方蒿甲醚及其他抗疟药对照试验中，共观察了 5000 多个病例，28 天治愈率为 97% 以上。2004 年 3 月，Artekin 获疟疾风险基金（MMV）资助 350 万美元，2005 年《抗药性恶性疟防治药青蒿素复方的研发与应用》获国家科技进步二等奖。2009 年 8 月 WHO 将其列入第 8 版抗疟药目录（EOI）。

4. 青蒿素哌喹片（Artequick）的研制

青蒿素与哌喹组成复方的设计思路始于 2003 年。为了推动青蒿素复方进行全民服药，快速消灭传染源以达到快速清除疟疾，要求复方应具备高治愈率、低副作用、服用简便、成本低廉的优点。而青蒿素的有效剂量，则是 2003 年通过临床再研究获得的新认识。当时，李国桥在柬埔寨探索青蒿素和双氢青蒿素在临床应用上的差异，根据文献报道，双氢青蒿素的药效相当于青蒿素的 6～10 倍，但这只是用体外试验的结果。李国桥要在疟疾病人身上比较青蒿素和双氢青蒿素的药效。于是他按青蒿素 3 例、双氢青蒿素 1 例进行随机比较，双氢青蒿素口服 100 mg 单剂治疗 6 例恶性疟患者，青蒿素口服 100 mg 单剂治疗 17 例患者，对杀虫速度进行比较，发现两者的杀虫速度没有区别，均能在服药后 18 小时使原虫下降 85%，24 小时下降 90%，30 小时下降 95% 以上。这表明在人体服用青蒿素和双氢青蒿素的药效没有区别。可是当时双氢青蒿素的价格相当于青蒿素的 3 倍，因而李国桥在改进 Artekin 为 Artequick 时，就把 Artequick 的青蒿素每天剂服定为 125 mg，2 天青蒿素总量仅 250 mg。

另外，李国桥考虑磷酸可能刺激胃肠道，我国于 1969 年用的是磷酸哌喹，1973 年则改用去掉磷酸的哌喹碱基，因而 Artequick 亦去掉磷酸直接采用哌喹，剂量与 Artekin 相同，但不必两天 4 次服药，而是两天 2 次服药，其胃肠道副反应却低于 Artekin。每天服药 1 次，连服两天更方便用于全民服药。

2007 年，来自非洲的岛国"月亮之国"科摩罗向李国桥青蒿抗疟团队求助，因疟疾常年流行，该国人民体质衰弱，国运艰难（见图 5-4）。为帮助科摩罗人民消灭疟疾，使用 Artequick 在莫埃利岛首先实施了快速灭源灭疟方案，仅用了 4 个月就便当地人群疟原虫携带率下降了 98.65%。其显著疗效让世界各国专家为之称赞，因此，青蒿素的应用迅速推广到科摩罗全国，使疟疾感染人数迅速下降。Artequick 很快受到来自世界各国专家的关注，世界卫生组织也向 Artequick 敞开了大门。2010 年，Artequick 被 WHO 收入《疟疾治疗指南（第二版）》。

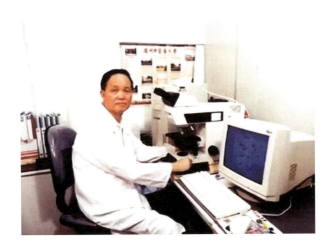

图 5-4　李国桥教授在实验室的工作照

后来，李国桥又对 Artekin、Artequick 和复方蒿甲醚-本芴醇复方（Coartem）三药的杀虫速度进行随机比较。每片含蒿甲醚 20 mg，本芴醇 120 mg，每次服 4 片，即蒿甲醚 80 mg，本芴醇 480 mg，3 天疗程每天服 2 次，蒿甲醚的总量是 480 mg。每药治疗恶性疟 6 例，全部患者均在纤细环状体期开始服药，每例患者服药前和服药后每 6 小时计算原虫数一次，直至第 36 小时。结果，3 药杀虫速度十分相似，服药后 12 小时虫数均下降 50%，服药后 24 小时均下降 90%，30 小时均下降大于 95%。

2005 年，柬埔寨实居省第二试点 Sprinh 地区的快速灭源灭疟（fast elimination of malaria by source eradication，FEMSE），两个月就能使疟疾月发病人数下降 90% 以上，表明 FEMSE 方法是防控疟疾乃至清除疟疾的可行办法。为了推广 FEMSE，获得更好的 FEMSE 的效果，就要进一步改进青蒿素复方，使之服用更简便、副作用更少、费用更低廉。自此，青蒿素-哌喹片正式成为国际抗疟队伍中不可或缺的重要组成部分（见图 5-5）。

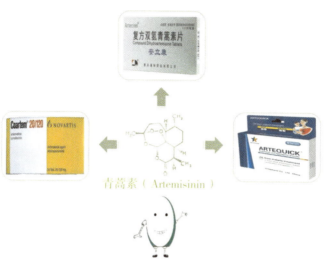

图 5-5 青蒿素复方

二、青蒿全球抗疟方案

(一) 开创快速消灭传染源以快速清除疟疾的新途径

2003年为了帮助柬埔寨控制疟疾疫情,李国桥提出把防蚊灭蚊抗疟策略改变为快速消灭传染源以快速清除疟疾的策略,即FEMSE。

1. 快速灭源灭疟的第一措施是全民服药

2006年,在柬埔寨实居省第二试点Sprinh地区10个自然村实施FEMSE,两个月内经两疗程全民服药青蒿素哌喹复方后(Artequick®,第一天加服伯氨喹9 mg),当地人群服药前带虫率为29.2%,服药第90天和120天降至2.2%,第150天为1.9%,降幅92.5%(见图5-6)。

2007年,FEMSE在科摩罗的Moheli岛实施。实施前,该岛有3.6万多人,全岛25个自然村,带虫率最高的两个村分别为94.4%和81.0%(显微镜显示),超过50%的有6个村,超过30%的有10个村,25个村人群带虫率平均为23.0%(见图5-7)。可见该岛疟疾感染十分严重,疫情急需得到控制。

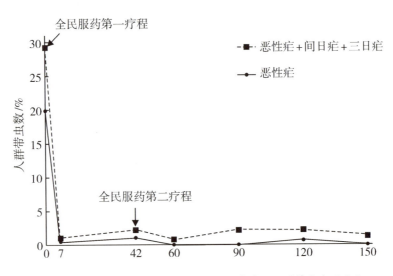

图 5-6 实居省第二试点两疗程全民服药前后人群带虫率的变化

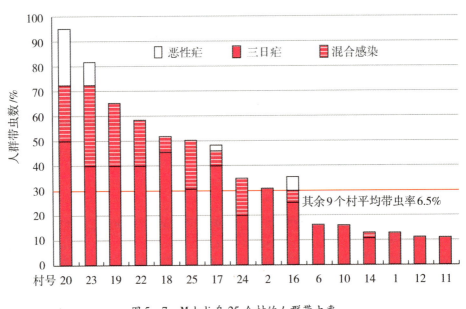

图 5-7 Moheli 岛 25 个村的人群带虫率

11月该岛采用Artequick®全民服药，2天为1疗程，第1天加服伯氨喹8 mg以快速阻断传播，每月1疗程，连续2疗程。第1疗程服药率为88.2%，第2疗程服药率为96.2%。两个月后月发病人数比服药前下降了93.2%（见图5-8），平均人群带虫率从服药前的23.0%降为1.4%，降幅93.9%，达到了快速控制疟疾，但未能清除疟疾的效果。

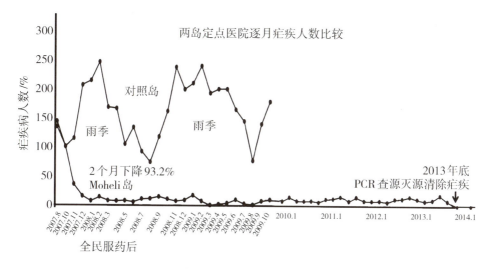

图5-8　Moheli岛全民服药后疟疾月发病人数下降93.2%

该岛从2007年至2013年长期维持低带虫率低发病率，始终无法达到清除疟疾的最终目标。李国桥青蒿抗疟团队的PCR（polymerse chain reaction，聚合酶链反应）查源灭源技术改进后，把检测费用从每人10美元降至1美元，2013年12月对Moheli岛两年内还有确诊的11个村实施PCR全民筛查，共筛查5911人，发现200个阳性者，服Artequick®加强剂量治疗。服药后PCR复查，5天转阴率为92.7%，7天转阴率为93.9%，第10天100%转阴。终于彻底消灭了该岛的传染源，2014年至今该岛一直无本地疟疾感染。

该岛当时的蚊帐覆盖率为35%，FEMSE项目实施前和实施后1年内均无加强防蚊灭蚊措施，1年后（2008年11月）蚊帐覆盖率才增加为90%。2007年11月—2008年10月，团队选择全民服药前人群带虫率为52%的Oualla 1村，对其蚊媒阳性率（疟原虫阳性）同全岛人群带虫率的相互关系进行研究。

全民服药后,每月进行1次蚊媒阳性率调查直至第6个月,第9个月和第12个月再调查。FEMSE全民服药于2007年11月上旬启动,服药后第2、4、6个月和第9个月、12个月均对全岛进行人群带虫率调查,每次调查2000多人。Moheli岛全民服药后该村的蚊媒带虫率随着全岛人群带虫率的迅速下降而下降,当全岛人群带虫率降至1.0%以下时,该村的蚊媒阳性率亦降至相对的0(0/400,0/456,0/517和0/410)。2008年10月,当全岛人群带虫率回升至1.3%时,蚊媒阳性率又回升至0.18%(1/542)(见图5-9)。

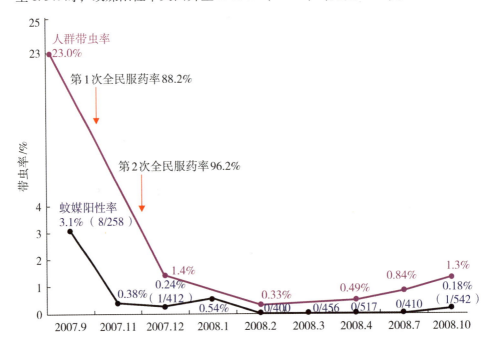

图5-9 Moheli岛人群带虫率和蚊媒阳性率的相互关系

上述研究揭示了一个重要的事实和科学道理:疟疾的根源是人群体内的疟原虫而不是蚊子,蚊子的生命只有1个月,蚊死则疟原虫亡,新生的蚊没有疟原虫,一定要叮咬疟疾病人或无症状带虫者才能获得疟原虫而传播疟疾。疟原虫在人体内却可生存数年,故清除疟疾的关键是彻底清除人群体内的疟原虫。人群无疟原虫则蚊无疟原虫,这就是快速灭源灭疟的科学道理。

2. 创建 PCR 查源灭源的精准监控技术

由于当时的青蒿素复方 28 天治愈率只有 95%，28 天内尚有 5% 的原虫复燃率；且该复方仍有一些不良反应，全民服药的服药率只能达到 95%。28 天治愈率 95%、服药率 95%，这两个 95% 是遗留低带虫率、低发病率的原因，故全民服药只能快速控制而不能快速清除疟疾。为了克服低带虫率长期持续或反弹的难题，团队当时的负责人冯丽玲副研究员创建了 PCR 查源灭源的精准监控技术，2008 年证明了 PCR 检查疟原虫的方法大大优于显微镜，但当时靠进口试剂，每检查一人就要花 10 美元，因成本过高，无法用于全民筛查。经自行配制试剂，将检测费用降至 1 美元，又改进了操作，可在非洲县级医院检测。2013 年 12 月科摩罗 Moheli 岛低带虫率低发病率持续了 6 年未能解决，采用 PCR 技术查源对两年内仍有 1 例或数例疟疾的 11 个村进行全民筛查，查出 200 个无症状带虫者，服药治疗后，彻底清除了该岛的疟疾传染源。2014 年至今，该岛均无本地疟疾感染。

PCR 技术由于其高灵敏度、特异、高效、简便，很快被应用于疟疾诊断，但因实验条件要求高，价格昂贵而仅局限于研究，不能用于防治实践。

因此，疟疾 PCR 诊断（见图 5-10）要从实验室研究走向基层应用和推广，尚需解决以下问题：①简化从样本采集到结果判断等各项实验的操作步骤，使方法简便易行；②检测试剂的标准化；③大幅度降低检测成本。

据有关研究显示，生物细胞内 RNA 的含量是 DNA 的 10～15 倍，其中小亚单位核糖体核糖核酸（SSU rRNA）大约占细胞内总 RNA 的 30%，除了含量丰富外，SSU rRNA 基因具有属种的特异性，其基因序列具有高度的保守性，是疟原虫基因诊断的理想靶基因。团队根据疟原虫小亚单位核糖体核糖核酸基因含量丰富、具有高度的保守性，并存在不同的种特异区段等特点，建立高敏感、高特异、低噪声的疟原虫 SSU rRNA 特定基因片段的检测系统，可同时检测间日疟、三日疟和恶性疟原虫。改进后的疟疾 PCR 诊断技术具有以下优点：①通过采用亚微量反应容积和直接冰冻裂解法制备 DNA 模板，设计特异引物，优化反应条件等，建立了简便的 PCR 检测疟疾的方法；②通过采取对 PCR 反应体系、实验过程进行标准化以及加强实验室质量控制等措施，使 PCR 检测结果的可靠性、准确度完全符合现场普查低密度带虫者的检测要求；③进行≤10 个样品的混样，步骤简化为单管两步扩增，试剂和耗材仅为常规套式 PCR 的 1/4，费用大幅度下降，两步反应时间缩短为 2 小时 40 分钟，能够同时检出恶性疟、间日疟和三日疟原虫。成批操作效率高，1 份样本从采样处理到扩增产物鉴定约需 5 小时，如果大批样本集中处理，用 384 孔 PCR 仪，4 名检验员 1 天即可完成 5000 份样本的检测。

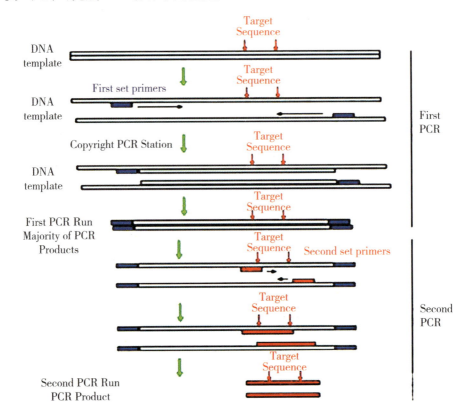

图 5-10　巢式 PCR 扩增模式

（1）PCR 查源灭源的研究。2008 年 9 月，本团队 PCR 小组在科摩罗用 PCR 技术进行了 2098 人份血标本试验，是原虫镜检和 PCR 诊断同步进行（见图 5-11）。在 2098 例血样中，镜检法初检疟原虫阳性者 63 例，阳性率为 3.00%；PCR 呈阳性者 140 人，阳性率为 6.67%，原虫阳性检出率相当于镜检法的 2.2 倍。至此，PCR 诊断技术用于全民普查的可行性得到确认。更重要的是其整批检测时间较逐张血片镜检大幅缩短。此后，团队便全力开展改进检测方法、操作简便可行和降低成本的研究，通过仪器设备和原材料国产化以及自行配制试剂等，大大降低了成本，从而可用于全民普查。

（2）PCR 全民普查的实施。2012 年和 2013 年，科摩罗昂岛和大科岛的全民服药先后启动，大大减少了其流动人群向莫埃利岛输入传染源，本团队 PCR 小组于 2013 年 10 月对莫埃利岛在两年内仍有个别疟疾病人的 11 个村实施 PCR 全民普查（见图 5-12、表 5-7、表 5-8）。

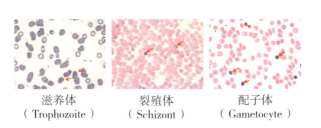

图 5-11 恶性疟原虫三个主要发育时期血涂片镜检图

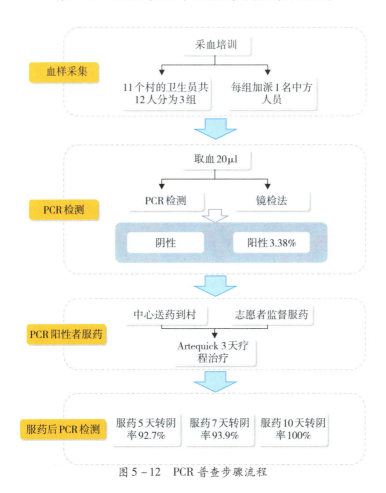

图 5-12 PCR 普查步骤流程

表 5-7　11 个目标村 PCR 普查结果

序号	目标村	取血人数	PCR 检测阳性人数	阳性率/%	镜检阳性人数（a）	阳性率/%	服药率/%
1	Hoani	893	42	4.7	27	3	100
2	Hamavouna	689	22	3.1	17	2	100
3	Itsamia	226	16	7	10	4.87	100
4	Hagnamoida	475	12	2.5	8	1.26	100
5	Fomboni	580	3	0.52	3	0.52	100
6	Ndremeani	41	0	0	—	—	0
7	Miremani	197	0	0	—	—	0
8	Bangoma	818	19	2.3	—	—	94.7
9	Ouallah Ⅰ	334	44	13.17	—	—	100
10	Ouallah Ⅱ	508	19	3.7	—	—	100
11	Ndrondron	1150	23	2	—	—	100
合计		5911	200	3.38			

注：a. 血涂片显微镜检查和 PCR 检测同步进行只做第 1—5 村；b. 1 人离开未能服药。

表 5-8　9 个村 200 名 PCR 阳性者服药后 PCR 复检的转阴情况

序号	村名	PCR 检测阳性人数	服药后 PCR 复检数	服药后 5 天转阴性/%	服药后 7 天转阴性/%	服药后 10 天转阴性/%
1	Hoani	42	41	92.7	—	100
2	Hamavuna	22	21	—	100	100
3	Itsamia	16	14		100	100
4	Hagnomoida	12	8	—	75	100
5	Fomboni	3	3		100	100
6	Bangoma	19	17		88.2	100
7	Ouallah Ⅰ	44	32		—	100
8	Ouallah Ⅱ	19	14		—	100

续上表

序号	村名	PCR 检测阳性人数	服药后 PCR 复检数	服药后 5 天转阴性/%	服药后 7 天转阴性/%	服药后 10 天转阴性/%
9	Ndrondron	23	19	—	100	100
	合计/平均	200	169*	92.7	93.9	100

注：9 个村共 31 人外出未进行 PCR 复查。

2008 年和 2013 年共 8009 人次的 PCR 检测，证明 PCR 的检出率和工作效率远远优于显微镜检查。PCR 诊断技术由于收费较高，只用于医院收费的实验室诊断，难以用于不收费的全民普查。本团队通过改良方法，绝大部分原材料国产化，大大降低了检测费用。团队进一步改进了检测条件和方法，受检者每人只需取一滴血，当地医院检验人员经短期培训就能掌握，故可用于全民普查。2013 年的实施结果显示，要快速消灭传染源以清除疟疾，PCR 查源灭源成为快速、便捷查源灭源的有效途径，此项技术为今后快速清除、消灭疟疾创造了重要条件。

3. 快速消灭传染源需要研发更有效的青蒿素新复方

现有各种青蒿素复方的长效均不超过 25 天，28 天治愈率只有 95%，仍有 5% 的原虫复燃率；而且所有青蒿素复方都有轻微副作用，全民服药的服药率只能达到 95%，这两个 95% 就是导致遗留低带虫率低发病率长期持续或反弹的主要原因。要快速清除疟疾就必须突破这两个 95% 的难题，要求有更优秀的青蒿素新复方：①其长效大于 28 天，即 28 天内 100% 无原虫再现；②治疗剂量无不良反应，有利于动员民众 100% 服药。

2013 年至今，团队研制了长效大于 28 天和治疗剂量无不良反应的青蒿素新复方，这个新复方是基于青蒿素-磷酸萘酚喹复方的改进，萘酚喹是长半衰期抗疟药中，药效最高而又毒性最低者（见表 5-9 和表 5-10）。

表 5-9 萘酚喹、哌喹、本芴醇、甲氟喹和氯喹的药效比较

	萘酚喹	哌喹	本芴醇	甲氟喹	氯喹
ED50/（mg/kg）	0.40	1.09	1.56	1.43	1.35
ED90/（mg/kg）	0.69	1.53	2.44	2.94	3.25

续上表

	萘酚喹	哌喹	本芴醇	甲氟喹	氯喹
ED90 比值（效价倍数）	2.2	3.5	4.3		4.7

表 5-10　萘酚喹、哌喹和氯喹的毒性比较

剂量	萘酚喹	哌喹	氯喹
小鼠 ED50/（mg/kg）	1980.6	928.7	437.9
一疗程剂量/（mg/kg）	11.3	25.0	25.0

青蒿素-萘酚喹新复方（简称 AN 片）为两天疗程，萘酚喹的一天剂量比复方磷酸萘酚喹片（ARCO）低，又去除了磷酸带来的不良反应，有利于扩大民众服药范围。青蒿素-萘酚喹新复方两天服药总量比 ARCO 高 70%，可确保服药后 28 天内不会有原虫再现（见图 5-13）。如果一个村（社区）能做到 100% 服药，则这个村在两疗程服药后，就能实现 2 个月内人群体内都无疟原虫的目标。然而，由于各种不可控因素，无法实现每个村都做到 100% 服药，因此必然遗留低带虫率低发病率长期持续或反弹。为了攻克这个难题，2013 年以来，团队又不断改进 PCR 的试剂和检测方法，促使 PCR 查源灭源成为清除疟疾的精准监控技术。若有些村（社区）不能做到 100% 服药，则当该范围

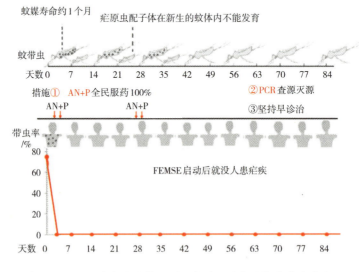

图 5-13　AN 片全民服药 + PCR 查源灭源实现快速清除疟疾

内出现疟疾病人时就实施 PCR 全民筛查，筛查结果阳性者服药，仍可几个月内彻底消灭传染源而快速清除疟疾。

在非洲一个上百万人口的高疟区，实施 FEMSE 半年可完全消灭本地传染源而清除疟疾（人群带虫率为 0，无本地感染疟疾），对比起原先以防蚊灭蚊为主的综合措施，极大地加快了清除疟疾的速度，同时大大降低了实施措施所消耗的经济成本。若采用快速灭源灭疟策略，新 ACT 全民服药两疗程，联合 PCR 技术查源灭源监控，可提高非洲清除疟疾效率。

（二）快速灭源灭疟的三项措施

疟疾的根源是人群体内的疟原虫（传染源）而不是蚊，故三项技术措施均针对清除传染源。

1. 全民服药快速消灭疟疾传染源

第 1、2 天每天服青蒿素新复方（新 ACT）4 片，总量 8 片；第 27、28 天服第 2 疗程。每疗程第一天加服伯氨喹 8 mg。

2. PCR 查源灭源监控

经过两疗程全民服新 ACT，若服药率达到 100%，人群带虫率就可降至 0，蚊媒的带虫率亦随之降至 0。考虑到实施过程中一些自然村（或社区）不可避免地未能达到服药率 100% 导致疟疾患者出现，因此在第二疗程后，凡出现一例疟疾病人的自然村，则对该村进行全民 PCR 筛查，阳性者服新 ACT 治疗以彻底消灭该村的传染源。PCR 查源灭源监控技术结合新 ACT 治疗，可快速清除该村疟疾。

3. 早发现早治疗快速阻断传播

早发现、早治疗、快速阻断传播，是彻底治疗本地疟疾病人和输入性疟疾病人以及快速阻断传播扩散的有效途径。2017 年，非洲大城市仍深受疟疾危害，快速灭源灭疟团队前往肯尼亚维多利亚湖旁的 SIAYA 县（人口过百万）以及尼日利亚原首都拉各斯（人口过千万的沿海大城市），调研发现当地成人每年患疟疾 2～3 次，小孩患的次数更多。疟疾是三大传染病（结核、艾滋病、疟疾）中的"头号杀手"，非洲某国家资料显示近年来 5 岁以下儿童的死亡率为 19.2%，主要死亡原因是疟疾。2000 年全球疟疾死亡 83.9 万人，每天有两千多人死于疟疾；2016—2018 年每年疟疾死亡人数分别为 45.1 万、43.5 万和 40.5 万人（WHO 资料），每天仍有 1000 多人死于疟疾，大部分发生在非洲。

全球疟疾形势仍然严峻，2010年全球患疟疾人数2.62亿人，2014年是2.1亿人，4年下降20.5%。WHO在2015年提出，2020年全球患疟疾人数和死亡人数至少下降40%的目标。但2016年全球疟疾2.16亿人，2017年为2.19亿人，2018年为2.28亿人。WHO总干事谭德塞博士表示："我们现在正处于一个转折点。如果不采取紧急行动，我们就有可能倒退，并可能无法实现2020年及以后的全球疟疾目标。"可见清除疟疾的关键在于采取何种措施，如果沿用以防蚊灭蚊策略为主的行动，再过50年甚至上百年，非洲和全球都不能消灭疟疾。李国桥青蒿抗疟团队的长期研究和实践证明，如果采用FEMSE的三项措施，就能在10年内使非洲和全球其他地区消灭疟疾。

三、青蒿走向世界

宋代苏颂等编撰的《本草图经》中有这样一段记载："草蒿，即青蒿也。生华阴川泽，今处处有之。春生苗，叶极细，嫩时人亦取杂诸香菜食之，至夏高三、五尺；秋后开细淡黄花，花下便结子，如粟米大，八、九月间采子，阴干。"书中所描述的这株小草，虽然外表朴实无华，却拥有治病救人的潜力。17世纪，《本草纲目》由欧洲来华传教士传入欧洲，中医药的魅力吸引了诸多欧洲学者对这本书进行翻译与研究，中医药也开始被西方人所认识，青蒿也随着《本草纲目》的广泛流传出现在西方人的视野里。中国首位诺贝尔自然科学奖获得者屠呦呦正是用这株小草改变了世界，救治了千千万万罹患疟疾的生命。不仅如此，在国家新型冠状病毒肺炎诊疗方案的推荐处方金花清感颗粒、宣肺败毒方中也含有青蒿。这株小草在现代科技的加持下走出东方古国，福泽世界的旅程在不断地延伸。

（一）青蒿抗疟"中国名片"

青蒿素诞生之后，中国科学家又尝试在青蒿素结构的基础之上，找到比青蒿素更高效、复发率更低和更加稳定、方便的抗疟药，随后在中国科学家的不懈努力之下，诞生了一系列具有抗疟作用的青蒿素衍生物。

1. 青蒿素衍生物的筛选成为国内优秀范例

首个青蒿素衍生物蒿甲醚，在上海地区"523"办公室组织之下诞生。此药的首次临床试验由广州中医学院（现为广州中医药大学）李国桥青蒿抗疟团队在海南开展，当时的海南正处于疟疾流行高峰期。首次试验仅有17例，蒿甲醚疗效甚至超越了青蒿素，这个结果与之前动物实验的结果相符。1978—1980年，大规模的蒿甲醚临床试验在全国范围开启，一共收治疟疾病人1088例。这3年的试验充分证明了蒿甲醚卓越的疗效，不仅超过了氯喹等抗疟药物，且复发率远低于青蒿素，甚至连抗氯喹病例都能够全部治愈。其肌内注射的给药方式更是方便抢救危急病人，蒿甲醚高效、快速、副作用小、便于使用等优点不言而喻。

青蒿琥酯是在广西诞生并且进行临床试验的，结果证明青蒿琥酯在治疗疟疾患者时具有高效、快速、副作用小等特点，但经治疗恢复后的患者复发率仍然较高。1983年，青蒿素指导委员会在WHO建议之下，组织各方开始对青蒿琥酯进行重新研发，改良各个环节，用以作为治疗脑型疟的优先项目，最终新型青蒿琥酯研制成功。

1985年7月，《新药审批办法》开始实施，此办法对新药的审核提出了更高的要求，新药的审批增加了更多的指标。在青蒿指导委员会的协调之下，青蒿琥酯与蒿甲醚作为新药，需要按照新的标注补充更多的有关实验和数据，广州中医学院李国桥青蒿抗疟团队再次开展临床试验。

蒿甲醚的试验安排在云南、海南等疟疾高发地进行，试验分组为：蒿甲醚肌肉注射组、磷酸哌喹片口服组，各治疗30例恶性疟疾患者。两组患者均同样表现出了卓越的疗效，蒿甲醚组患者退热时间与原虫转阴时间均短于磷酸哌喹组，复燃率也低于磷酸哌喹组，其中两例磷酸哌喹治疗后复燃的患者，用蒿甲醚注射液治疗之后，28天没有再出现复燃的状况。

青蒿琥酯的试验分为2组，一组是通过青蒿琥酯静脉注射治疗恶性疟疾，另一组作为对照组使用二盐酸奎宁静脉滴注治疗，两组各治疗30例成人恶性疟疾病例。结果以适宜清除95%的原虫作为标准，青蒿琥酯注射治疗所需要的时间远少于二盐酸奎宁静滴，同时青蒿琥酯治疗的病人并未出现任何不良反应，而运用二盐酸奎宁静滴治疗的病人中出现了耳鸣、耳聋、恶心、呕吐、头晕等不良反应。在心电图检查中，奎宁组出现异常的概率也远大于青蒿琥酯组。此项临床试验在云南、海南多地进行，青蒿琥酯皆获得良好的临床疗效。随后团队相继开发了肌内注射、片剂等更容易推广、更加方便使用的剂型，扩大了青蒿琥酯的应用范围。

这些实验补充了之前缺乏的相关实验以及数据，使青蒿素衍生物作为新药能够走上市场，并首次根据WHO提供的Ⅰ期临床试验方案，以健康人为试验对象，测试药物在临床上的不良反应和人类对其的耐受性，为青蒿素类抗疟药走向国际打下基础。

1987年国家卫生部召开新闻发布会,宣告蒿甲醚、青蒿琥酯、青蒿素栓剂,正式投入市场,用于治疗恶性疟疾以及脑型疟疾。蒿甲醚、青蒿琥酯按照《新药审批办法》的标准通过新药审批,也为之后的国内新药审批提供了优秀范例。1989年,《注射用青蒿琥酯》获国家发明三等奖。

双氢青蒿素是1975年在上海探索青蒿素化学结构的实验过程之中产生的。在最初的实验研究之中,双氢青蒿素抗疟疗效优于青蒿素,但稳定性差、易分解等特性使双氢青蒿素在与其他青蒿素衍生物的比较之下逐渐被忽略。1988—1989年,中医研究院中药研究所协调组织各方重新开始了关于双氢青蒿素的研究,由广州中医学院李国桥青蒿抗疟团队承担临床试验。

实验分组以双氢青蒿素治疗恶性疟疾5天和7天疗程及对照组治疗进行比较,对照组采用磷酸哌喹。结果显示,无论是5天疗程的双氢青蒿素还是7天疗程的双氢青蒿素,退热时间、原虫转阴时间以及不良反应上都要优于磷酸哌喹对照组。1992年双氢青蒿素获得新药证书,正式上市投入抗疟应用。

此次试验更是为青蒿素及其衍生物使用疗程提供了实验数据,为后来疗程的制定奠定了基础。1996年,李国桥应邀前往菲律宾马尼拉参加WHO召开的疟疾会议,会议上李国桥报告了青蒿素及其衍生物在中国的研究和应用情况,以大量研究数据证明7天疗程可将28天原虫复燃率降至3%。会后,WHO会议文件将7天疗程方案确定为青蒿素及其衍生物治疗恶性疟疾的标准疗程。

1999年,广州中医药大学李国桥青蒿抗疟团队的《青蒿素及其衍生物抗疟的临床研究和推广应用》获国家科技进步三等奖,李国桥青蒿抗疟团队作为临床试验前线的承担者,进行了大量试验,医治病人、整理和提供实验数据,更是在全国各地研究机构的通力合作下取得如此成就,为世界抗疟事业做出贡献。

2. "全民服药方案"首次在科摩罗成功实施

(1) 青蒿素及其衍生物成为全球抗疟的一线药物。2021年6月30日,世界卫生组织发布新闻公报称,中国正式获得世卫组织消除疟疾认证,是30多年来世卫组织西太平洋区域第一个获得此类认证的国家。历经重点调查与防治(1949—1959年)、控制严重流行(1960—1979年)、降低发病率(1980—1999年)、巩固防治成果(2000—2009年)和消除疟疾(2010—2020年)五个阶段,我国70余年的抗疟之路换来疟疾感染病例数由20世纪40年代的3000万减少至0的不易成果!在研发抗疟药物的道路上,最为突出的成果无疑是青蒿素的问世，现如今青蒿素及其衍生物在国际抗疟中得到了广泛应用，成为全球抗疟的一线药物。

根据 WHO 发布的 2010—2019 年全球疟疾报告数据，尽管 2010 年后全球疟疾传播高风险人口数呈下降趋势，从年度不同区域传播高风险人口数、不同区域传播风险人口占比、报告及死亡病例国家区域分布看，非洲地区现阶段仍然是全球疟疾疾病负担最高地区，是全球疟疾防控的重点区域。最新发布的《2020 年世界疟疾报告》显示，2019 年全球约 2.29 亿人感染疟疾，估算逾 40.9 万人死于疟疾。全球疟疾病例的 90% 以上仍然集中在非洲地区，大多数是非洲最贫穷地区的婴幼儿。中国跟非洲国家是患难之交，遇到困难时会相互伸出援手，抗疟合作的脚步亦是从未停下。

（2）将中国抗疟经验与海外实际情况结合。广东抗疟团队与"月亮之国"科摩罗联盟的故事为中非互助历史留下了浓墨重彩的一笔。2006 年，中国企业和广州中医药大学组成的抗疟团队前往非洲岛国科摩罗联盟所属的莫埃利岛开展抗疟援助工作。据该团队项目组成员邓长生介绍，把中国抗疟经验与非洲国家疟疾流行的实际情况相结合，通过改变原有把蚊子全部消灭的思路，采用全民服用青蒿素复方以短时间内快速地消灭人体内疟原虫的方案，是快速控制该地区疟疾流行甚至是消除疟疾的关键所在。为了取得当地人的信任，团队成员当着他们的面把药物服下去，让他们亲眼看到该药物是安全无毒的，随着后来村长、宗教长老、政府官员等当地有威望的人陆续带头服药，当地民众也渐渐地参与进来。3 个月之后，该地区疟疾的发病率、死亡率，以及疟疾复发率方面，下降幅度都达到了 98% 以上，效果十分显著。

"复方青蒿素快速清除疟疾"方案先后于 2012 年和 2013 年分别在科摩罗第一大岛大科摩罗岛和第二大岛昂儒昂岛实施，超过 220 万人次参与。至 2014 年，科摩罗实现疟疾零死亡，疟疾发病数减少为 2142 例，比 2006 年项目实施之前下降 98%，其中，莫埃利岛和昂儒昂岛已达到基本消除疟疾的目标。复方青蒿素可为长期受疟疾折磨的科摩罗大大降低快速清除疟疾的经济成本。该项方案的实施不仅减轻了当地民众治疗疟疾的费用负担，有利于消除家庭对于 5 岁以下的孩子因抵抗力弱大多未能熬过疟疾风险而丧失性命的心理恐惧，也是人类历史上首次通过群体药物干预，帮助一个国家快速控制疟疾流行的成功案例。

3."全民服药方案"促成中巴抗疟合作

（1）海外多国运用中国方案抗疟。科摩罗联盟抗疟援助工作的顺利展开，加速了青蒿素为世人所知的进程,越来越多的国家例如多哥、圣多美和普林西比、巴布亚新几内亚等表示愿意参与到运用"全民服药方案"防治疟疾的项目中来。2017年底,"中国深圳-巴布亚新几内亚疟疾防治中心建设暨复方青蒿素清除疟疾示范项目"在基里维纳岛展开。在巴新当地卫生机构的配合下,抗疟团队于2018年3月至6月对基里维纳岛居民实施三轮免费的青蒿素复方粤特快——我国自主知识产权的一类新药的全民服药方案。全民服药后半个月后,人群疟疾感染率即下降至0.31%,降幅达98.3%。第3个月和第6个月的人群感染率仍维持在0.4%以下,基本控制了疟疾在基里维纳岛的传播,帮助当地45000多名居民从根本上摆脱疟疾千百年来的危害。抗疟团队撤离后,覆盖全岛92个村落4.5万人,由驻村发药员、地区协调员和全岛监督员组成三级抗疟工作体系仍然正常运转,使当地人群疟疾感染率维持在较低水平。为了感谢中方抗疟团队的无私奉献,当地岛民特地设立灭疟纪念日以示感激。同年8月26日,"中巴疟疾防治中心"正式投入运营。据抗疟团队成员余正杰介绍,中心自建成以来已组织培训60余场次,为当地培养近30名疟疾防治中高级技术人员,还培养技术工作人员近200人。该示范项目加快了巴布亚新几内亚控制和清除疟疾的进程,提升了巴布亚新几内亚的疟疾防控能力,谱写了一段"青蒿救人"的中巴友谊故事。

(2) Artesun®成为首个在非广受认可的中国药品品牌。世界范围内单纯恶性疟的治疗依赖于双氢青蒿素+哌喹,重症恶性疟的治疗依赖于静脉注射青蒿琥酯。青蒿琥酯被WHO推荐为重症疟疾治疗的首选用药并被疟疾高发国家列入国家用药指南,是治疗重症疟疾的金标准。2007年进入非洲市场的中国药企复星医药,据不完全统计,自2005年以来,已有24个覆盖疟疾预防、治疗和危重患者救治的抗疟药物通过世卫组织药品预认证。其中,该药企拥有自主知识产权的创新药Artesun®(注射用青蒿琥酯)作为第一个在非洲获得广泛认可的中国药品品牌,已累计向国际市场供应了超过2亿支。

70余年的抗疟之路换来消除疟疾认证的成果,中国抗疟合作的步伐未曾停下,虽然现下存在着青蒿素是中药还是西药的争论,但是东晋名医葛洪在其所著的《肘后备急方·治寒热诸疟方》最早将青蒿作为抗疟药物的记载就是中药说的有力证据。屠呦呦从上述文献中提取药物的方法中找到了灵感,改用低温提取青蒿抗疟有效成分的方法,终于,在历经190次失败后,青蒿素于1972年问世亦是事实。青蒿素及其衍生物救治了千千万万罹患疟疾的生命,青蒿素是中医药献给世界的一份礼物!

（二）青蒿在抗疫中发挥重要作用

1. 青蒿助力国内外新冠肺炎的防治

2019年底，新型冠状病毒肺炎疫情暴发并在全球蔓延，目前已成为全球性重大公共卫生事件。2022年3月14日，国家卫生健康委员会已经连续发布了九版《新型冠状病毒肺炎诊疗方案》，其中，以清肺排毒汤为代表的中医药有效方剂"三药三方"疗效确切，在疫情防控救治过程中发挥了重要的作用，是我国抗击新冠肺炎疫情中的一大特色和亮点，"三药三方"中的金花清感颗粒和宣肺败毒方中均有青蒿的应用。

2022年3月的最新版《新型冠状病毒肺炎诊疗方案》（第九版）中，金花清感颗粒用来治疗新型冠状病毒肺炎医学观察期的疑似病例。2021年，海外疫情扩散态势迅猛，国家中医药管理局、中国红十字会等机构曾向伊朗、意大利、马来西亚、英国、西班牙等十几个国家捐赠金花清感颗粒等中成药以协助当地抗击疫情。不仅如此，4万盒金花清感颗粒也随同国内配发的其他防疫物资，相继发往200多个中国驻外使领馆，帮助海外华侨华人、中资机构和留学生预防和抗击疫情。日本厚生劳动省及其他相关部门于2021年8月底正式批准金花清感颗粒作为药品进入日本，并成功地在日本东京的诊所开始销售，为在冬季流感和新冠疫情叠加的环境下严防第三波疫情的到来做好准备。金花清感颗粒亦于2020年10月底获得泰国卫生监管部门的许可，并筹备在泰国上市事宜。

2. 探索青蒿素复方药物抗疫之路

目前大量的研究发现，青蒿具有明显的解热抗炎作用，并且已在多种疾病的治疗中应用，如2022年第九版新型冠状病毒肺炎诊疗方案指南中对重症患者推荐使用的热毒宁注射液主要成分就含青蒿提取物，因此不排除其有效成分开发出新的抗击本次疫情的药物。在2021年7月16日发表于 *Scientific Reports* 的文章中，由哥本哈根大学 Yuyong Zhou 博士和马克斯-普朗克胶体与界面研究所 Kerry Gilmore 博士领导的丹麦和德国专家团队决定用人体细胞验证青蒿素及其衍生物青蒿琥酯和蒿甲醚以及简单的黄花蒿提取物对抗新冠病毒的效用。研究结果显示，四种化合物都能成功抑制包括肺细胞在内的所有细胞系的病毒，其中青蒿琥酯最为有效，其次是蒿甲醚和黄花蒿提取物，最后是青蒿素。此项研究首次明确证实了用青蒿素衍生物制备新冠药物的可能性。专家计划对青蒿素衍生物进行Ⅰ/Ⅱ期临床试验，以期更准确地评估用其制备的药物对新冠病毒的疗效。

自2020年初开始，围绕青蒿素复方药物治疗新型冠状病毒肺炎的临床应用研究如火如荼地展开，各科研机构和医药医疗企业积极探索新路径，青蒿素哌喹片治疗新冠肺炎获科技立项便是探索征程中的一次大迈步。中国工程院院士、著名呼吸病学专家钟南山曾坦言，经过试验，现在可以说是"有苗头"，但是否可以"一药两用"，不但要看转阴率，还必须全方位进行基因观察，"必须实实在在地证明，临床上证实有效，才能走出去"。

在中医药这个"尚未充分开发的宝库"里，中医药人挖掘到了青蒿，并利用现代科学技术手段不断深入研究加以提高，取得了能解决重大疾病难题的重要成果，这不仅体现了青蒿具有高度的学术价值，更是体现了抗疟精神。抗疟抗疫之路还在继续，以归零心态再出发，努力实现更多"从0到1"的突破，不断延伸"中国名片"福泽世界的旅程，讲好中医药故事。作为中医药海外传播的另一张"名片"，艾疗从被发掘到应用，由古至今，从国内到国外，乃至全世界，实现中医药海外传播的又一壮举，同样离不开其重要的价值及文化内涵。

第二节　艾疗的研究与应用价值

艾疗历史悠久，生长于山中郁郁葱葱的艾蒿治愈了一代又一代中国人，在古人的手中，它是抢救危重症的妙方，是延年益寿的灵药。到了现在，艾疗不仅能在医生手中发挥独特的治疗功效，而且流入了寻常百姓的家中，成为居家保健常备之法。在全球抗疫的大背景下，全国各地纷纷出台的疫情防控方案中，艾灸被纳入其中，成为抗击新冠肺炎的重要防治手段之一。艾疗作为中国的"名片"，也沿着"一带一路"在世界播撒。

2021年5月30日，由广东省中医药局发布的《广东省2021年夏季新冠疫情期间中医治未病指引》中更是明确指出，室内使用艾条烟熏能达到辟秽防疫的功效；与此同时，相应穴位的艾灸能够改善新冠肺炎患者早期的外感症状和改善胃肠功能，从而起到保健预防的作用。艾灸在面对现代疫情时仍能发挥自己独特的优势，这不仅仅是前人智慧的传承，更是艾文化的又一次创新，不仅如此，在与外来国家的抗疫援助合作中，中医艾灸的实践更加有利于传播中医艾文化，有利于加强中医药文化的软实力建设。

一、艾疗走出国门

艾灸是艾疗重要的组成部分，以其独特的疗效、便捷的操作、低廉的价格，不仅在医院医馆内深受欢迎，广泛使用，而且在寻常百姓的家中也不时能看到袅袅艾烟，闻到阵阵艾香。艾灸的种种特点也使得它在古今中医文化海外交流中深受欢迎。

（一）艾疗广传海外影响深

在中国的南北朝时期，中医就已经随着使节的来往传入日本，在不断的交流和发展中形成了日本的汉方医学，灸法也于这个时期在日本开始发展。古代的日本人十分重视以灸法来养生保健，延年益寿。民间就流传着这样的谚语"不灸三里者不做旅人""风门之穴人人灸"。渐渐的，日本的灸法也开始拥有了自己的特色，相较于中国的灸法，日本的灸法更偏向于直接灸，发展出了透热灸、焦灼灸、瞬间灸、知热灸、打脓灸。直到现代，日本人仍然将艾灸作为一种保健措施，在工厂以及学校进行推广。

艾灸在西方国家的传播一般认为是在17世纪中期由旁特与赖尼经日本将灸法带入西方国家，赖尼在其《论关节炎》的书中介绍了艾炷、艾绒的制作以及艾灸的方法，还描述了中国医生与日本医生运用经络图辨别施灸的穴位。当谈及艾灸在西方的应用时，拉兰是不得不提的一个人。拉兰作为拿破仑军中的一个外科医生，在行军打仗的时候，拉兰用艾灸治疗了很多疾病，包括骨伤、脊柱损伤、麻痹、破伤风等。拉兰认为凶恶疾病，一般都可以通过重复施行艾灸治疗。拉兰的大力推广使得艾灸在欧洲风靡一时。不过，此时的欧洲艾灸法还只是停留在施灸于疼痛部位，对于穴位经络艾灸的研究并不深入。

如今，随着中国影响力的扩大，中医作为中国文化的瑰宝开始了新一轮的海外交流。自2007年以来，艾灸相关的国际发文呈现迅速上升的趋势，这就证明了艾灸这项中医治疗技术逐渐被国际学术界所认同与关注，艾灸相关研究成果也得到了更广泛的应用。

2013年我国提出建设"一带一路"的倡议，2015年"一带一路"政策正式实施，乘着这阵东风，艾灸更是撒向了世界的各个角落。操作便捷、使用安全、极少的毒副作用，种种优点使艾灸顺理成章地成为优秀的替代疗法，截至

2019年,世界卫生组织之中已有113个成员国认可针灸的使用。

(二) 艾疗成文化交流桥梁

中医在海外各国合法化也成为一种趋势。2000年泰国成为东南亚第一个承认中医合法地位的国家,2013年匈牙利成为欧洲第一个中医合法化的国家。开设中医中心也是中医文化海外交流的重要方式,如匈牙利岐黄中医药中心、中国—捷克中医中心、北京中医药大学圣彼得堡中医中心等,为当地居民带来中医医疗服务的同时,也在无形之中宣传中医。2016年成立的匈牙利岐黄中医药中心,成立至今接待治疗了很多当地患者,艾灸作为其中重要的手段深受匈牙利人民的欢迎。联合办学发展中医教育也是顺应世界中医热的风潮开始兴起的,匈牙利塞梅尔维斯医科大学在中医教育方面与黑龙江中医药大学,菲律宾碧瑶大学与广州中医药大学联合创办中医专业等,其中针灸就是中医学习的重要课程。中医文化的对外交流还有更多不同的方式,艾灸作为中医文化的重要组成部分,在文化交流的过程中也逐渐受到世界人民的欢迎。

(三) 艾疗智慧海外助抗疫

2020年初,席卷全球的新冠疫情牵动着全球医疗行业的发展,艾灸自古就是抗疫良将,在这个特殊时期自然而然地成为世界疫情下中医抗疫方案的重要组成部分。2020年3月4日,世界针灸协会联合会开展了一次国际间的"线上会诊",中医专家在伊朗医生的帮助下,为伊朗患者进行了中药、针刺、艾灸等中医治疗。这样的线上会诊开了十多场,连线国家除了伊朗还包括意大利、塔吉克斯坦、亚美尼亚等20多个国家。世界针灸协会联合会还多次连线需要帮助的团体会员,如法国、西班牙、比利时、波兰等30多个国家的团体会员,介绍中医药防治疫病的作用,以及给出了中药和针灸的防治方案。3月18日中央指导组专家成员、中国工程院院士张伯礼同一众专家与国外中医分享和交流中国的抗疫经验,并交流了中药、艾灸等中医治疗手段的使用经验。这些中国智慧在援助他国抗疫的同时,自身的魅力也不知不觉被各国所认可。

二、海外艾疗应用

艾灸不仅在新冠肺炎疫情中发挥了作用,在其他传染病流行之时,人们也会第一时间考虑能否运用艾灸来缓解病人的痛苦,达到治疗的作用。

(一) 传染病

1. 腹泻（案例）

根据流行病学调查显示，全球每年有170万~250万人死于腹泻病。《本草正义》中"艾叶·一止下痢，则以里寒泄泻而言，辛温升举，固其所宜"指出外感寒邪或饮食生冷等寒气入体导致脾虚失运，水谷混杂，并走大肠发生泄泻。欧美国家饮食多为肉类、乳类，高热量的食物使欧美人在喝水的时候多会选择冷水甚至是冰水，家中也不会备有专门用来加热饮用水的器具，街边的小商店几乎看不到常温的水，一年四季都是如此。去到这些地方出差或工作的海外华人为了适应当地的生活，也跟着一起喝冰水，于是脾胃不适应开始抗议，就会出现腹泻。这时候可以内服艾草，对寒湿内盛者具有温经散寒、化湿的作用；另外，艾绒也可以止泻，通过艾绒敷脐治疗小儿脾肾阳虚之泄泻，疗效显著。（见图5-14）在艾灸时，可以选择温灸器用以施灸，比如艾条器和温灸盒，方法操作简便，适用于虚寒性的泄泻等症。

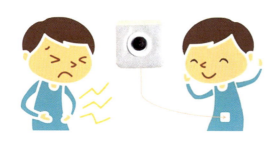

图5-14 艾绒敷脐

2. 皮肤病

皮肤病包括细菌性皮肤病、病毒性皮肤病、真菌病、过敏性皮肤病等。每当换季皮肤脆弱的人都会出现一些皮肤瘙痒或者过敏的症状，对此艾草也有治疗皮肤瘙痒的功效，将艾叶、花椒、地肤子、白鲜皮等药物加入清水中煎沸，过滤去渣，将药液放入盆内熏洗使用，或将药液趁热装入小喷壶内使用，或用消毒纱布蘸药汤连续淋洗患处，都可以缓解皮肤瘙痒。（见图5-15）海外的皮肤病治疗多采用激素类药物抗炎、止痒，这种做法虽然见效快，但是治标不治本，易导致病情反复，长时间使用还会对激素类药物产生依赖，从而出现副作用，譬如皮肤发红、肿胀、出现色素沉着等。而艾疗等中药治疗，外用止痒，无副作用，适用范围广，配合内服中药治疗，可达到标本兼治的目的。

腧穴热敏灸是以经络理论为指导，采用艾条温和灸体表的热敏化穴，激发经络感传，促进经气运行以使气至病所的治疗方法。慢性、寒冷性、气血虚弱型荨麻疹、带状疱疹、带状疱疹后遗神经痛都可以使用腧穴热敏灸进行治疗，而且疗效较好。

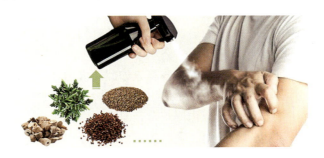

图 5-15　皮肤病的艾疗

现代人们普遍长期弯腰劳动或坐位工作，容易发生腰椎间盘突出症，而艾灸具有温热效应，对腰椎间盘突出症患者起到能量支持和镇痛效果。早在17世纪中叶，艾灸从中国经日本传入欧洲，德国人甘弗在《海外珍闻录》中明确主张用艾绒施灸；后法国医师拉兰常用艾灸治疗破伤风、关节病、脊椎损伤等，他认为治疗骨科疾病的一般方法就是反复多次实行灸法。（见图 5-16）

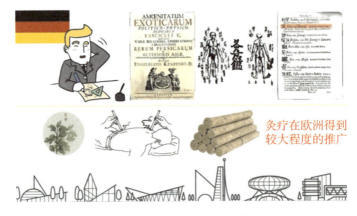

图 5-16　灸疗的海外推广

艾草还可以帮助睡眠，以艾入枕也可防治各种寒湿疼痛，并达到抗炎杀菌、安神助眠的作用。但阴虚内热患者不宜使用艾叶填充的枕头。另外，艾叶精油也能缓解疲劳，释放的药草香令人心旷神怡，具有提神醒脑的功效；艾叶精油还能够通调经脉，提高人体免疫力。

艾疗的作用很久以前便已被古代医家所发现和运用，现代人对于艾疗的研究就是在前人运用的基础之上，深入地探究其中的机理，挖掘前人没有发现的作用，更是以各种形式创新发挥艾蒿的功效，将艾蒿更加贴近于日常百姓的生活。艾疗之于国内，是中医有力的治病手段，是寻常百姓家中常备的保健秘宝，小到感冒、腹泻，大到中风、休克，艾疗都可以起到作用。艾疗之于国外，不仅可以为世界人民提供医疗救助，而且也是中华重要的外交名片，艾疗作为中医文化、中华文化展示给世界的典型范例，对推动"一带一路"建设起到重要作用。

第三节 海外中医药传播

古往今来，中医药在抵御疫病、维护人民生命健康上颇有建树。青蒿作为内服抗疟典型、艾疗作为外用抗疫典型，体现了中医药多途径治疗疾病的优势。中医药一向以"简便廉验"为特色，人们在生活实践中发明了各种简便有效的疗法并流传至今，疗效甚佳。所以，中医药在海外发挥治疗优势的途径远不止中药的内服外用，还有导引、火罐、刮痧等治疗手段，这些使用途径作为海外中医药文化传播的重要载体，发挥着不可或缺的作用。

一、中医药多途径对外传播

（一）火罐疗法在海外

1. 拔火罐的原理与分类

在2016年的里约奥运会上，游泳健将美国"飞鱼"菲尔普斯身上的红印子吸引了世界人民的眼球，将火罐疗法推向了全世界，众多外国媒体将其称为"神技"。火罐这一中国传统疗法受到前所未有的青睐和关注。

关于拔火罐治疗疾病最早的文字记载，是公元281—361年间，晋代葛洪著的《肘后备急方》。当时用的是牛角筒，将它吸在患部排吸脓血，所以一些古籍中又取名为"角法"。后来慢慢发展出以竹筒或釉罐，以及玻璃罐作为工具，并向罐内投入"火种"（指古代民间习用的一种很薄的半透明的皮纸）。现在多用酒精棉球点火，燃烧罐内氧气，然后迅速吸附在人体皮肤或穴位上。此时罐内为"真空"，其所造成的负压及火种的温热作用，可促使皮下组织间的压力减小，毛细血管的开放增加，局部微循环因此得以改善，并能反馈式地影响整体循环，从而促进机体的新陈代谢过程。（见图5-17）

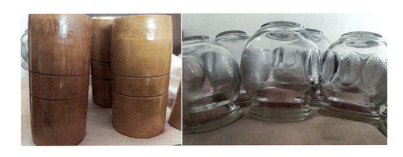

图5-17 常见的火罐疗法

中医上认为风寒湿毒邪侵袭是引起肌肉、皮肤疼痛的主要原因，风邪入络，寒凝筋脉，气血失于濡养，"气伤痛、形伤肿"，施以拔罐法，可以使毛孔开放，风寒之邪得出，邪去则安。同时，通过刺激腧穴可作用于经络、脏腑，从而达到调和阴阳、扶正祛邪、疏通经络、行气活血的目的。根据拔罐的操作方法不同，可以将其分为走罐、闪罐、留罐、刺络拔罐、留针拔罐、循经拔罐。

2. 火罐疗法在海外的应用与流行

据记载，郑和下西洋时把拔火罐的传统中医技术传播到各国，也门人民相信正是当时的船队把火罐教会了当时的"阿丹"国民。这一技术被沿用至今，疗效显著又没有副作用，深受当地民众的喜爱。早在20世纪60年代，已经能在各种文学或影视作品中看到火罐的身影，波兰斯基的《天师捉妖》里有这样一幕：一老年人腰背疼痛，一少年在其背部施以火罐。（见图5-18）世界名著《百年孤独》中也有描述拉美人民会用火罐疗法治病，可见在当时火罐已经世界各国流行。

随着中国"一带一路"的逐步深入,把中医传统疗法传播到世界各地,火罐疗法也在各地扎根生长。2015年6月,"中国—捷克中医中心"揭牌成立。这个中医中心不仅为患者提供诊疗服务,而且也向更多民众展示中华传统文化的魅力和当代中国的活力。因为火罐的适应证比较多且无副作用,治疗过程中时常会用到,所以中国—捷克中医中心的护士都会拔火罐。现在,这种类似的中医中心和各种中医养生馆在全球遍地开花,无数外国友人都折服于传统中医的魅力。

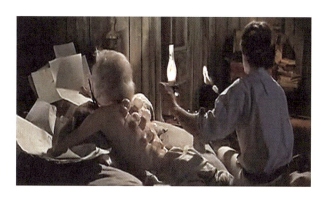

图 5-18 1967年的电影《天师捉妖》中拔火罐的片段

3. 火罐在运动损伤中的应用

虽然火罐成为"网红"因菲尔普斯而起,但火罐早已在运动员间流行,不仅菲尔普斯是火罐的粉丝,美国体操运动员亚历克斯·纳杜、白俄罗斯游泳运动员帕维尔·桑科维奇、奥运冠军娜塔莉·考芙琳也是火罐的代言人,他们时常在网络社交平台上分享拔火罐的照片。这些运动健将都表示火罐是一项伟大的发明,能明显缓解疼痛,快速缓解运动疲劳,是促进运动员肌肉恢复的重要秘诀,而且价格低廉,操作简便。德国洪堡大学医学院的实验研究也显示,"拔火罐"有助于缓减关节疼痛,还能促进疾病恢复。英国甚至还成立了一个"大不列颠拔火罐协会"(BCS),其官方网站介绍许多拔火罐的专业信息,定期举办讲座和试拔火罐活动。拔罐成为新"网红"后,海外拔罐器材在3天时间里销量上涨了至少20%,而申请拔罐许可证的医疗专业人员人数较前增加一半。

火罐在海外普通民众中的应用也十分广泛,尤其是运动不当导致的腰痛、膝关节、踝关节损伤，还有老年人常见的肩周炎也是适应证之一，有医家整理了在海外行医时的医案，针灸、推拿、火罐等传统疗法受到了各国患者的喜爱。痛处拔罐能快速缓解疼痛，在特定穴位上拔罐能祛邪外出，使用得当，往往能获得令人惊喜的疗效。

（二）医体融合齐抗疫

1. 体医融合与传统导引术

体医融合，即将体育运动和医学相互融合，把运动医学、保健体育、康复医学、健康评估、运动处方、营养学等众多学科知识结合，使其相互促进、互为补充，共同为防治疾病出力，这与中医的治未病思想不谋而合。《"健康中国2030"规划纲要》明确提出要通过"广泛开展全民健身运动，加强体医融合和非医疗健康干预，促进重点人群体育活动等方式提高全民身体素质"，鼓励国民通过体育锻炼来强身健体、防治疾病。虽然这是首次在国家层面将体医融合归入全民健康战略规划，但体医融合这一概念早已在我国的传统导引术中有所体现。

"导引"一词最早出现于《庄子》里记载的"吹呴呼吸，吐故纳新，熊经鸟伸，为寿而已矣。此导引之士，养形之人，彭祖寿考者之所好也"。这段话的大意是古人通过配合呼吸吐纳，"模仿动物"的肢体活动，导引者，形神具养，以求能像彭祖一样长寿。导引是劳动人民的智慧结晶，在历史长河中不断被淘洗、冲刷、打磨，非但没有消失，反而更有生命力，至今仍在守护人们的健康。当下新冠肺炎全球大暴发，中医专家们将少林内功学、易筋经、八段锦、太极拳、六字诀、五禽戏等传统健身功法融会贯通，创造了一套适合新冠肺炎患者强身以及居家康复的导引，将有几千年历史的导引术带进重症病房、休息室和康复者的家中，让传统功法有了新的时代意义。

2. 运动抗疫

得益于各方的共同努力，2020—2021年我国的疫情管控取得了理想的效果，疫情传播基本得到控制。接连几轮的疫情散状暴发，国人们已经熟悉了相关的隔离与核酸检测措施。虽然我国的疫情得到了有效控制，但是全球的形势仍然十分严峻，每日新增的确诊人数触目惊心，所以在海外学习工作的华人，尤其是留学生大多选择中断学业回国生活。根据我国的防疫要求，凡是进入我国的入境人员均需要经过一个"14＋7"天的隔离期，健康又充实地度过这个漫长的隔离期尤为关键。长时间处于密闭的环境，活动空间狭小，人们很容易出现焦虑抑郁的表现，尤其是留学生们承受回国途中感染和学业中断受挫的双重压力，加之年纪普遍较小，心智欠成熟，更容易发生失眠、焦躁不安等症状。在孤单的环境下，缺少朋友家人的陪伴更容易抑郁。有研究发现，在隔离期间超过20%的人会出现抑郁和焦虑状态，其中留学生群体占大多数。所以，要重视隔离期间生活节奏的调适和心理健康。有研究证实，身体活动时产生良好的情绪体验，能促进大学生心理健康、治疗焦虑及抑郁等症状。运动不失为隔离期间的好选择，既能强身，增强抵抗力，又能调节心理状态，减少不良情绪的积累，保持隔离期间的身心健康。以下将介绍几种适用于室内练习的运动方法：

（1）全身运动，开合跳。（见图5-19）准备式：双脚并立，双手自然下垂；两脚往两侧跳开，同时两手从两侧往上在头顶相碰；然后，两脚跳回并拢，两手从两侧向下在腰前相碰；两脚从跳开到并拢算一次，一组跳30次。

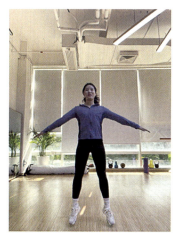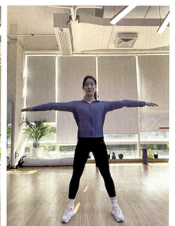

图5-19　开合跳

（2）腿部练习，高抬腿。（见图5-20）作跑步状，一腿用力往上抬，尽量超过腰高度，抬左腿时，向上甩右手，抬右腿时，向上甩左手。手尽量上甩，腿尽量上抬。上抬腿下落距地面10～15厘米时，换支撑腿上抬。原地跑60步。

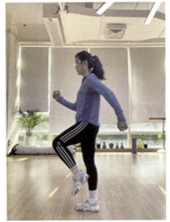
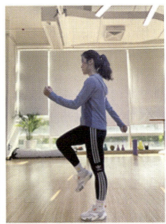

图 5－20　高抬腿运动

（3）腿部练习，弓箭步。（见图 5－21）并步站立，双手交握固定于胸前，如抱球状，左脚向前一大步，左右脚同时弯曲成 90 度。然后身体向上，左脚收回。再右脚向前成弓箭步。反复 30 次。刚开始时，后腿弯曲，膝盖可以着地。慢慢练习达到标准要求。若要增加难度，可双手举重物，锻炼上肢力量。

（4）腹部练习，坐姿收腹举腿。（见图 5－22）铺上瑜伽垫，坐在上面，靠腹部的力量同时抬起双腿，配合举起双手，呈"V"字形，每组坚持 60 秒，休息 30 秒，连续做三组。注意不要憋气，保持呼吸顺畅。以此减少腹部多余肥

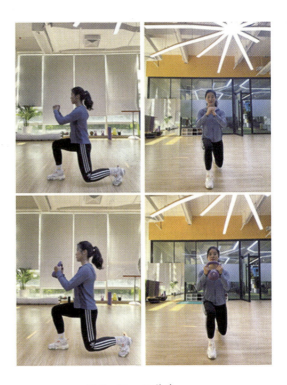

图 5－21　弓箭步

肉，使腹部肌肉结实、完美。

（5）核心肌群练习，平板支撑。（见图5-23）俯卧，双肘弯曲支撑在地面上，肩膀和肘关节垂直于地面，双脚踩地，身体离开地面，躯干伸直，头部、肩部、胯部和踝部保持在同一平面，腹肌收紧，盆底肌收紧，脊椎延长，眼睛看向地面，保持均匀呼吸。每组保持60秒，每次训练2组。若要增加难度，可在平板支撑的基础上抬起一只脚并伸直腿与身体平行，作三点支撑。

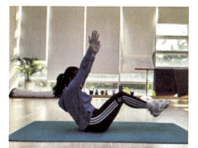

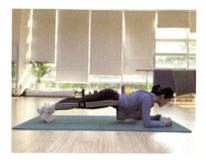

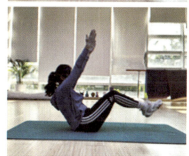

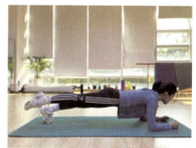

图5-22　坐姿收腹举腿　　　　　　图5-23　平板支撑

（6）腿部练习，弹力带侧向行走。（见图5-24）将弹力带环绕固定在膝盖上，身体呈站立姿势，膝盖和臀部微微弯曲，两脚打开与肩同宽，头部与胸部挺起，重心放低动作缓慢的侧跨一步，脚尖向前，绷紧弹力带，令双脚与肩同宽，保持张力。完成这一步之后，另一条腿也侧跨一步，如螃蟹般横行。注意弹力带位置靠近膝盖位置时会相对较容易，越往下越难，当需要晋升难度时，可将弹力带固定在脚踝或脚部。每组2分钟，每次做3组。

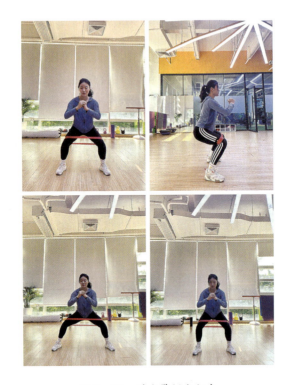

图 5-24 弹力带侧向行走

（7）胸部肌肉练习，弹力带站姿扩胸。（见图 5-25）运动时，两脚开立，踩实地面，两手握实弹力带两端，固定好弹力带；收腹挺胸，背部绷紧两眼平视前方，下颚微收。两臂伸直向前推胸，嘴巴呼气，感受胸大肌充分收紧；还原动作时，鼻子吸气，感受胸大肌持续紧张。每组做15次，做4组。

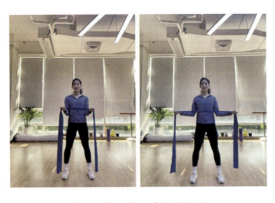

图 5-25 弹力带站姿扩胸

（8）上肢力量练习，举哑铃。（见图 5-26）站立，背部挺直，双手握哑铃，分开双臂使上臂与地面平行、小臂与地面垂直，这就是初始位置。然后，做投降的动作；靠肩部发力将哑铃推向头顶上方，运动轨迹呈弧线，注意两只哑铃不要碰撞在一起；在肘部完全伸直前停止上举，停留片刻后缓慢有控制地下放，返回到初始位置后再次举起。每组 10～15 次，做 3 组。如果身边没有哑铃，可以换成矿泉水瓶或者其他可以举起的重物。

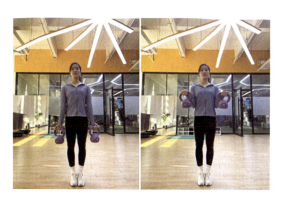

图 5-26　举哑铃

（9）放松运动，腹部拉伸和跪姿背部拉伸。（见图 5-27）身体俯卧于瑜伽垫上，手臂挺直，腿部尽量紧贴地面，上身在双手掌触地的情况下尽量上仰，持续 3 分钟，保持均匀呼吸。这个动作能很好地拉升到腹直肌。

然后跪坐于瑜伽垫上，身体自然而放松地向前趴下；臀部坐在脚后跟上，手臂向前延伸。持续 3 分钟，保持均匀呼吸。

体育锻炼不仅能强壮筋骨、调养正气而减少染病机会，在"未病先防"阶段率先遏制疾病的发生发展；而且看似简单的几个动作，还能调畅情志，豁胸散郁，有效地缓解焦虑和紧张情绪。所以，建议大家在隔离期间利用有限的空间和资源，守护自己的健康，

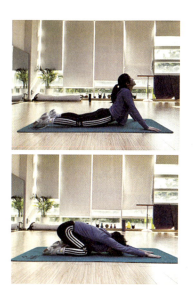

图 5-27　腹部拉伸和跪姿背部拉伸

为这场疫情攻坚战贡献自己的一份力量。

小小的火罐、简单的动作导引,只要辨证准确,施法得当,就能治疗各式各样的疾病,是中医传统疗法中简、便、廉、验的重要代表,很多外出援非的医务人员都会携带一套火罐和针灸器具,也会把简单的导引动作教给当地居民,把中医药的魅力远扬海外。

中医药的多途径治疗各类传染病已经在临床上得以实现,疗效显著,值得在海外推广,让世界人民共同享受中医药的重大发展成果。颇有地域特色的岭南中医药在海外的传播日益受到关注,虽然中医药全面走向世界还困难重重,但随着越来越多的中医人在海内外的不懈努力,中医在海外的传播和接受度也在不断提升,为更多海外人员的健康保驾护航。

二、海外中医药传播现状

(一)岭南中医药海外传播

岭南自古中药资源丰富,开发利用由来已久,岭南人民除习惯使用中药治病外,还喜用中药防病健身。如民间喜欢煲煮饮用清热去湿的凉茶,喜用药材烹调药膳等。岭南属热带、亚热带地区,除炎热之外,另一特点是雨季长、雾湿重,历代医家认真观察研究地理气候条件和人体病变的规律,认为"凡病多火",更注重各种火热之象,基于岭南春夏淫雨,潮湿特甚,人多湿病的现象,又对冒雨卧湿、岚障熏蒸之各种外感湿病和脾虚而致的内伤湿病都做了精深的研究,以此形成了众多岭南特色专科。

近年来,随着中医药走向世界的脚步逐渐加快,岭南中医以其独特的治疗理念和疗效以及低廉的价格深受华人、华侨和一些海外人士的喜爱。以岭南中医皮肤科、骨伤科、妇科、养生科等专科为主要代表,岭南中医特色专科在海外已迅速发展。

[岭南骨伤科老字号]

以管镇乾为代表的行伍兵家派、以何竹林为代表的南少林伤科派、以梁财信为代表的南海医家派等,"一源多流、流派纷呈"是岭南骨伤科流派传承与发展的基本特征。

何竹林作为岭南中医骨伤科中南少林伤科派的代表,在广州一带有着医界"黄飞鸿"的名号。在岭南地区行医救治骨伤患者的同时,也将自己的医术传给了子女后代，其中何应衡、何应基、何应璋就将中医骨伤的医术带到了美国，开设了中医跌打伤馆，何应衡更是担任了美国中医跌打骨伤学会副会长、旧金山中医跌打伤科协会会长，随着中医骨伤在美国多年的发展，在美国各地中医馆都开设了中医骨伤治疗，不仅受到了华人欢迎，还吸引了许多慕名而来的美国人。

[岭南药膳]

煲汤和凉茶已经成为岭南地区的养生名片。由于气候条件特殊，岭南人民经过长期的摸索改良，将当地的中药材合理地加入日常的饮食中，形成了独具岭南特色的药膳，以各色凉茶和老火靓汤最为出名。汤，其实是源自中医药的"药汤"。鉴于药汤太苦，广东人在中药的煎熬中，保留药汤原有的疗效，把味改良为甜润，也就是现在日常饮食的"老火汤"。自1980年成都同仁堂开设了第一家药膳餐厅，此后药膳文化迅速扩展至全国各地，岭南靓汤也逐渐走向东南亚、欧美各地，旧金山、温哥华等多地的唐人街上都能看到各种粤式老火汤。此外，广式凉茶名声也享誉海内外，以"王老吉""黄振龙"等品牌为代表的凉茶已在世界上20多个国家销售。作为岭南凉茶的销售大户，广药集团也在不断创新，瞄准海外市场，在国内茶饮竞争激烈的背景下，另辟蹊径，推出了一款名为"王老吉可乐"的可乐型凉茶饮料，用可乐这一国际元素带动民族品牌的全球化发展。总之，在不断的口味优化、品牌升级等创新举措带动下，岭南凉茶走向国际化的进程不断加快，让世界更全面地认识了岭南中医药文化。

[中国名片——青蒿]

自屠呦呦等人从《肘后备急方》——广东人民用青蒿治疟的经验中获得启发，成功提取"东方神药"——青蒿素，并因此荣获拉斯克临床医学奖与诺贝尔生理或医学奖后，中医药文化热在世界范围内再度兴起。"青蒿截疟"源于传统岭南中医药文化，广东是青蒿素理论的转化前沿，青蒿素在国际上赢得了非常好的口碑，使岭南中医药文化更加闪亮地出现在国际舞台上。李国桥教授表示："青蒿素获得诺奖，就是代表中药打出世界水平"，也是岭南中医药对人类的重大贡献。（见图5-28）

通过此次疫情，我国加强了与海外各国在传统医学领域的合作，积极推进中医药抗疫成果转化，这其中，岭南中医药抗疫及养生保健经验起到了极大的作用。相信经历了此次新冠肺炎疫情后，国际社会对中医药的认可度会大大提升，亦有利于岭南中医药文化的海外传播，今后全球卫生治理中将越来越多地

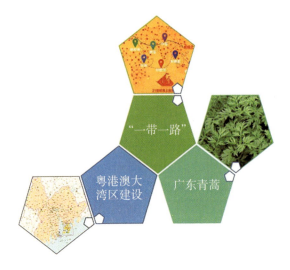

图 5-28　岭南中医药抗疫名片

看到岭南中医药的身影。

(二) 海外健康与海外中医发展

在新冠肺炎疫情中，中医药助力全球抗疫，彰显出了强大的生命力，给中医药海外发展带来了新契机。随着"一带一路"倡议的逐步实施，中医药成为中国与"一带一路"国家交流的主要内容。中医药"一带一路"主题的研究主要集中在中医药海外发展战略、中医药文化传播和交流、中医药跨国教育和海外中医药中心等内容。

2020 年 4 月，由世界中医药学会联合会和北京中医药大学主办的"中医药抗击新冠肺炎一线经验全球直播"，吸引了全球 20 多个国家和地区的 100 多万观众在线收看。

在国外的 Facebook、Twitter、Youtube、Tiktok 等社交媒体上，中医疗法等相关话题一度冲上热搜，访问量高达上亿次。由于受新冠疫情的影响，一方面中医学者将中医药治疗新冠病毒的最新成果向世界展示；另一方面海外学者也在探讨中医药作为膳食补充剂，在新冠疫情预防、治疗和康复中的作用。国外学者关于中医药的热点研究集中在补充与替代医学学科领域，同时涉及现代医学领域。这在一定程度上体现了中医药在这些领域的独特优势。更为中医药在海外的传播提供了启示，从中医药的优势领域出发，对提高海外中医药传播效

果大有裨益。(见图 5-29)

从中医药的优势领域出发,结合中医药在全球公共卫生事件的突出作用,为海外中医药的传播起到促进作用。为了更有针对性地采取措施促进海外中医药的传播,了解国内外学者对中医药海外发展的关注点及其偏差,有助于了解海外需求,加快实现中医药的国际化。国外学者更多地将中医药作为一种补充替代医学来看待,对于现代西医学尚未有效解决的部分病种,如癌症和一些慢性病,尝试用中医药疗法进行治疗。国外集中于技术性研究、国内集中于政策性研究。国外学者关于中医药的研究热点也传递了西方社会对中医药的需求方向。因此,国内关于中医药海外发展的研究只有对接国外需求,解决国外急需,才能得到西方主流医药市场的认同,才能真正实现中医药的国际化。

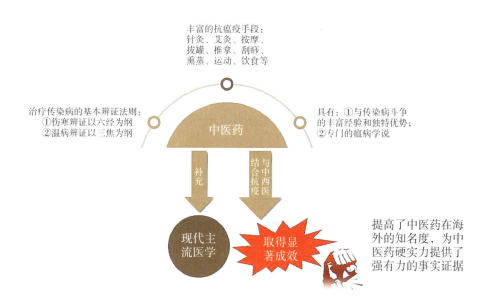

图 5-29 中医药的发展

海外中医药的传播不仅是为了促进中医药的国际化,更是以我国优秀文化解决海外中国公民的健康、文化需求。目前海外中国公民就诊方式以自带药物治疗为主,现有的药物配备规格、数量以及储备情况对海外中国公民的健康影响至关重要,因此建议针对当地常见病和医药市场的药品供应,筛选出适合国人、质量可靠、需求量大的常用药清单,提供给海外中国公民,并纳入商业保险报销范围。针对企业医务室作为当地主要诊疗机构的情况，建议整合国内外资源，提升企业医务室的服务能力，通过加强必要设备配备和人员能力提升、定期组织援外医疗队巡诊，并与医疗队派驻医院合作、建立国内外联通的远程问诊服务平台。

面对当前海外中医药传播的迫切需要，了解当前海外中医药传播现状，切实把握需求，借助中医药的优势领域，同时结合"互联网+"，抓住当前海外中医药传播新趋势，对进一步探讨海外中医药传播具体举措具有重要意义。

三、开启海外中医药传播新征程

正如习近平总书记所言，中医药是我们的国宝，饱含中华优秀传统文化，是文化走出去的一股重要力量。作为中华民族的瑰宝，中医药文化融合了中华民族数千年的哲学精髓，以及古往今来中华民族劳动人民对生命的探索、对健康的追求。从西汉时期与周边国家药材资源的交流，到三国时期越南"东医"与日本汉方医学，再到2017年首届"一带一路"国际合作高峰论坛的召开，中医药文化传播开始进入快车道。43个中医药国际合作基地，每年有超过1.3万名留学生来华学习中医药，约20万人次境外患者来华接受中医药服务，这些数据无不显示出，中医药文化在世界范围内的加速传播，国际影响力日渐扩大。

《关于推进中医药海外惠侨计划的战略合作协议》《中医药"一带一路"发展规划（2016—2020年）》《中医药发展战略规划纲要（2016—2030年）》《中共中央国务院关于促进中医药传承创新发展的意见》等国家层面的中医药政策相继出台。借着这些国家政策的"东风"，中医药文化传播开始迎风翱翔，加快了国际化传播的步伐。但迎风飞翔总有阻力，如"一带一路"沿线国家复杂的政治、经济、文化差异；中医药理论体系缺乏统一标准难以被其他国家接受；国际化的中医药产学研平台和科技研发中心建设力度不足等问题依然是影响中医药文化传播的掣肘因素。

因此，我们更应以问题为导向，在"一带一路"新征程中，着力解决中医药文化传播核心难点，使中医药文化真正惠及"一带一路"沿线国家，为全球医药卫生事业添砖加瓦。

（一）促进学科交叉融合，培养新一代中医药人才

如果说疗效是中医药的生命力，那么中医药理论就是其灵魂。在"一带一路"的进程中，已经有越来越多的国家和地区认可中医药的疗效及其对本国医疗卫生事业的巨大作用。但由于这些国家自身的传统医学缺少完备的自洽的理论体系，且在西方医学占主流地位的情况下，只有针灸、推拿等中医传统物理疗法容易得到各国的认可，而作为中医药文化精髓的中医理论却往往不被理解。

融合多学科的中医药"新医科"教育，以及每年日益增加的访华学习中医药文化的海外各国留学生，促进学科交叉融合，是中医药"新医科"教育的大势所趋。在中医药课程"守正"的基础上，增设中医药文化国际传播、传播学概论等内容，在实践内容中，增加中医药跨文化交际实践及中医药素养实践，在培养合格的中医药人才的同时，增强其跨文化传播能力。

在"一带一路"沿线各国继续强化孔子学院等中医药文化传播基地建设，让中医药文化传播的受众更广，提高学习者及留学生的二次传播能力，让中医药文化在他们的二次传播中减少传播失真的现象，逐渐适应并融入各国家地区的文化之中，让中医药文化在传播过程中真正做到有血有肉，形神俱备。

（二）拓宽"互联网+"传播渠道，创新形式精准传播

当前中医药文化的传播方式主要局限于政府间交流合作、国际组织传播、院校教育与培训等。国家《中医药发展"十三五"规划》中的数据显示，中医药已传播到183个国家和地区，中国与外国政府、地区和国际组织已签订86项中医药合作协议，建设了10个海外中医药中心，并在"一带一路"沿线国家建立了10所中医孔子学院。

传统传播手段所取得的巨大成就毋庸置疑，但随着"互联网+"信息化全球化的进一步扩大，我国在海外传播中的传播媒介和手段方式仍比较单一，缺少中医药科普读物，且在电视传播、网络传播的力度也尚未得到加强。

在"一带一路"的新征程中，运用好"互联网+"技术，充分利用海内外短视频平台，复刻"李子柒"等优秀民族文化传播短视频拍摄经验，让中医药文化不仅在国内开花，也能惠及"一带一路"沿线各国。同时集中政府传媒力量加强中医药文化宣传，如近年来拍摄的《本草中国》《大道本草》《中医药民族医药探秘》等中医药宣传纪录片，很好地展示了中医之美，也使

得各国民众便于接受。

对于"一带一路"沿线各国各地区的普通民众,中医药传播应"接地气",注重文化元素,将中医药文化与衣食住行等方面相融合;对于各国从事医疗行业的人员,中医药传播应侧重中医药疗法与疗效,通过构建互联网大数据平台提供中医方案,收集各国中医治疗相关病例,让中医疗法彻底融入各国医疗体系;对于科研创新人员而言,应侧重中医药产品开发等方面。

要让我们的中医药故事被更多国家和地区的民众接受,就需要融合创新多种形式的传播手段,"互联网+"时代既是机遇,也是挑战。我们要强化互联网思维,善用新媒体,构建起立体多样、融合发展和联通世界的现代化对外传播体系。通过精准分类受众,达到精准传播的目的,才能在"一带一路"新征程中提高中医药文化的传播效率和全球影响力。

(三) 强化海外中医药产学研交流,建设海外中医药合作交流高地

粤港澳素来就是中草药的重要产地,岭南医学更是我国中医药文化的重要组成部分。占据海上丝绸之路的主要节点,更是我国面向世界的南大门,粤港澳的中医药建设在"一带一路"中医药文化传播中的作用举足轻重。2020年国家出台了《粤港澳大湾区中医药高地建设方案(2020—2025年)》,提出打造粤港澳大湾区中医药高地,这既是推动我国中医药产业发展的具体举措,也是在"一带一路"新征程中中医药文化加速传播的巨大契机。

粤港澳拥有丰富的中医药资源,中医药文化底蕴深厚,且拥有先进的科研水平和市场化经验,尽管如此,要顺利打造海外中医药合作交流高地,强化海内外中医药产学研交流,还需解决以下问题。

1. 健全湾区中医药大产业链辐射海外

健全中医药产业链,政府政策扶持是有力保障。定期开展政策宣讲,让湾区中医药企业受益于优惠政策,同时整合同类型企业及中医药产品上下游企业,扶持龙头企业,引导中小微企业,做到根植政策,大小兼顾,合理引导,链条健全,形成具有竞争力强、协同性高的企业集群和产业链条。

2. 以湾区为中心强化海内外中医药产学研创新能力

粤港澳具有雄厚的科研基础。澳门特区拥有中国第一个中医药领域国家重点实验室;香港特区有四大高校排名位于世界前列,且均成立了中医药研究中心;广东省是中国中医药的主要产区之一,有世界制造基地之称,拥有众多知

名中医药产业。

在如此坚实的科研基础下，通过建立湾区粤港澳产学研协同创新平台，充分发挥粤港澳在中医药重点实验室、中医药检测和认证体系、中医药产品研发等优势，提高湾区中医药产学研创新能力，打通湾区中医药产学研链条，借力"一带一路"政策，将中医药产业带向世界，提升国际地位。

3. 从粤港澳提升国际中医药产业文化价值

在做好中医药产学研链条的基础上，应着眼于中医药产业价值的提升。运用大数据、云计算等新一代互联网信息技术，整合粤港澳大湾区的中医药产业资源，如创新发展智慧中医药服务、远程中医药医疗等新模式，使中医药产业链条中高附加值环节得到提升。此外，加速中医药产业与其他产业的协同交融发展，对中医药产业起到增效的效果。如与养老等健康产业、旅游产业合作，内外兼修，提升粤港澳大湾区中医药文化影响力，使粤港澳大湾区中医药产业在"一带一路"新征程中得以真正"走出去"，从而占领高端国际市场。2021年7月出台的《广东省中医药条例》，提出政府及有关部门应当促进中医药企业等参与中医药经贸、服务、科技、教育和文化等领域对外交流与合作。支持有条件的中医医疗机构在境外开办中医医院、连锁诊所等分支机构，鼓励中药生产企业境外发展，打造国际知名品牌，促进中医药的国际传播和推广。

自党的十八大以来，中医药发展上升为国家战略，也迎来了在"一带一路"上的新征程。尽管当前新冠疫情仍有蔓延的趋势，但随着中医药不断"走出去"，随着中医药不断参与"一带一路"沿途国家的卫生事业建设，中医药在抗击新冠疫情中所展现的实力和优势已让世界对中医药文化有了新的认识。2020年10月22日国家出台的《粤港澳大湾区中医药高地建设方案（2020—2025年）》，更是提出打造粤港澳大湾区中医药高地，为中医药文化在"一带一路"新征程中踏出坚实的一步。中医药"一带一路"新征程从我国的"南大门"再次出发，继续以构建人类卫生健康共同体为引领，以粤港澳大湾区中医药高地建设方案为基点，推动中医药教育，强化中医药文化传播与学术交流、完善中医药产学研链条，积极响应国家在"一带一路"政策中对海内外人民健康的关怀。

青蒿作为中医药内服应用典范、艾疗作为中医药外用应用典范，为开启中医药在"一带一路"的新征程提供了优秀范例，更体现中医药在海外发挥重大优势的多种途径，是中医药为海外人民健康保驾护航的宝库。（见图5-30）在"一带一路"新征程上，中医药文化传播要继续以构建人类卫生健康共同体为引领,以粤港澳大湾区中医药高地建设方案为基点,推动中医药教育,强化中医药文化传播与学术交流、完善中医药产学研链条,积极响应国家在"一带一路"政策中对人民健康的关怀,让中医药在"一带一路"的新征程中,绽放更多、更耀眼的光彩!

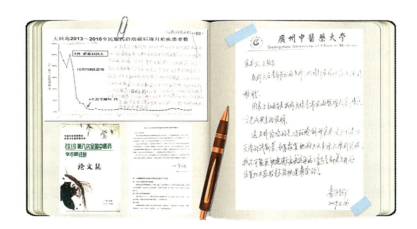

图 5-30 李国桥手稿照片

展　　望

中医药作为中华民族原创的医学科学，是中华文明的杰出代表，深刻反映了中华民族的世界观、价值观、生命观、健康观和方法论，兼具科学和人文的双重属性。岭南中医药文化源远流长，是中国传统医学文化的重要组成部分，传承创新岭南中医药文化，对增强文化自信、民族自信具有举足轻重的意义。

借着"一带一路"政策的春风，中医药已经走上了通往世界的大道，在海外的应用率越来越高。随着中医药越来越多地参与全球公共卫生建设，岭南中医药的独特优势和良好疗效受到了海内外广泛的认可和赞同，正是大力推动中医药走向世界的历史性机遇。我们要紧紧抓住青蒿发展的机遇，弘扬和传播更多中华优秀传统文化。

作为我国医药卫生事业的重要组成部分，中医药不仅是一种与西医并存的医疗体系，其中更蕴含了中华民族几千年的文化积累与沉淀。中医药文化是中国优秀文化的重要组成部分，讲究"贵和尚中，善解能容，厚德载物，和而不同"，这样的思想使中医药事业既能广泛吸纳有利于自身发展的因素，又能始终保持自身的独立存在，这也是世界各国传统医学渐渐退出历史舞台，而中医药尚能"一枝独秀"的根本原因。而岭南中医药更是将这"善解能容，和而不同"的思想发挥到了极致，对西方外来医学进行了充分的包容吸纳，充分发挥中西医结合的优势，让岭南医学不断地发展壮大，为岭南医学走向世界不断积攒实力。

习近平总书记在张仲景故里发表的关于中医药传承创新发展的重要讲话，激励我们更加努力学习和研究中医经典，进一步解读和挖掘经典的科学内涵，注重用现代科学解读中医药学原理，走中西医结合的道路。在现代化、全球化和科技日益发展的今天，中医药正在作为一种独特的医疗选择与文化符号走向国际社会，越来越多的外国人开始了解并选择中医药作为治疗某些疾病的替代方案。青蒿和艾疗是岭南中医药走向世界的一张优秀名片，必将推动中医药事业更快更好地发展。当代中医人要做好守正创新、传承发展工作，积极推进中医药科研和创新，注重用现代科学解读中医药学原理，推动传统中医药和现代科学相结合、相促进，推动中西医药相互补充、协调发展，为人民群众提供更加优质的健康服务，让这一传统医药在新时代焕发新活力。

中医药是中国的，也是世界的；是传统的，也是现代的。我们对外宣传中医药文化，就是在践行"讲好中国故事"，通过培育各国人民对中国传统医药文化的兴趣、爱好，进而泛化到对中华文化的认同，培养知华、友华、爱华的外国人。如今，中医药已成为中国与东盟、欧盟、非洲、中东欧等地区和组织卫生经贸合作的重要内容，成为中国与世界各国开展人文交流、促进东西方文明交流互鉴的重要内容，成为中国与各国共同维护世界和平、增进人类福祉的重要载体。政策层面对中医药国际化发展的支持力度也在不断加大，近期公布施行的《广东省中医药条例》中明确指出要加强中医药对外交流与合作，促进中医药的国际传播和应用。借着"一带一路"政策吹来的强劲东风，我们相信，岭南中医药必将以强有力的步伐走进千家万户，向高层次、高水平的方向发展，更好地为世界人民服务。

21世纪是中华民族复兴与腾飞的世纪，在世界公共卫生医疗体系中独树一帜的中医药学以及养生体系将大放异彩。未来，青蒿与艾疗这张名片将擦得更亮、打得更响，为岭南中医药文化传播提供强劲的加速度，推动中医药文化"走出去"，迈向更广阔的天地，为世界人民的健康福祉、为构建人类卫生健康命运共同体做出新的、更大的贡献。

参 考 文 献

[1] 白琳,赵君. 青蒿鳖甲汤对阴虚内热型系统性红斑狼疮患者血清免疫球蛋白和补体 C3、C4 的影响 [J]. 实用临床医药杂志,2019,23 (19): 53-56.

[2] 蔡丽萍,张瑞,郭莉峰,等. 中药防感香囊预防感冒临床观察 [J]. 光明中医,2021,36 (18): 3029-3031.

[3] 蔡羽,曾珉,陈运中. 基于网络药理学中药复方"三药三方"治疗新冠肺炎的分期治疗分析 [J]. 世界科学技术—中医药现代化,2021,23 (2): 358-384.

[4] 查旭山,范瑞强. 禤国维教授中西医结合治疗系统性红斑狼疮 32 例 [J]. 新中医,2001,33 (8): 31-32.

[5] 陈佳,柯生海,赵芳,等. 中药热敷治疗类风湿性关节炎 62 例 [J]. 中医研究,2015,28 (3): 14-15.

[6] 陈嘉谟. 本草蒙筌 [M]. 北京: 人民卫生出版社,1988.

[7] 陈沛泉,郭兴伯,李广谦,等. 双氢青蒿素对恶性疟原虫有性生殖的影响 [J]. 中药新药与临床药理. 1999,11: 333-335.

[8] 陈沛泉,李国桥,郭兴伯,等. 青蒿琥酯对恶性疟原虫配子体感染性影响的观察 [J]. 中药新药与临床药理,1993,4 (3): 40.

[9] 陈沛泉,李国桥,郭兴伯,等. 青蒿素对恶性疟配子体感染性的影响 [J]. 中华医学杂志,1994,74 (4): 209-210.

[10] 陈士铎. 本草新编 [M]. 北京: 中国中医药出版社,1996.

[11] 陈秀敏. 艾滋病发热的火罐应用及辨证施护 [J]. 光明中医,2009,24 (8): 1580-1581.

[12] 陈幼青. "疟疾不离少阳"的辨证 [J]. 江苏中医. 1964 (7): 4-6.

[13] 赤羽活也. 中日灸疗比较研究 [D]. 天津: 天津中医学院,2005.

[14] 邓艳,周瑞敏,张红卫,等. 河南省 3 例输入性三日疟的诊治分析

[J]．中国寄生虫学与寄生虫病杂志，2014，32（1）：61-63．

[15] 董玲．北京中医药大学圣彼得堡中医中心揭牌［J］．中医药管理杂志，2016，24（14）：39．

[16] 董妍君，李卫东，屠呦呦，等．双氢青蒿素对BXSB狼疮小鼠自身抗体产生、TNFα分泌及狼疮性肾炎病理改变的影响［J］．中国中西医结合杂志，2003（9）：676-679．

[17] 范永升，温成平，李学铭，等．激素并用解毒祛瘀滋阴方治疗系统性红斑狼疮的临床疗效观察［J］．中国中西医结合杂志，1999，19（10）：626-627．

[18] 方磊，朱清广，程伟，等．308例新型冠状病毒肺炎病例回顾性分析及抗疫强身功运动处方的临床应用方案［J］．上海中医药杂志，2020，54（5）：40-45．

[19] 冯登超，贺光照，江川，等．青蒿素对兔耳创面瘢痕增生的抑制效应［J］．中国组织工程研究与临床康复，2008（24）：4601-4605．

[20] 付喜花，娄海波，刘春龙．艾灸治疗肝郁脾虚证慢性乙型肝炎患者合并慢性疲劳综合征的临床疗效观察［J］．中国中医基础医学杂志，2016，22（6）：844-846．

[21] 高静，郑晓红．基于海外传播平台的文明交流互鉴助推中医药国际传播与文化认同［J］．中医药导报，2020，26（13）：207-210．

[22] 葛洪．肘后备急方［M］．北京：人民卫生出版社，1956．

[23] 管丹丹，陈理，刘开萍，等．艾灸防治新型冠状病毒肺炎研究进展［J］．辽宁中医药大学学报，2021，23（3）：168-171．

[24] 郭程程，焦华琛，李运伦．中医"扶正祛邪"治则在"三药三方"治疗新冠肺炎中体现［J］．辽宁中医药大学学报，2020，22（10）：159-163．

[25] 郭锦锦，芦起，冯蕾，等．青蒿琥酯对铜绿假单胞菌生物膜形成及结构的影响［J］．基因组学与应用生物学，2018，37（8）：3733-3739．

[26] 郭诗琪，和蕊，姚琴，等．艾灸疗法在免疫相关疾病中的应用概况［J］．中国医药导报，2020，17（25）：42-44，52．

[27] 国家药典委员会．中华人民共和国药典［M］．北京：中国医药科技出版社，2010．

[28] 国家中医药管理局．疟疾的诊断依据、证候分类、疗效评定［J］．辽宁

中医药大学学报，2014；16（7）：185.

[29] 贺联印，许炽标. 热带医学［M］. 2版. 北京：人民卫生出版社，2004.

[30] 洪杰，洪嘉婧. 常见病简明艾灸疗法［M］. 长春：吉林科学技术出版社，2012.

[31] 胡学锋，吴霜，翁赟琦，等. 疟疾全球流行现状及我国输入性疫情分析［J］. 疾病监测，2021，36（10）：1057-1062.

[32] 黄宫绣. 本草求真［M］. 北京：人民卫生出版社，1987.

[33] 黄梅，沈建英，杜成成，等. 青蒿素及其衍生物的抗菌活性初步研究［J］. 中国中药杂志，2019，44（9）：1946-1952.

[34] 黄培冬，陈爱玲，罗楠，等. 泰国北部针灸现状及发展［J］. 中国针灸，2018，38（9）：989-992.

[35] 黄咏菁，吴元胜，陈建宏，等. 中药狼疮Ⅱ号结合激素治疗系统性红斑狼疮患者生活质量评分分析［J］. 广东医学，2008，29（4）：672-674.

[36] 简华香，陈沛泉，苻林春，等. 青蒿琥酯对恶性疟原虫配子体的作用［J］. 广州中医药大学学报，1998，15（1）：31-33.

[37] 江叶. 中医古方配合艾灸治疗肺结核13例疗效观察［J］. 中国医药指南，2017，15（1）：166-167.

[38] 康龙. 刁本恕运用中药外洗法治疗儿科疾病三例［G］//中华中医药学会. 第七届中华中医药学会中医外治学术年会论文汇编. 中华中医药学会，2011：3.

[39] 柯增辉，谷婷，宋启劳. 艾灸治疗慢性腹泻的临床研究概况［J］. 亚太传统医药，2019，15（6）：204-207.

[40] 寇宗奭. 本草衍义［M］. 北京：商务印书馆，1975.

[41] 李国桥，郭兴伯，简华香，等. 青蒿素栓剂治疗恶性疟100例疗效观察［J］. 中医杂志，1984（5）：26-28.

[42] 李国桥，李英，李泽琳，等. 青蒿素类抗疟药［M］. 北京：科学出版社，2015.

[43] 李经纬. 疟疾史述要［J］. 中医杂志，1963（8）：24-26.

[44] 李景义，张会敏. 针、罐、粗针合用治疗带状疱疹40例对照观察［J］. 中国针灸，1999（12）：27-28.

[45] 李阔, 邱瑞琅. 基于"天时"与"人和"谈新型冠状病毒肺炎的中医预防对策 [J]. 中医学报, 2020, 35 (3): 477-482.

[46] 李兰芳, 郭淑英, 张畅斌, 等. 青蒿有效部位及其成分的解热作用研究 [J]. 中国实验方剂学杂志, 2009, 15 (12): 65-67.

[47] 李时珍. 本草纲目 [M]. 北京: 人民卫生出版社, 1979.

[48] 李秀才. 糖尿病自然疗法 [M]. 郑州: 河南科学技术出版社, 2017.

[49] 李岩, 王家怡. 浅谈拔罐疗法的原理及应用 [J]. 中国城乡企业卫生, 1999 (1): 46-47.

[50] 李应. 国粹中医之海外传承 [M]. 贵阳: 贵州科技出版社, 2019.

[51] 李照国, 李鼎. 略论灸术在西方的早期历史 [J]. 中国针灸, 1999 (8): 53-55.

[52] 林艳荣, 吴锋耀, 谢周华, 等. 青蒿琥酯治疗新型冠状病毒肺炎的临床研究 [J]. 中华危重病急救医学, 2020, 32 (4): 417-420.

[53] 林禹舜, 吴增安, 杨国华, 等. 清热重剂治疗骨科术后发热 30 例的临床疗效观察 [J]. 中华中医药杂志, 2013, 28 (6): 1910-1913.

[54] 刘畅, 庄珣, 庄礼兴, 等. 岭南灸法学术源流及特色探析 [J]. 世界科学技术—中医药现代化. 2019 (1): 2894-2898.

[55] 刘怀鄂, 苏品璨, 陈熙, 等. 常用抗间日疟药物抗药性机制研究进展 [J]. 中国病原生物学杂志, 2018, 13 (9): 1049-1051, 1053.

[56] 刘清泉. 中药漱口防手足口病 [N]. 健康时报, 2009-04-30 (8).

[57] 刘伟, 龚普阳, 顾健. 具解热抗炎、免疫调节作用的中药用于治疗新型冠状病毒肺炎 (COVID-19) 的探讨 [J]. 中药材, 2020, 43 (8): 2081-2088.

[58] 刘莹, 陈龙. 青蒿汤方联合泼尼松片治疗系统性红斑狼疮疗效观察 [J]. 湖北中医杂志, 2018, 40 (5): 26-28.

[59] 刘玉强, 黄运生. 针刺联合青蒿素类药物治疗非洲地区疟疾 34 例临床观察 [J]. 江苏中医药, 2017, 49 (6): 49-50.

[60] 吕沛宛, 王赛男, 唐祖宣. 艾灸早期介入防治新型冠状病毒肺炎可行性分析 [J]. 中医学报, 2020, 35 (3): 473-476.

[61] 吕庆超, 刘磊. 《扁鹊心书》灸法探析 [J]. 河南中医, 2015, 35 (3): 507-509.

[62] 马王堆汉墓帛书整理小组. 五十二病方 [M]. 北京: 文物出版社,

1979.
[63] 马兆勤, 翟岭, 王迎. 艾灸法加药罐治疗流感发热 106 例 [J]. 中国中医药科技, 2000 (5): 339.
[64] 梅广源. 应用中药治疗登革热的探讨 [J]. 新中医, 1988 (2): 13-14.
[65] 梅全喜, 徐景远. 艾叶烟熏的化学成分及药理作用研究进展 [N]. 中国中医药报, 2003-08-06.
[66] 梅全喜. 艾叶的研究与应用 [M]. 北京: 中国中医药出版社, 2017.
[67] 苗青, 丛晓东, 王冰, 等. 新型冠状病毒肺炎的中医认识与思考 [J]. 中医杂志, 2020, 61 (4): 286-288.
[68] 缪希雍. 神农本草经疏 [M]. 北京: 中国医药科技出版社, 2011.
[69] 倪根金. 救荒本草校注 [M]. 北京: 中国农业出版社, 2009.
[70] 宁艳阳. 张伯礼: 中医药防治是中国方案的亮点 [J]. 中国卫生, 2020 (4): 20-23.
[71] 彭世端. 青蒿鳖甲汤加减治疗骨伤术后发热 45 例 [J]. 光明中医, 2018, 33 (17): 2523-2525.
[72] 裘锡圭. 长沙马王堆汉墓简帛集成 (伍) ·五十二病方 [M]. 北京: 中华书局, 2014.
[73] 任海, 张佃波, 单涛, 等. 体育改革的总体思路和顶层设计研究 [J]. 体育学研究, 2018, 1 (1): 1-12.
[74] 申薇. 艾灸联合穴位贴敷对治疗腰椎间盘突出症的护理效果观察 [J]. 黑龙江中医药, 2021, 50 (1): 280-281.
[75] 沈宁, 沈绍功, 韩学杰, 等. 沈氏女科辨治产后病经验举隅 [J]. 中国中医基础医学杂志, 2016, 22 (9): 1260-1261.
[76] 时平, 李松育, 张家东, 等. 郑和下西洋 [M]. 北京: 华艺出版社, 2005.
[77] 宋立人. 中华本草 [M]. 上海: 上海科学技术出版社, 2002.
[78] 苏敬, 等. 新修本草 [M]. 尚志钧, 辑校. 合肥: 安徽科学技术出版社, 2004.
[79] 孙建, 丁晓蕾, 李群. 中日韩艾草利用比较研究 [J]. 中国农史, 2015, 34 (5): 131-141.
[80] 孙力超, 周虹, 张山红, 等. 青蒿琥酯通过调控巨噬细胞移动抑制因子

对重症肺炎大鼠炎症反应的影响研究[J]. 中华急诊医学杂志, 2017, 26 (12): 1402-1406.

[81] 孙思邈. 备急千金要方[M]. 北京: 中国医药科技出版社, 2011.

[82] 孙燕. 艾叶煎液浸泡治疗手足口病皮疹临床观察[J]. 中国中医急症, 2013, 22 (12): 2119.

[83] 谭俊杰, 万锋, 谭昌恒. 青蒿药用食用历史考略[J]. 亚太传统医药, 2020, 16 (8): 75-76.

[84] 唐慎微. 重修政和经史证类备用本草[M]. 北京: 人民卫生出版社, 1982.

[85] 陶弘景. 名医别录[M]. 尚志钧, 辑校. 北京: 人民卫生出版社, 1986.

[86] 陶弘景. 本草经集注[M]. 北京: 人民卫生出版社, 1994.

[87] 滕春凤, 骆霖, 尹倩, 等. 不同省市新冠肺炎防控方案中香囊的应用特色及燥地与湿地应用辨析[J]. 亚太传统医药, 2020, 16 (10): 1-3.

[88] 滕雨可, 熊静, 郭雨怡, 等. 艾灸在新型冠状病毒肺炎防治中的优势与价值[J]. 世界科学技术—中医药现代化, 2020, 22 (3): 697-700.

[89] 屠呦呦. 中药青蒿的正品研究[J]. 中药通报, 1987 (4): 2-5.

[90] 王芳, 庄礼兴, 李莹. 岭南针灸发展史概述[J]. 河南中医. 2017, 37 (11): 2001-2004.

[91] 王洪彬, 李晓泓, 孙志芳, 等. 古代医家针灸治未病思想在内科疾病防治中的应用[J]. 中国中医基础医学杂志, 2012, 18 (12): 1377-1378.

[92] 王明洁, 张秀琢, 杨骏. 艾灸辅助治疗新型冠状病毒肺炎7例[J]. 中国针灸, 2020, 40 (10): 1035-1036.

[93] 王蓉, 冯军, 王宇岭. 加味青蒿鳖甲汤治疗晚期肺癌癌性发热32例[J]. 南京中医药大学学报, 2011, 27 (5): 484-486.

[94] 王兴萍, 李丽娟, 周国武, 等. 支气管镜术后发热的临床分析[J]. 中国内镜杂志, 2020, 26 (9): 72-78.

[95] 王益杰, 郑国华, 王桂红. 艾的文化属性和艾灸疗法源流考证[J]. 亚太传统医药, 2019, 15 (6): 5-8.

[96] 王玉光, 齐文升, 马家驹, 等. 新型冠状病毒肺炎中医临床特征与辨证治疗初探[J]. 中医杂志, 2020, 61 (4): 281-285.

[97] 王云超,田相同,周荣军,等.应用刘惠民先生青蒿退热经验治疗新型冠状病毒肺炎发热患者2例[J].中医临床研究,2020,12(33):36-37,43.

[98] 王志胜.挂个香囊防治手足口病[N].健康时报,2008-06-30.

[99] 翁静,谢科,李洪文.中西医结合治疗疟疾临床疗效观察[J].人人健康,2016(16):94-95.

[100] 吴赛,毛红蓉,彭若轩,等.结合凝血-纤溶系统探讨艾灸改善新型冠状病毒肺炎恢复期患者肺功能优势及选穴[J].亚太传统医药,2021,17(1):167-170.

[101] 吴唯一.中医药治疗与护理乳痈150例[J].江苏中医药,2013,45(9):48-49.

[102] 吴叶宽,李隆云,钟国跃.青蒿的研究概况[J].重庆中草药研究,2004(2):58-65.

[103] 武凤琴,陈庆伟,王荃.艾灸调节机体免疫功能的研究进展[J].中医药临床杂志,2016,28(4):454-456.

[104] 夏时荣,夏时金.《理瀹骈文》外治法思想及在儿科中的临床运用[J].成都中医药大学学报,2016,39(4):92-95.

[105] 肖院生,刘学农,吕卫群.艾叶壮骨汤药导理疗法对顽固性腰椎间盘突出症患者的疗效及疼痛程度的影响[J].中国现代医生,2014,52(28):100-102.

[106] 邢澍祺,李杰,韩惠娟,等.红脚艾营养成分分析与评价[J].食品工业科技,2021,42(3):315-319.

[107] 邢歆莉,王远照.负压罐配合中药足浴辅助治疗小儿外感发热疗效观察[J].上海针灸杂志,2018,37(6):653-656.

[108] 徐晴,付波,杨丹凤,等.昼夜节律紊乱的小分子调节剂研究进展[J].国际药学研究杂志,2020,47(1):1-7.

[109] 徐树民.百病中医自我疗养丛书·疟疾[M].北京:人民卫生出版社,1986:12-13.

[110] 徐馨,赵书仙,杨照青,等.青蒿素类药物治疗间日疟的研究进展[J].中国热带医学,2014,14(12):1533-1535.

[111] 许若缨,陈琴,明全,等.新型冠状病毒肺炎的中医认识浅析[J].实用中医内科杂志,2021,35(4):41-42.

[112] 鄢德洪,徐美晨,王婧惠,等. 青蒿素类药物靶标及其免疫调节抗肿瘤机制研究进展[J]. 免疫学杂志,2018,34(8):713-721.

[113] 严伊宁,范洪桥,周媛,等. 古今医家运用"通法"治疗乳腺病探析[J]. 甘肃中医药大学学报,2019,36(4):22-25.

[114] 颜宾宏,杨帆,牛乾,等. 中医非药物方法防控新冠肺炎探析[J]. 海南医学院学报,2020,26(18):1373-1377.

[115] 杨博,孙毅凡,雷瑶,等. 青蒿素及其衍生物治疗疟疾的研究进展[J]. 中国寄生虫学与寄生虫病杂志,2021,39(3):393-402.

[116] 杨合鸣. 诗经[M]. 武汉:崇文书局,2016.

[117] 杨奇云. 《黄帝内经》刺血疗法探析[D]. 南京:南京中医药大学,2010.

[118] 杨洋,梅全喜,杨光义,等. 艾叶在古今瘟疫防治中的研究与应用[J]. 时珍国医国药,2020,31(2):438-441.

[119] 于海霞. 醋炒艾叶治疗风湿性关节炎[J]. 中国民间疗法,2016,24(3):78.

[120] 袁海燕,钟正萍. 艾灸辨证治疗原发性痛经42例的临床观察[J]. 按摩与康复医学,2020,11(2):17-19.

[121] 袁志浩,张中元,王刚,等. 经皮肾镜取石术后发热及全身炎症反应综合征单中心187例经验分析[J]. 临床泌尿外科杂志,2019,34(4):301-304.

[122] 曾红萍,陈新,朱琪,等. 艾灸疗法治疗肺结核的作用机制研究进展[J]. 湖南中医杂志,2019,35(8):178-180.

[123] 曾红萍,朱琦,陈新,等. 隔蒜灸联合化疗治疗气阴两虚型肺结核临床研究[J]. 河南中医,2020,40(10):1598-1601.

[124] 张国山,兰蕾,常小荣,等. 艾烟空气消毒的研究进展[J]. 世界中西医结合杂志,2011,6(11):1006-1009.

[125] 张慧敏,刘洪雁. 葛根芩连汤儿科应用举隅[J]. 中国民间疗法,2008(1):33-34.

[126] 张建晓,苏云,刘江浩,等. 中医适宜技术在新型冠状病毒肺炎防治中的应用与思考[J]. 中国民间疗法,2020,28(9):3-6.

[127] 张剑方. 迟到的报告:五二三项目与青蒿素研发纪实[M]. 广州:羊城晚报出版社,2006.

[128] 张剑勇，钟嘉熙，史志云，等. 苓丹片与青蒿琥酯对系统性红斑狼疮患者 T 细胞亚群的影响［J］. 中国中西医结合杂志，2002，22（7）：489.

[129] 张凯文，卫利，李友琼，等. 王素梅分期论治小儿反复呼吸道感染经验［J］. 中医杂志，2018，59（10）：829-832.

[130] 张丽琴. 热毒宁注射液应用于小儿手足口病的治疗中对症状改善的影响［J］. 实用医技杂志，2018（8）：909-910.

[131] 张桑. 见证卓越［M］. 上海：上海人民出版社，2018.

[132] 张世鹰，王万春，周胜强，等. 腧穴热敏灸在皮肤科中的应用概况［J］. 针灸临床杂志，2015，31（6）：88-90.

[133] 张衍箴. 青蒿的药用历史及品种调查［J］. 中国药学杂志，1981（4）：5-8.

[134] 张志芳，史圣华，刘春慧，等. 朱宗元治疗小儿外感发热经验［J］. 中医杂志，2016，57（4）：287-288，294.

[135] 章亚成，沈群，吴莼. 淋巴瘤中医证治思路［J］. 浙江中医，2010，45（4）：256-257.

[136] 赵宏，李以松，刘兵，等. 艾灸治疗 SARS 恢复期 9 例临床观察［J］. 中国针灸，2003，（9）：66-67.

[137] 赵莉，武娟，万定荣，等. 汤阴艾叶品质研究［J］. 亚太传统医药，2019，15（6）：24-26.

[138] 郑敏钦. 基于 IgA、IgM、IgG 观察居家艾灸对于新冠肺炎的预防意义［J］. 医学理论与实践，2021，34（12）：1999-2001.

[139] 郑苏娜，李华锋. 岭南外感热病初起贵在"透邪"的体会［J］. 辽宁中医药大学学报，2009，11（1）：25-26.

[140] 郑文科，张俊华，杨丰文，等. 中医药防治新型冠状病毒肺炎各地诊疗方案综合分析［J］. 中医杂志，2020，61（4）：277-280.

[141] 中国疟疾的防治与研究编委会. 中国疟疾的防治与研究［M］. 北京：人民卫生出版社，1991.

[142] 仲英华，王百苗. 青蒿鳖甲汤在妇产科临床应用的体会［J］. 实用中西医结合临床，2011，11（6）：84-85.

[143] 周海旺，陈新胜，杜思思，等. 中药配合艾灸治疗 41 例新冠肺炎愈后"复阳"患者的临床观察［J］. 现代中医药，2021，41（3）：55-59.

[144] 朱容容. 艾灸治疗糖尿病肾病的综述 [J]. 光明中医, 2021, 36 (10): 1725-1727.

[145] 朱诗聪, 王鹤玲, 徐娅, 等. 双氢青蒿素治疗肺癌的研究进展 [J]. 华南国防医学杂志, 2018, 32 (7): 500-503.

[146] 朱艳, 俞红五, 潘喻珍, 等. 艾灸强壮穴治疗类风湿关节炎 [J]. 长春中医药大学学报, 2020, 36 (1): 99-102.

[147] BUCHACHART K, KRUDSOOD S, SINGHASIVANON P, et al. Effect of primaquine standard does (15 mg/day for 14 days) in the treatment of vivax patients in Thailand [J]. Southeast Asian Journal of Tropical Medicine and Public Health, 2001, 32 (4): 720-726.

[148] JIANG W W, LI B, ZHENG X C, et al. Artesunate has its enhancement on antibacterial activity of β-lactams via increasing the antibiotic accumulation within methicillin-resistant Staphylococcus aureus (MRSA) [J]. The Journal of Antibiotics, 2013, 66 (6): 339-345.

[149] LI G, YUAN M, LI H, et al. Safety and efficacy of artemisinin-piperaquine for treatment of COVID-19: an open-label, non-randomised and controlled trial [J]. International Journal of Antimicrobial Agents, 2021, 57 (1).

[150] LI G Q, GUO X B, FU L C, et al. Clinical trials of artemisinin and its derivatives in the treatment of malaria in China [J]. Transactions of the Royal Society of Tropical Medicine and Hygiene, 1994: 88.

[151] WEATHERALL D J, LEDINGHAN J G G, WARRELL D A. Oxford textbook of medicine [M]. 2nd ed. Oxford: Oxford University Press, 1987.